Andreas J. Obrecht

DIE WELT DER GEISTHEILER

Die Renaissance magischer Weltbilder

Mit Beiträgen von

Barbara Wolf-Braun und Sigrid Awart

böhlauWien Köln Weimar

Gedruckt mit der Unterstützung durch das
Bundesministerium für Wissenschaft und Verkehr

Die Deutsche Bibliothek – CIP-Einheitsaufnahme
Obrecht, Andreas J.:
Die Welt der Geistheiler : die Renaissance magischer Weltbilder /
Andreas J. Obrecht. – Wien ; Köln ; Weimar : Böhlau 1999
ISBN 3-205-99039-0

Umschlagabbildung: Rosenkranz, Schwäbisch Gmünd, Anfang 19. Jh.,
Österreichisches Museum für Volkskunde, Wien

Das Werk ist urheberrechtlich geschützt. Die dadurch begründeten
Rechte, insbesondere die der Übersetzung, des Nachdruckes, der Entnahme
von Abbildungen, der Funksendung, der Wiedergabe auf photomechanischem
oder ähnlichem Wege und der Speicherung in Datenverarbeitungsanlagen, bleiben,
auch bei nur auszugsweiser Verwertung, vorbehalten.

© 1999 by Böhlau Verlag Ges. m. b. H und Co. KG, Wien · Köln · Weimar

Gedruckt auf umweltfreundlichem, chlor- und säurefreiem Papier

Druck: Imprint, Ljubljana

INHALTSVERZEICHNIS

EINLEITUNG 9

LEBENSGESCHICHTEN VON GEISTHEILERN –
DREI FALLBEISPIELE 15

Maria D.: Die radikale Berufung 17
    Das ganz normale Leben 17
    Die Krise der Initiation 18
    Die große Irritation und die Suche nach Erklärung 19
    Medien und Professionalisierung 21
    Die Übersiedlung nach Österreich 22
    Das Akzeptieren der heilenden Kräfte – die Demut 23
    Berufliche Legitimation 24
    Die Praxis der Heilung 25
    Die Ursachen der Krankheit – die Wunden der Seele 32
    Sterben in Schönheit und Würde 34
    Zusammenarbeit mit der Schulmedizin und gesetzliche Kontrolle
        der spirituellen Heiler 36

Rupert S.: Heilige und Rosenkränze – der „Wender" und Gebetsheiler
im alpinen Raum 40
    Auf dem 700 Jahre alten Bauernhof 40
    Das Geheimnis der slowenischen Alten 41
    Die Kraft des Gebetes 42
    Wendung, Hausbesuche, Fernheilung 43
    Wofür haben wir studiert? 46
    Die drei magischen Tage und die Spuren des Teufels 50
    Der Glaube, der Berge versetzt 51

Sanna J.: Der matrische Schamanismus – durch Trommeln und Singen
zum Selbst 53
    Die singende Trommlerin 53
    Krafttier statt Patriarch 56
    Die sehende Gebärmutter und die sieben Tore 58

Die Praxis des Trommelns 61
Die Ursachen der Krankheit: Wer soll mein Leben leben,
   wenn nicht ich selbst? 64
Die ganz alltäglichen negativen Kräfte 66
Die Zeit nutzen 68
Die Erfolge der Medizin und die vereinfachten Menschenbilder 68
Selbstbewußtsein und Selbstbestimmung 70

DIE WELT DER GEISTHEILER – TRADITIONEN, VORAUSSETZUNGEN, WEGE, ZIELE 73

Kulturelle und religiöse Traditionen 75
   Christliche Heiltradition 75
   Schamanische Heiltradition 78
   Agnostisch-universalistische Perspektive 82
   Esoterische Perspektive 84

Die Verhaltensvorschriften 86
   Nähe zu „Mutter Natur" 86
   Aufgehen in Gott 88
   Ernährung und Vegetarismus 90
   Fasten und reinigen 92
   Mißbrauch der Kräfte und der Sexualität 93

Zwischen Ablehnung und Akzeptanz – die soziale Rolle des Heilers 95
   Guruismus und Idealisierung 96
   Das Stigma der Hexe 100
   Kirchlich legitimierte Spiritualität 102
   Die „freundlichen Außenseiter" 106
   „Esoterische Spinner" und die Konstruktion von Subkulturen 110
   Angriff und Abwehr 113
   Akzeptanz und Achtung 115

Die Ziele der Heilung 117
   Das Prinzip der Ganzheitlichkeit: Der Körper als
      Manifestation der Seele und der Schöpfung 118
   Die Abweichung von dem Prinzip der Ganzheitlichkeit:
      Widerstreitende Mächte und die „Rettung durch das Gute" 121

Individuelles Lernen, persönliche Veränderungen 123
Gesellschaftliche Auswirkungen 126

Die Wirkkräfte der Heilung 129
   Energetische Kreisläufe 130
   Die Natur und deren Wesen 132
   Der große Heiler: Jesus Christus 134
   Selbstheilungskräfte 136
   Die liebevolle Begegnung 137
   Die wundersamen Dinge 138

Die Begegnung mit den dunklen Mächten 142
   Schwarze Magie als Projektion 143
   Die Hexen und die Teufel kommen 145
   Die Macht der Schwarzmagier und der Toten im Schamanismus 149
   Verhexung und Liebeszauber:
      Zur Legitimität der schwarzmagischen Kräfte 154
   Schutz vor den dunklen Mächten 159
   Die Integration der lichten und der dunklen Mächte 161

Die Gefahr einer möglichen Schädigung des Klienten 164
   Abhängigkeit und Machtmißbrauch 164
   Scharlatanerie: Geldgier und Unwissenheit 167
   Die Krise des Übergangs: Schmerz und emotionale Erschütterung
      als heilsame Schritte 169
   Gefährdung des Patienten durch Unausgeglichenheit des Heilers 170

Die Grenzen der geistigen Heilung 172
   Gott setzt die Grenze 173
   Der Mensch setzt die Grenze 174
   Krebs und Aids 177

Die Gesichter des Todes 184
   Konfliktbewältigungen, Verzeihen, Aussöhnen 185
   Der Tod als Heilung und Befreiung 187
   Sterbebegleitung 190
   Der Tod als Teil des Lebens: Die Verneinung des Todes
      als Verneinung des Lebens 195
   Die jenseitige Welt und die Beziehung zu den Toten 201

ZUR GESCHICHTE DER GEISTIGEN HEILUNG 207
von Barbara Wolf-Braun

Definitionen von geistiger Heilung 209

Religiöse Heilkunde 212

Magische und naturphilosophische Heilkunde 216

GEISTIGES HEILEN UND „NEUE SPIRITUALITÄT":
MAGISCHE TECHNIKEN
IN DER MODERNEN GESELLSCHAFT 227

Deutliche Verbesserung der subjektiven Befindlichkeit 229

Rationalität und Unvernunft 232

Magische Gegenwelten zur „rationalen Wirklichkeit" 235

Geistheilung – nicht nur, aber auch ein Teil
des „spirituellen Supermarkts" 239

„Neue Spiritualität" im Zeitalter des „nachmetaphysischen Denkens" ... 244

BEGEGNUNGEN IN EINEM AUSSERGEWÖHNLICHEN
FORSCHUNGSFELD 250
von Sigrid Awart

DIE WELT OHNE ZUFALL: „SPIRITUELLE IDENTITÄT"
UND DIE RENAISSANCE MAGISCHER WELTBILDER –
EIN NACHWORT 261

ANHANG

Anmerkungen 267
Literatur 275
Kurzbiographien 280

EINLEITUNG

Geistiges Heilen boomt in unterschiedlichsten Varianten, bei allen Bevölkerungsschichten und Altersklassen, in ländlichen ebenso wie in urbanen Gebieten. Neben dem in den industrialisierten Ländern feststellbaren generellen Trend, spirituelle Weltbilder und magische Erklärungen verstärkt in das moderne Leben zu integrieren, dürfte hierfür auch eine kritischere Haltung gegenüber der sogenannten Schulmedizin verantwortlich sein. In Mitteleuropa ist die Diskussion über geistiges Heilen, sofern sie überhaupt stattfindet, extrem polarisiert. Den oft begeisterten Anhängern stehen jene Vertreter der akademischen Medizin gegenüber, die in ihrem rationalistischen Weltverständnis „den Unfug nicht der Rede wert finden". Dies ist insofern bedauerlich, als die überwiegende Mehrzahl der Heilerinnen und Heiler ihre Dienste als Ergänzung zur schulmedizinischen Betreuung anbieten. Sie begreifen Geistheilung also nicht als Alternative, sondern als ein begleitendes, helfendes, den Patienten vor allem auch seelisch stärkendes Instrument auf dem Weg zu einer umfassenden Gesundung.

Das vorliegende Buch basiert auf den Ergebnissen eines Forschungsprojektes über „Geistheiler und ihre Klientel – Zur Renaissance magischer Weltbilder", das zwischen 1996 und 1998 durchgeführt und vom Fonds zur Förderung der wissenschaftlichen Forschung (FWF) finanziert wurde. Diese Studie stellt hierzulande die erste konsequente kultursoziologische Auseinandersetzung mit diesem weitverbreiteten Phänomen dar. In dem nun vorliegenden ersten Band werden Lebenswirklichkeiten, religiöse Bezüge, magische Praktiken, Biographien und spirituelle Vorstellungen von in Österreich praktizierenden Heilerinnen und Heilern dargestellt und nach religionssoziologischen, historischen, psychologischen, theologischen und kultursoziologischen Kriterien interpretiert. In einem beim selben Verlag erscheinenden zweiten Band wird auf die Erfahrungen, Krankengeschichten, Lebensveränderungen, auf die familiären und sozialen Bezüge sowie auf Hoffnungen, Ängste und Enttäuschungen der Klienten eingegangen. Diese Trennung ergab sich aus der Fülle des empirischen Materials.

Eines gleich vorweg: Dieses Buch ergreift ebensowenig „Partei" für die Geistheilung wie gegen sie. Die Lebenswirklichkeiten und magischen Praktiken der Heilerinnen und Heiler werden in „verdichteten Bildern" beschrieben. Religiöse und spirituelle Interpretationen konstruieren jene subjektive „Wirklichkeit", die Anlaß zu bestimmten rituellen Handlungen gibt. Die Heilerinnen und Heiler treten als Akteure auf, die durch ihre Überzeugung und Lebensweise ein Umfeld schaffen, in dem geistiges Heilen von den meisten Klienten als „effizient", als „hilfreich" erlebt wird. Dabei geht es nicht um die Frage nach einer medizinischen Bewertung der geistigen Heilung, sondern um die „Heilung" als sozialen Prozeß mit weitreichenden individuellen und gesellschaftlichen Konsequenzen.

Die wirklichen persönlichen Bedürfnisse der Klienten werden durch das schulmedizinische System oft nicht wahrgenommen und demnach auch nicht befriedigt. Nicht etwa weil das System ineffizient wäre, sondern weil die Befriedigung dieser Bedürfnisse nicht dessen Aufgabe ist: Die Erfahrung von Nähe und Zuwendung, das Teilen von Schmerz und Leid, die Suche nach dem Sinn der Krankheit, die wiederkehrenden Rituale, die Unterstützung bei ganzheitlicher Lebensveränderung, die Aufrechterhaltung des „Prinzips Hoffnung", die Uminterpretation des Todes – als neuer Anfang oder Fortsetzung des Lebens in anderer Gestalt –, die spirituelle Begleitung des Sterbenden auch über dessen Tod hinaus – all diese Erfahrungen im Umgang mit Krankheit, Leid und Tod werden von der Schulmedizin nicht nur nicht berücksichtigt, sondern oft auch peinlich berührt gemieden. Auch daraus ergibt sich die starke Polarisierung im gesellschaftlichen Diskurs über Geistheilung.

Obgleich die meisten Klienten einen durchaus pragmatischen Zugang zu den magischen Welten spiritueller Heilweisen haben – nach langer, durchschnittlich siebenjähriger Suche nach geeigneten Heilverfahren wird der Geistheiler zum ersten Mal aufgesucht –, sind es letztlich diese emotionalen und sinnbezogenen Faktoren, die das Befinden des Kranken spürbar verbessern. Einen Weg zu finden, mit der Krankheit umgehen zu können, bedeutet für viele Betroffene schon den wichtigsten Schritt zu einer umfassenden Heilung. Diese Heilung, oder in einem ganzheitlichen Sinne Gesundung, ist trotz der langen Suche eng an religiöse Interpretation und den Glauben an metaphysische Umwelten gebunden. Überdurchschnittlich stark religiös geprägt, handelt es sich bei den Klienten der Geistheiler um Menschen, die trotz häufiger konfessioneller Brüche im Laufe ihres Lebens wesentlich stärker als der Durchschnittsösterreicher an magische Wesenheiten, an Gott oder an Wunder glauben. Trotz oder vielleicht sogar wegen dieser starken metaphysischen Bindungen erscheint ihnen Krankheit letztlich als Appell an die eigene Aktivität, an die Möglichkeit der individuellen Lebensveränderung. Nicht das unabänderliche Schicksal verhängt Krankheit, Leid und Tod, sondern alle Phasen des Lebens eröffnen jeweils spezifische Erkenntnisse, die auch mögliche Gesundung implizieren.

Dies ist eine Sichtweise, die von der Mehrheit der Heilerinnen und Heiler geteilt, vermittelt und bestärkt wird. Menschen, die durch metaphysische oder magische Kräfte und Wesen wirken, sind zumeist charismatische Persönlichkeiten, die sich auch der Gefahr eines möglichen Mißbrauchs magischer Befähigung durchaus bewußt sind und die immer wieder mit Ablehnung und Stigmatisierung von seiten der Gesellschaft konfrontiert sind. Sie beschreiben ihre Tätigkeit entweder mit esoterischen, neoschamanischen oder christlich-volksreligiösen Begriffen. Im Gegensatz zu esoterischen und neoschamanischen Heilweisen, die sich zumeist in städtischen Subkulturen finden, sind volksreligiöse Praktiken und Heilungsrituale insbesondere in noch vorwiegend bäuerlich geprägten ländlichen Milieus verbreitet. Gebetsheilende Priester z.B. führen nicht nur jahrhundertealte Traditionen fort, sondern genießen auch noch ein öffentliches Ansehen, das in vielen Kulturen zu der Personalunion von Seher-Priester und Heiler geführt hat. Eine Folge davon ist auch die rechtliche Absicherung der priesterlichen Gebetsheilung.

Unter Geistheilung oder spiritueller Heilung[1] verstehen wir den „Heilungsversuch mit Hilfe externer, metaphysischer Wesen und Kräfte". Externe metaphysische Wesen können Geist- oder Naturwesen, Heilige der katholischen Kirche, aber auch die Geister bereits Verstorbener oder Außerirdische sein. Der Geistheiler macht sich eine äußere Kraft zunutze, deren ursprünglicher Grund an einer „Wesenheit" festgemacht wird. In der einfachsten Vorstellung kann dies die Kraft bzw. die Gnade des personalisierten christlichen Gottes sein. Die heilende Wirkkraft wird einem höheren überirdischen Wesen zugeschrieben. Reine Selbstheilungslehren oder anonyme „kosmische Energien" stehen am Rande des Spektrums, obgleich sich in der Realität die Vorstellungen von den Wirkkräften natürlich überlagern.

Wir erklären die unterschiedlichsten Varianten des geistigen Heilens im wesentlichen auf zwei Arten: In der volksreligiös-christlichen Heiltradition finden wir magische Praktiken, die, insbesondere in katholischen bäuerlichen Milieus, Industrialisierung und Verweltlichung nur leicht modifiziert überdauert haben. In den neoschamanischen Richtungen finden wir ehemals aus außereuropäischen Kulturen stammende Lehren und Techniken, die zusammengeführt und universalisiert sind. Diese beiden Richtungen werden zudem ergänzt und modifiziert von einer Fülle von hermetischen und esoterischen Vorstellungen, die die westliche Welt und ihre religiösen Praktiken während der letzten Jahrzehnte zunehmend beeinflußt haben.

Wenn metaphysische Erklärungszusammenhänge für Welt, Leid, Tod, Schutz, Heilung etc. zu dem Glauben führen, durch spirituelle Rituale und Kräfte Wirklichkeit verändern und manipulieren zu können, dann sprechen wir von magischen Bezugssystemen. Diese magischen Bezugssysteme lassen sich in jeder Gesellschaft finden, auch wenn sie mit religiösen Lehren vermischt sind oder in einer rationalistischen Welt schlicht als „Aberglaube" abgetan werden. Magische Bezugssysteme erfüllen auf der individuellen Ebene drei zentrale Funktionen:

Schutz vor möglicher Gefahr (das rationale Konzept des Zufalls wird bezweifelt); Verhexung (willentliches Zufügen von psychischen und physischen Leiden durch die Fähigkeit, manipulativ in das emotional-körperliche Gleichgewicht des anderen Subjekts einzugreifen. Dabei steht physisches Leid oft in Verbindung mit sozialen Problem- und Konfliktlagen); Heilung (durch den Glauben an rituelle Techniken, die durch Weckung metaphysischer Kräfte zum Erfolg führen). Die vorliegende Studie setzt den Schwerpunkt auf die magische Heilung, gleich, ob in einem volksreligiösen, in einem neoschamanischen oder in einem esoterischen Sinn. Heilerinnen und Heiler aller drei Richtungen kommen ausführlich zu Wort, auch wenn die Mehrzahl der Befragten dem christlichen oder dem neoschamanischen Umfeld zuzurechnen ist.

Die Anfangsphase der Untersuchung gestaltete sich insofern schwierig, als viele Heilerinnen und Heiler die Befürchtung äußerten, „unter die Lupe genommen zu werden". Fremdinteressen von seiten der Ärztekammer wurden da und dort vermutet. Diese Schwierigkeiten waren nicht zuletzt auf die Polarisierung in der gesellschaftlichen Debatte über Geistheilung und auf die rechtliche Situation zurückzuführen, die geistiges Heilen in Österreich – im Unterschied etwa zu Deutschland und zu Großbritannien – als angebliche Kurpfuscherei prinzipiell untersagt, sofern sie eben nicht im Rahmen einer staatlich anerkannten religiösen Praxis ausgeübt wird. Den mitunter mühevollen vertrauensbildenden Maßnahmen, die vor allem von Frau Sigrid Awart und von Frau Ute Moos geleistet wurden, war es schließlich zu verdanken, daß Mißtrauen abgebaut werden konnte. Sowohl der Autor, der bislang ausschließlich in außereuropäischen Ländern – insbesondere in Ostafrika und im Südpazifik – Studien über Magie durchgeführt hatte, als auch der Projektmitarbeiter Alex Belschan, beides Soziologen, hatten vor Beginn der Untersuchung keine wie immer gearteten Kontakte zu Geistheilern in Österreich, was im Hinblick auf eine unvoreingenommene Annäherung an den Untersuchungsgegenstand sinnvoll erschien. Das Forschungsteam wurde jedoch ergänzt durch die Ethnologin Ute Moos, die eine brillante Kennerin der neoschamanischen Szene ist und viele wertvolle, persönliche Kontakte vermitteln konnte, und durch die Ethnopsychologin Sigrid Awart, die als Feldforscherin in Papua Neuguinea, als Mitglied des Instituts für Ethnopsychoanalyse und Kulturkritik, insbesondere auch als Autorin einer Studie über die Wiener Drogenszene, wertvolle Erfahrungen mit ergänzenden therapeutischen Ansätzen und volksreligiösen Riten sammeln konnte. Frau Moos und Frau Awart führten unter Supervision den Großteil der 30 Tiefeninterviews[2] mit den Heilerinnen und Heilern durch. Als Supervisor agierte die Politologin Judith Veichtlbauer, die auch die Gesprächs- und Interaktionsprotokolle anfertigte. Diese Protokolle enthalten auch nützliche Beobachtungskriterien über Gesprächsstile – zum Beispiel Aggression versus Passivität – sowie Kurzbeschreibungen der Wohnsituation, Behandlungsräumlichkeiten, Selbstpräsentationstechniken der Befragten etc.

Obgleich sich die Gesamtanzahl der „hauptberuflich" in Österreich praktizierenden Heiler aufgrund fehlender Daten nicht feststellen läßt, konnten mit Hilfe einer „Schneeballmethode" schließlich ca. 140 bis 160 Personen ermittelt werden, die in den Bereichen Neoschamanismus und volksreligiös-christliche sowie esoterische Heilung tätig sind. Mit rund der Hälfte dieser Heilerinnen und Heiler wurde auf die eine oder andere Weise Kontakt aufgenommen, insbesondere auch deswegen, weil bei der Durchführung der Klientenbefragung, die im zweiten Band dargestellt wird, auf die tätige Mithilfe derselben zurückgegriffen werden mußte. Allen an der Untersuchung mitwirkenden Heilerinnen und Heilern wurde Anonymität zugesichert, weswegen auch ihre Namen und Initialen geändert wurden. Den Erzählungen der Heilerinnen und Heiler wird im Text größtmöglicher Spielraum gelassen. Interpretationen sollen die Aussagen nicht einengen, sondern Hilfestellung zur Spurensuche sein. Die Bedeutungsvielfalt der Aussagen läßt sich nicht einfach auf ein Modell zurückführen. Je nach Perspektive gewinnen oder verlieren Aussagen „Sinn", gruppieren sich neu, bilden oft auch ambivalente Muster. Diese Muster bestehenzulassen und nicht wegzurationalisieren ist eine Intention der Beschreibung. Insofern folgt die Darstellung einer „verdichteten" Schreibweise, die sich einerseits an der verstehenden Soziologie, andererseits an der Ethno-Hermeneutik orientiert. Die Interviewzitate wurden an die Schriftsprache angeglichen, wobei syntaktische Eigenheiten des lokalen Idioms, sofern sie die Verständlichkeit nicht beeinträchtigen, beibehalten wurden. Erklärungskonzepte der Akteure, mit denen sie Leid, Schmerz und Tod „bewältigen", sollen nachvollzogen werden, zugleich soll das Phänomen nach gesellschaftswissenschaftlichen Kriterien analysiert werden.

Das Buch gliedert sich in folgende Abschnitte:

Die exemplarischen Fallbeispiele, „Lebensgeschichten von Geistheilern", geben Einblick in die Zusammenhänge von Biographie und Initiationserlebnis, spiritueller Vorstellung und ritueller Praxis. Dabei geht es um die lebensgeschichtlichen Grundlagen für die Legitimation metaphysischer Weltbilder und magischer Handlung.

Im Kapitel „Die Welt der Geistheiler" werden die Kernaussagen aller Heilerinnen und Heiler dargestellt und interpretiert: religiöse Traditionen, Verhaltensvorschriften, die soziale Rolle des Heilers zwischen Akzeptanz und Ablehnung, die Ziele und die Wirkkräfte der Heilung, die Begegnung mit den dunklen Mächten, mögliche Schädigungen, die Grenzen der spirituellen Heilung und der Umgang mit Sterben und Tod.

Der Abschnitt über die „Geschichte der geistigen Heilung" von der Historikerin Barbara Wolf-Braun führt uns zu magischen und naturphilosophischen Heilverfahren, die insbesondere im Mesmerismus ab dem Beginn des 19. Jahrhunderts Verbreitung fanden. Als Vorläufer von Spiritismus, Okkultismus, Magnetismus, Mediumismus, Telepathie, Hellseherei und anderen auch heute noch anzutreffenden Verfahren geistiger Heilung gerät der Mesmerismus schon bald in Widerspruch zur naturwissenschaftlichen Medizin. Hier beginnt eine Polarisierung, die bis heute anhält.

Mit dem kulturanthropologischen Konzept von Magie und der gesellschaftlichen sowie philosophischen Bedeutung von „New Age" für die Renaissance magischer Weltbilder in den westlichen Industrieländern setzt sich das Kapitel „Geistiges Heilen und ‚Neue Spiritualität'" auseinander. Geistheilung ist nicht nur, aber auch ein Teil des „esoterischen Supermarkts" und verstärkt den allgemeinen Trend zur Anlehnung an magische Erklärungskonzepte von Wirklichkeit.

Schließlich gibt Sigrid Awart in dem Kapitel „Begegnungen in einem außergewöhnlichen Forschungsfeld" einen Einblick in persönliche Erfahrungen und Erlebnisse mit den Menschen, die in diesem Buch zu Wort kommen.

All diesen Geistheilerinnen und Geistheilern sei schließlich für die Bereitschaft gedankt, in offener, unvoreingenommener Weise an dieser Untersuchung teilzunehmen. Wissenschaft und Magie sind einander in dieser Studie in außergewöhnlicher Weise begegnet: zwei mitunter sehr widersprüchliche Verfahren zur Strukturierung sogenannter Wirklichkeit – getragen freilich von Respekt und gegenseitiger Achtung. Die Analyse und Beschreibung dieser Begegnung will Anlaß zu einer offenen Diskussion sein, die sich über die Ideologisierung von Weltbildern hinwegsetzt.

Andreas J. Obrecht
Grenada/West Indies
Im Januar 1999

LEBENSGESCHICHTEN VON GEISTHEILERN – DREI FALLBEISPIELE

MARIA D.: DIE RADIKALE BERUFUNG

Das ganz normale Leben

Die Biographie von Maria D. ist ein herausragendes Beispiel für ein spontanes, unvorhergesehenes Berufungserlebnis, das sie zu einer mittlerweile bekannten und häufig aufgesuchten Heilerin gemacht hat. Im kommunistischen Bulgarien aufgewachsen, war die heute in Österreich lebende 51jährige Frau vor ihrem Berufungserlebnis, das ihr ganzes Leben radikal verändert hat, weder religiös noch an alternativen Heilverfahren interessiert. In den repressiven Strukturen ihres ehemals kommunistischen Heimatlandes hat Maria D. „ein ganz normales Leben" geführt und nach einem Studium der Publizistik, Literatur und Germanistik den Beruf einer Journalistin ausgeübt. Das war für sie nicht immer leicht, zumal sie nicht Mitglied der Kommunistischen Partei war. Obgleich sie keineswegs als deklarierte Regimekritikerin aufgetreten ist, haben die diktatorischen Verhältnisse ihre Berufsausübung beeinträchtigt und dazu beigetragen, daß sie besonders empfindlich auf die Verdrehung der Wahrheit reagiert.

Dadurch, daß ich in einem Land gelebt habe, wo schon durch das Regime sehr viel gelogen wurde, war ich überempfindlich, was die Wahrheit und die Realität betrifft. Und so habe ich sehr aufgepaßt, daß alles, was ich schreibe, die Wahrheit ist, und alles, was mich auch im Leben interessiert hat, waren reale Dinge: Das ist eine Blume, die Blume ist rot, die riecht so oder so, oder sie ist tot, und dann stinkt sie ... Es war für mich immer sehr wichtig, daß alles real ist. Ich habe mich überhaupt nie für alternative Heilmethoden interessiert. Von Esoterik habe ich absolut nichts gehalten. So war das für mich alles eine absolute Terra incognita. Ich sage das, damit sie verstehen, wie schwer für mich der ganze Weg war. Wenn ich irgendwie vorbereitet gewesen wäre oder Interesse gehabt hätte, dann wäre es vielleicht leichter gewesen.

Maria D., unter den gegebenen Umständen bestens in die bulgarische Gesellschaft integriert, ist von ihrem Initiationserlebnis „aus heiterem Himmel" überrascht und zugleich in eine schwere Krise gestürzt worden. Nichts deutet in ihrer Biographie auf ankündigende Vorzeichen hin:

Ich habe meinen Beruf sehr gern ausgeübt. Es war für mich auch nicht so, daß ich mich nicht als Persönlichkeit realisiert gefühlt habe, ich war emanzipiert und stark. Ich hatte also keinen Bedarf, mich irgendwie bedeutsamer fühlen zu müssen. All diese möglichen Gründe gab es nicht!

Das ganz normale Leben, mit dem sie sich voll identifiziert hatte, wurde von einem Tag auf den anderen radikal verändert, und zwar von einem Ereignis, das zu erklären Maria D. bis heute schwerfällt.

Die Krise der Initiation

Eines Tages, es war im Jahr 1989, habe ich mein Bad angestrichen, es war eine vollkommen alltägliche Situation. Dann hab' ich gewartet, daß es trocknet. Ich habe mir gedacht: Aha, jetzt ist es neun Uhr, jetzt werde ich einen Kaffee trinken und dann weitermachen. Ich bin in die Küche gegangen und habe plötzlich das Gefühl gehabt, von einem Stromschlag getroffen zu werden. Es war gleißendes Licht vor mir. Ich kann nicht sagen, ich habe Licht gesehen, es war eher so, als würde man in einen Schweißapparat blicken. Ich war sicher, daß irgendwo ein Kurzschluß gewesen sein muß. Ich habe alles weggeworfen und gedacht, ich muß nachschauen. Da ist das Licht immer stärker geworden, und plötzlich habe ich auch nichts mehr gesehen. Ich war natürlich fürchterlich erschrocken, glaubte das Herz herausspringen zu fühlen, und irgendwie habe ich dann noch gedacht, ich muß mich hinlegen, und dann bin ich irgendwie gekrochen. Irgendwie – mir ist ziemlich unklar, wie – muß ich von der Küche ins Wohnzimmer gelangt sein. Das nächste, an das ich mich erinnern kann, ist, daß meine Tochter heimgekommen ist, doch da war es bereits zwei Uhr am Nachmittag. Zwischen neun und zwei am Nachmittag habe ich also keine Erinnerung.

Fünf Stunden sind in der Erinnerung von Maria D. gelöscht. Nachdem die Tochter die Mutter apathisch auf dem Sofa aufgefunden hatte, verständigte sie sofort einen befreundeten Arzt. Seine Erstdiagnose war Infarkt. Der Arzt hat dann sofort die Rettung geholt, um Maria D. ins Krankenhaus bringen zu lassen, wo ein Elektrokardiogramm gemacht wurde. Nach Aussage von Maria D. sind „nur gerade Linien gekommen", und der befreundete Arzt habe sodann wie im Spaß gemeint: „Entweder bist du tot oder eine Hexe, denn so etwas gibt es nicht!" Der Arzt hat immer wieder ihre Hand gehalten und ihren Puls gemessen, dann soll er gesagt haben: „Komisch, du bist so heiß." Maria D. hat sich über seine Äußerungen sehr gewundert, denn subjektiv hat sie sich „eiskalt" gefühlt: „Wie kommst du auf die Idee, daß ich heiß bin?" Daraufhin soll der Arzt geantwortet haben: „Es ist sehr komisch, du bist ganz heiß. Und der Schmerz ist weg, ich fühle tatsächlich keinen Schmerz mehr." Der Arzt hat nun seiner erstaunten Patientin erklärt, daß er eine schwere Sehnenscheidenentzündung gehabt habe, jetzt aber keinen Schmerz mehr empfinde. Der Arzt hat Maria D. dann selbst auf die Idee gebracht, daß irgendein rational nicht erklärbares Ereignis der Grund für ihre physische Krise sei: „Ich glaube, du machst jetzt einen biologischen Zusammenbruch durch und entwickelst irgendwelche anderen Energien." Maria D. hat ihm geantwortet: „Weißt du, ich liege hier im Sterben, und du phantasierst; wenn du mir nicht helfen kannst, dann hol' einen anderen Arzt, aber erzähle bitte keinen Blödsinn."

Maria D. betont, daß der Arzt ein enger Freund von ihr gewesen sei, ansonsten wäre diese Offenheit wahrscheinlich nicht möglich gewesen. Dieser Freund hat auch zusammen mit dem Krankenhausarzt das Protokoll geschrieben, das sich noch immer in ihrem Besitz befindet: „Dann hat er andere Ärzte geholt, und die ersten Tage haben wir nur getestet." Dem befreundeten Arzt hat der Zustand von Maria D. keine Ruhe gelassen, und er hat während dieser drei Tage von mehreren Ärzten die verschiedensten Untersuchungen durchführen und diese auch dokumentieren lassen. Einer dieser Ärzte soll eine Schnittwunde am Arm gehabt haben, die nach der Berührung mit der Patientin binnen 24 Stunden verheilt war. Auch hat man andere Schmerzpatienten zu ihr gebracht – jedesmal mit dem gleichen Ergebnis: Entweder die Schmerzen waren gelindert oder überhaupt verschwunden. Maria D. hat nicht nur unter dem physischen Zustand gelitten, sondern auch das Geschehen um sie herum mit größter Beunruhigung verfolgt.

Die große Irritation und die Suche nach Erklärung

Ich war natürlich sehr irritiert, ich hatte das Gefühl einer unheilbaren Krankheit und einer absoluten Grenze, vor der ich Angst hatte. Ich bin ein Mensch, der sehr nach Freiheit gestrebt hat und in seinem Leben einen hohen Preis für die Freiheit gezahlt hat; und ich hatte das Gefühl, nie wieder frei sein zu können.

Vor allem der Umstand, daß ihr, noch dazu von Ärzten, wundersame Kräfte zugeschrieben wurden, irritierte Maria D. aufs äußerste:

Ich habe das als Zwang empfunden, jemand macht mit mir etwas, was ich nicht will, und ohne mich zu fragen. Und es war ein Protest in mir, als mir plötzlich bewußt wurde, daß ich – von einigen zumindest – als Geistheilerin betrachtet werde. In Bulgarien gab es zu dieser Zeit schon einige Geistheiler, und die wurden natürlich als Scharlatane betrachtet. Ich war verzweifelt, daß ich plötzlich, ohne daß mich jemand gefragt hätte, als Scharlatan gelten sollte... Obwohl ich wußte, daß ich keiner bin. Es war eine wirklich ganz schlimme Zeit.

Als dieser gewaltige Einschnitt sich im Leben von Maria D. ereignet, war sie gerade 40 Jahre alt geworden. Äußerst irritiert durch die an ihr wahrgenommenen Veränderungen, befindet sie sich von Anfang an in einem Erklärungsnotstand. Sie will die ihr zugeschriebenen heilenden Kräfte nicht akzeptieren, weil sie befürchtet, lächerlich gemacht zu werden und anderen Leuten Schaden zuzufügen:

Ich dachte, ich kenne in meinem Leben nichts, was nur gut ist. Daher wollte ich wissen, ob Gefahr besteht, anderen Menschen durch diese Kräfte Schaden zuzufügen. Es ist nicht möglich, daß das nur gut ist...

Sie beginnt unmittelbar nach dem Berufungserlebnis Wege zu suchen, die ihr das Widerfahrene verständlich und akzeptierbar machen sollen. Ihre guten Kontakte und ihr Freund, der ja selbst Arzt ist, helfen ihr dabei. In der Militärklinik wird eine Kommission von fünf Ärzten zusammengestellt, um „das zu messen, was meßbar ist". Nur durch Handauflegen und Körperberührungen beginnt Maria D. unter medizinischer Aufsicht mit ihren ersten Behandlungen:

Und so haben wir z. B. begonnen, Elektrokardiogramme und Oszillogramme vor der Behandlung und nach der Behandlung zu machen, Blutdruck, Blutwerte... Einige hunderte Leute, die ich behandelt habe, sind getestet worden. Die wissenschaftliche Kommission hat jede meiner Behandlungen geprüft. Nach zehn Behandlungen sind jeweils die Ergebnisse ausgewertet und verglichen worden. Die Protokolle gibt es noch.

Trotz ihrer anfänglichen Verunsicherung merkt Maria D. bald, daß man ihr nicht nur mit Neugier, sondern auch mit professioneller medizinischer Ernsthaftigkeit begegnet; denn in Bulgarien „bedeutet das Militärkrankenhaus schon sehr viel". Nach den ersten Testserien wird an der medizinischen Akademie weiter experimentiert. Maria D. weiß zu diesem Zeitpunkt längst, daß sie niemals wieder in ihren Beruf und in ihr „ganz normales Leben" zurückkehren wird: „Nach den Tests an der medizinischen Akademie, die insgesamt ungefähr ein Jahr gedauert haben, hat mir die Kommission für Heilkunde im Gesundheitsministerium eine Genehmigung erteilt, daß ich in allen öffentlichen Krankenhäusern zusammen mit Ärzten arbeiten darf." Aber auch diese offizielle Beglaubigung ihrer Kräfte war für Maria D. noch nicht Erklärung genug. Bis heute ist an ihr eine große Verunsicherung feststellbar, die sich auch darin äußert, daß Maria D. großes Interesse an medizinischen, klinischen Beurteilungen ihrer Behandlungstätigkeit hat und auch das Forschungsteam gebeten hat, diesbezügliche Kontakte in die Wege zu leiten.

Medien und Professionalisierung

Während des ersten Jahres seit ihrer Berufung entstanden viele Gerüchte und „Legenden" über die wunderbaren Heilkräfte von Maria D. Obwohl sie selbst Journalistin gewesen ist, versuchte sie ihre Kollegen „zurückzuhalten" –freilich mit wenig Erfolg. In den unterschiedlichsten Medien des Landes erschienen Berichte und Reportagen über sie: „Die Leute sind so süchtig nach Wundern, und sie haben übertrieben und richtige Legenden erzählt. Wie ein Lauffeuer ist es herumgegangen, das kann man nicht stoppen, wenn es einmal losgeht." Spätestens nach diesen Medienberichten beginnen die Leute in Scharen zu kommen. Sensationsgierige, Hilfesuchende und Leidende. Die untersuchenden Institutionen – die Militärklinik und die medizinische Akademie – führen Selektionsprinzipien ein, bestimmen die Kriterien, nach denen die Menschen zu Maria D. gelassen werden. Nur „seriöse Fälle" sollen vorgelassen werden. In Wirklichkeit sind es aber nur höhere Militärbeamte und Parteigenossen.

Alle diese einfachen Leute, die nicht kommen konnten, waren am Anfang vor meiner Tür, und das hat manchmal bis drei, vier Uhr in der Nacht gedauert. So viel Elend, so viel Schmerz, so viel Leid. Ich habe also versucht – entgegen der Anweisung der Ärzte –, auch jene zu behandeln, die nicht offiziell vorgelassen wurden; so bin ich letztendlich im Krankenhaus gelandet. Ich war total erschöpft, es hat zwei Monate gedauert, bis ich schließlich wieder einigermaßen bei Kräften war.

Es hat Jahre gedauert, bis Maria D. Frieden mit sich und ihrer Berufung schließen konnte und nicht mehr das Gefühl hatte, permanent physisch und psychisch überlastet zu sein. Von 1989 bis 1991 dauern die Testserien. Seit 1993 lebt Maria D. die meiste Zeit in Österreich. Selbst nach den umfangreichen Testserien war ihr eigener Erklärungsbedarf nicht gestillt, und so beginnt sie im Jahre 1991 erstmals über die Grenzen Bulgariens zu blicken. Sie erfährt von einem schon länger in Österreich lebenden Landsmann, der in Fachkreisen als Experte für spirituelles Heilen gilt, und nimmt Kontakt zu der Zeitschrift für „Grenzgebiete der Wissenschaft und Gesellschaft" in Innsbruck auf. Gerade der Umstand, daß sie selbst um eine medizinische Erklärung ihrer Heilkräfte bemüht ist und bereit ist, an allen möglichen Tests teilzunehmen, macht sie für ausländische Organisationen und Experten interessant. Nach einem ersten Aufenthalt in Innsbruck wird sie zum Weltkongreß für geistiges Heilen nach Basel eingeladen. Dort wird ihr Name international bekannt, und sie knüpft viele Kontakte, die ihre weiteren Wege bestimmen werden.

Die Übersiedlung nach Österreich

Nach dem Kongreß in Basel wendet sich ein bekannter österreichischer Unternehmer, der an einer chronischen Sehnenkontraktur laboriert, an Maria D. Sie kann ihm helfen, und es entwickelt sich eine spontane Freundschaft zwischen den beiden. Der Unternehmer bietet ihr an, Repräsentantin seiner Firma in Bulgarien zu werden, und schließlich setzt er sich dafür ein, daß Maria D. für längere Zeit nach Österreich kommen kann. Hier wird sie von ihm in die „bessere Gesellschaft" eingeführt:

Das war eine interessante Zeit für mich, auch ein bißchen eine komplizierte, weil ich plötzlich in einen Kreis von noblen Leuten gekommen bin, was für mich ungewöhnlich war. Was auf mich teilweise sehr deprimierend gewirkt hat, war der Umstand, daß ich auf diese Weise nicht für alle da sein konnte; denn die ganz einfachen Leute vom Dorf haben keinen Anlaß gehabt, in dieses noble Haus zu kommen oder mich sonst irgendwie zu erreichen.

Obgleich sie eine ehrliche Freundschaft mit dem Unternehmer verbunden hat und noch immer verbindet, sieht sie auch die Gefahr der Vereinnahmung durch einen bestimmten Zirkel oder durch eine bestimmte Gruppe von Klienten:

Das ist schon eine Gefahr, daß manche Leute solche Heiler, oder wie immer man sie nennen will, so richtig besitzen, oder über sie verfügen wollen. Und die Heiler selbst sind auch einer großen Versuchung ausgesetzt: Geld, Ruhm, gute Gesellschaft! Aber da bin ich ziemlich streng und konsequent, weil ich glaube, wenn Gott, oder egal wie Sie es nennen wollen, mir das gegeben hat, dann muß das gerecht verteilt werden – unter allen, und es wäre schlimm, wenn zu mir nur die kämen, die Geld haben und sich das leisten können. So war es aber in der ersten Zeit.

Als Maria D. eines Tages den Pfarrer H. kennenlernt, artikuliert sie ihm gegenüber ihre Bedenken. Dieser lädt sie daraufhin ein, in seinem nahegelegenen Pfarrhof Logis zu beziehen. Pfarrer H. hatte zuvor schon, auch aus kirchlichen Kreisen, von Marias außerordentlichen Fähigkeiten gehört. Vom ersten Augenblick an ist sie von dem beschaulich-schönen Ambiente des Pfarrhofs begeistert und beschließt, das Angebot des Priesters anzunehmen:

Ich war von allem Anfang an fasziniert von der ganzen Atmosphäre, von den Blumen und der Liebe, mit der er alles pflegt, und so bin ich hierher gezogen. Wir haben uns natürlich sehr befreundet. Ich kann sagen, daß er eine der Persönlichkeiten ist, die in meinem Leben eine sehr große Rolle gespielt haben.

Das Akzeptieren der heilenden Kräfte – die Demut

Erst durch die Begegnung mit Pfarrer H. beginnt Maria D. erstmals Ruhe in sich selbst zu finden. Die religiöse Deutung der Heilkräfte spielt dabei eine wichtige Rolle. Konnte die Medizin ihren Erklärungsbedarf nicht befriedigen, so ist es der Priester, der es ihr erleichtert, Frieden mit sich selbst zu schließen:

Er war der Mensch, der mir geholfen hat, Frieden mit mir selbst zu schließen. Er hat mir auch gezeigt, daß ich das eigentlich als eine Gnade und nicht als eine Last empfinden soll, obwohl es natürlich belastend ist, und er har mir auch beigebracht zu sagen: Dein Wille geschehe, denn das ist nicht Unterordnung, sondern Demut. Das waren Begriffe, mit denen ich früher nie konfrontiert worden bin, und sie haben mir auch nichts bedeutet, und wenn ich solche Begriffe von Menschen gehört habe, so waren diese Menschen Heuchler für mich. Ich habe ihnen einfach kein Vertrauen geschenkt. Aber Pfarrer H. tragt so selbstverständlich und natürlich Gott in sich, daß ich glauben und anerkennen kann, was er mir gesagt hat.

Die religiöse Interpretation hat es Maria D. ermöglicht, das, was ihr widerfahren ist, als Teil einer Hingabe an ein ganzheitliches Prinzip zu erleben. Die Idee des Auserwähltseins, die immer wieder mit ihr und ihren außerordentlichen Fähigkeiten in Zusammenhang gebracht wird, stört sie freilich:

Es stört mich sehr, wenn jemand sagt: ‚Das ist ein Gottesgeschenk für dich' oder: ‚Du bist auserwählt.' Ich halte mich in keinem Fall für besser als die anderen, und ich glaube nicht, daß ich das irgendwie besonders verdiene. Das hat mich immer sehr gestört. Durch die Gespräche mit Pfarrer H. habe ich verstanden, daß alle eine besondere Aufgabe im Leben haben, andere zu unterstützen, alle normalen Menschen – so wie auch ich. Das Besondere daran ist, daß sie die Aufgabe annehmen und versuchen, sie nach bestem Gewissen auch zu erfüllen. Mit dieser Erklärung und mit diesem Denken kann ich etwas anfangen.

Demut ist für Maria D. eine wichtige Kategorie des Denkens und des Handelns geworden. Obwohl sie stolz betont, daß schon ihre Urgroßmutter ein fulminantes naturheilkundliches Wissen hatte und als „Kräuterhexe" im ganzen Land berühmt war, betont sie, daß sie ihr ganzes Leben lang Schülerin bleiben wird. Durch die Konfrontation mit den christlich-katholischen Interpretationen von Pfarrer H., der für sie eine durch und durch integre Persönlichkeit verkörpert, hat sie begonnen, ihre „Lektion" zu lernen. Denn die Kraft, die durch sie wirke, habe ihre eigene Gesetzmäßigkeit, ihren eigenen Mechanismus: „Sie geht von selbst dorthin, wo es notwendig ist." Maria D. sieht sich dabei nur als Instrument oder auslösendes Prinzip, als eine Art „Initialzündung". So könne sie „diese Kraft überhaupt nicht bezeichnen; am leichtesten wäre es zu sagen und zu glauben, ich habe sie von Gott bekommen..." Obgleich ihr diese Begründung durchaus plausibel erscheint, ist sie sich dessen nicht so sicher wie ein über jeden Zweifel erhabener gläubiger Mensch. Zudem erscheint ihr der Gedanke, sie habe die Kraft von Gott erhalten, beinahe eine Anmaßung zu sein, denn die Demut ist für sie zum obersten Gebot geworden:

Ich denke, wenn wir das Evangelium ernst nehmen, daß nicht ein Haar von unserem Kopf ohne Gottes Willen fällt, dann sollten wir doch glauben, daß das göttlich ist. Ich weiß aber nicht, warum gerade ich das bekommen habe, weil ich doch ein Sünder bin wie alle anderen. Ich habe keine Qualitäten, die mich besser machen, durch die ich das besser verstehen kann. So finde ich es unbescheiden, wenn ich sage: Gott hat es mir geschickt. Aber es ist irgendwie gekommen, und das ist nicht mein Verdienst; und deswegen finde ich es nicht gut, wenn ich sage: Ich heile! Mein Verdienst ist, daß ich meine ganze Zeit und mein Wesen zur Verfügung stelle und daß ich nicht „nein" sage, auch wenn ich manchmal total kaputt und überfordert bin. Das ist schon mein Verdienst!

Berufliche Legitimation

Maria D. ist eine der ganz wenigen spirituellen Heilerinnen, die ihrer heilerischen Tätigkeit in Zusammenarbeit mit Ärzten nachkommen. Diese Ausnahme dürfte darauf zurückzuführen sein, daß sie aktiv nach einem legalen Rahmen gesucht hat, innerhalb dessen sie ungehindert praktizieren kann, und daß sie stets die Unterstützung und die Anerkennung der Schulmedizin gesucht hat. Der Weg freilich, wie sie zu einer offiziellen Arbeitserlaubnis gelangte, ist sehr unkonventionell und stellt für die österreichische Situation eine bemerkenswerte Ausnahme dar:

Ich wollte das nicht irgendwie schwarz machen oder Angst haben, daß mich jemand anzeigt oder bestraft. Und ich wollte auch nicht in diesem engen Kreis des Unternehmers bleiben. Ich habe also einen gesetzlich normalen Weg gesucht, wo ich für alle da sein kann, ohne daß ich etwas mache, was dem Staat nicht gefällt. Und so haben wir ein Gespräch am runden Tisch mit über die Ärztekammer organisierten alternativen Medizinern durchgeführt. Ungefähr 30 Ärzte sind gekommen. Ich habe mich vorgestellt und gesagt: ‚Ich suche Wege, mit Ärzten in Österreich zusammenzuarbeiten.' Fünf bis sechs Ärzte haben Interesse gezeigt und wollten mit mir arbeiten. Bei Anwälten und bei der Gewerbekammer haben wir nachgefragt, auf welchem legalen Weg dies möglich ist. Es gibt ein freies Gewerbe, das heißt ‚Kosmobiologische Dienstleistung', und so mußte ich beweisen, daß ich erstens international anerkannt bin und daß es zweitens für die Wirtschaft dieses Bundeslandes von Bedeutung ist.

Maria D. hat in dieser Zeit alle Medienberichte zusammengetragen – es sollen an die 5 Kilo gewesen sein – und hat auch Kopien ihrer Klientenlisten gemacht. Schon zu diesem Zeitpunkt kam die Hälfte der Patienten aus Deutschland, der Schweiz, Holland und anderen europäischen Ländern. Empfehlungsschreiben von Ärzten komplettierten den Antrag. Auch daß viele Schwerkranke Maria D. aufsuchten, wurde als Argument für eine Integration in eine ärztliche Praxis vorgebracht:

Wenn ein Krebskranker kommt, dann braucht er Lymphdränagen, er braucht Massagen und Entschlackungstherapien, und dafür sind alle Leute in der Praxis da. So bekommen sie indirekt durch mich auch Arbeit, und dann haben sie es mir erlaubt: Das Gewerbe heißt: ‚Erreichung einer körperlichen und seelischen Ausgewogenheit mittels Interpretation von Aura.'

Seit damals arbeitet Maria D. zusammen mit drei Ärzten und einer Physiotherapeutin in einer Praxis. Privat heilt sie auf Spendenbasis, wobei ihrer Aussage nach zwei Drittel der Behandlungen überhaupt kostenlos erfolgen. In der Praxis werden fixe Sätze verrechnet. Die Legalisierung ihrer Tätigkeit hat auch zu ihrer psychischen Beruhigung beigetragen und zu einem selbstbewußteren Umgang mit ihren heilenden Kräften geführt. Diese werden nun in einem vorwiegend institutionalisierten Rahmen angewendet und als ergänzende Therapie zur schulmedizinischen Behandlung anerkannt.

Die Praxis der Heilung

Diagnostische Kompetenz schreibt sich Maria D. insofern zu, als sie Krankheitsherde lokalisieren,[3] aber nicht analysieren kann:

Wenn ein Patient ins Zimmer kommt, spüre ich oft intuitiv, was diesem Menschen fehlt. Diagnosen kann ich nicht sehr genau stellen, aber wenn meine Hände auf dem Körper sind und ich sehr intensiv die Wärme spüre, dann weiß ich, daß dort etwas nicht in Ordnung ist. Es ist dann viel wärmer. Ich kann z. B. nicht sagen, sie haben Lungenentzündung oder Lungenfibrose, aber ich kann schon sagen, in der Lunge stimmt etwas nicht, und oft kann ich auch sagen, ob das bösartig oder gutartig ist. Ich kann auch nicht sagen, sie haben z. B. genau das oder das in der Wirbelsäule, aber ich kann schon sagen, an dieser Stelle, da stimmt was nicht, hier sind Verspannungen.

Maria D. arbeitet nur in Einzelsitzungen, täglich sind es zwischen 10 und 20 Klienten, die ihre Hilfe in Anspruch nehmen. An die Effizienz von Gruppensitzungen glaubt Maria D. nicht, denn es sei entscheidend, sich vorbehaltlos und intensiv auf einen Patienten einstellen zu können. Eine klare Trennung zwischen psychischen und physischen Leiden könne es nicht geben, weil die einen die anderen bedingen:

Für mich ist die Heilung etwas Ganzheitliches. Es betrifft sowohl die Seele als auch den Körper. Wenn ein Mensch, der total verzweifelt ist, zu mir kommt, so will er mit mir sprechen, mir erzählen, er will weinen, er will das Innigste sagen, ich muß dann ganz für ihn da sein. Ihn in eine Gruppe zu stellen und allgemein herumzuphilosophieren wäre unmöglich.

Bestimmte Materialien oder Räumlichkeiten sind für die Praxis der Heilung nicht notwendig. Maria D. kann „auf der Wiese arbeiten". Eine sorgfältige Behandlung braucht ihre Zeit. Manchmal dauern die Sitzungen ein oder zwei Stunden, wobei es sich Maria D. zum Prinzip gemacht hat, niemals auf die Uhr zu schauen, auch wenn andere Patienten lange warten müssen. Sie bereitet sich nicht speziell auf die Sitzungen vor und läßt die Patienten im Grunde so lange reden, solange sie wollen. Sie betont, daß sie kaum Fragen stellt, daß sie kein Wissen über die Krankheitsgeschichte oder andere biographische Details benötigt, um heilen zu können. Sie höre zu um des Zuhörens willen, und nicht, um die Diagnose oder Heilung darauf aufzubauen. Manchmal sei die bloße Möglichkeit, einmal sprechen zu können, einmal gehört zu werden, allein schon heilsam: „Es passiert, daß Menschen zu weinen beginnen während des Gespräches, und wenn ich sie dann frage, sagen sie: ‚Sie sind der erste Mensch, der mir überhaupt zuhört!'"

Ihr soziales Engagement verwirklicht Maria D. in der privaten Heiltätigkeit:

Ich arbeite vorwiegend in der Praxis, bloß hier ist es so, daß alte Frauen vom Dorf oder der Ortschaft nicht in die Praxis kommen wollen, weil das mit dem Zug eine Stunde dauert und sie sich das oft nicht leisten können. Es wäre auch blöd zu sagen, bitte kommen Sie in die Praxis, wenn eine Frau zehn Meter von mir entfernt wohnt. Und so kommen sie oft am Abend zu mir, bringen mir eine Wurst oder eine Blume oder drei Äpfel oder vier Kartoffeln. Ich behandle sie dann, sie versprechen, daß Gott mich segnen wird, und gehen nach Hause. Wir sind dann beide zufrieden. So habe ich ein gutes Gefühl.

Genauso wie Maria D. keine speziellen rituellen Vorbereitungen für die heilende Tätigkeit benötigt, gibt es für sie auch keine festen Erholungsphasen. Lediglich das oftmalige Waschen der Hände sei für sie wichtig, um „die negativen Spannungen", die sie durch die Behandlungen „auf sich lädt", zu neutralisieren.

Generell ist es für Maria D. wichtig, im Kontakt mit der Natur zu leben, Pflanzen und Blumen zu berühren, Erde zu riechen und zu spüren. Sie nimmt sich jeden Tag eine Stunde Zeit, um den von ihr selbst angelegten Gemüse-, Obst- und Kräutergarten zu pflegen und hat auch in mehreren Vorträgen ihr pflanzenheilkundliches Wissen der ansässigen Bevölkerung zugänglich gemacht. Dies hat ihre Integration sehr gefördert, und oft wird sie auch diesbezüglich um Rat gefragt:

Nach meinen Vorträgen sind wir herumgewandert, ich habe den Leuten die Heilkräuter gezeigt, ich habe ihnen auch gesagt, wie sie das selber anwenden können. Und oft kommen die Leute und sagen: ‚Bitte mischen sie mir einen Tee, das hat mir so gut getan.' Ich fühle mich nie isoliert hier in der Ortschaft...

Auch das Gebet ist ein integraler Bestandteil von Frau Maria D's Lebensführung. Für sie ist das Gebet

kein spezielles Ritual, das ich brauche, damit ich besser arbeiten kann, sondern ich bete um Hilfe, daß ich helfen kann, weil ich den Tod manchmal nicht als Ausweg annehmen kann ... Als ich das erste Mal um Hilfe gebeten habe, habe ich nicht einmal gewußt, wie man das macht. Auch heute weiß ich nicht, wie man das wirklich macht...

So hat das Gebet für sie eine psychische Entlastungsfunktion beim Umgang mit dem Tod.

Die Heilerin ist oft mit dem Tod konfrontiert, da sie nicht alle anfragenden Patienten behandeln kann, und deshalb auch nach der Schwere der Krankheiten ihre Klientel auswählt:

Ich versuche Prioritäten zu setzen und nehme deshalb nur diejenigen, die am dringendsten etwas brauchen und für die es in einem Monat vielleicht schon zu spät wäre. Normalerweise sind das die Krebskranken. Und so bin ich gezwungen, in erster Linie diese zu behandeln.

Ihr unermüdlicher Einsatz für die Nöte der Patienten ist auch an ein persönliches Erlebnis gekoppelt, an das sie häufig denkt, vor allem dann, wenn sie sich zu erschöpft fühlt, um weiter behandeln zu können. Nach einem schweren Autounfall litt ihre damals 16jährige Tochter unter starken Schmerzen, die sie ihr durch eine Heilbehandlung nehmen konnte. Diese Erfahrung hat sie zu einem Versprechen veranlaßt, das sie sich immer wieder vergegenwärtigt:

‚Oh Gott, ich werde nie, wenn ich schon fähig bin, meinem Kind die Schmerzen zu nehmen, einen Menschen an der Schwelle meines Hauses stehenlassen, ohne daß ich versuche, ihm die Schmerzen zu nehmen.' Das ist für mich ein Versprechen, das einzuhalten aber mit jedem Tage schwieriger wird, aber es ist mir sehr wichtig...

Maria D. behandelt keine Kranken, die Gefäßprobleme oder Epilepsie haben.

Auch ist sie vorsichtig bei Schizophrenen und anderen psychiatrischen Patienten, die an einer Spaltung der eigenen Persönlichkeit leiden. Diese Fälle würde sie nur in einer Klinik unter strenger ärztlicher Kontrolle behandeln, und selbst dann hätte sie noch Angst, etwas „Ungewolltes" auszulösen. Auch weigert sie sich, schwangere Frauen zu behandeln, denn sie ist überzeugt, „daß sich die Energie auf den Embryo auswirken könnte, und ich glaube, das gilt sowohl bei Embryos als auch bei kleinen Kindern – die Natur darf man nicht korrigieren". Die psychischen Auswirkungen einer spirituellen Behandlung seien bei jungen Menschen nicht abschätzbar.

Ich versuche auch nicht, Kinder unter drei Jahren zu behandeln, außer bei Augenerkrankungen. Ich habe schon ein blindes Kind in Deutschland mit Erfolg behandelt. Da braucht man nicht so viel Energie, es ist nicht gefährlich. Aber bei anderen Behandlungen entstehen Veränderungen in der Persönlichkeit des Patienten, obwohl das nicht mein Ziel ist, und so muß ich bei Kindern besonders aufpassen.

Die Zusammenarbeit mit den Ärzten in der Praxis ist für sie in erster Linie eine Frage der Legitimation der spirituellen Heilung:

Es ist mir auch sehr wichtig, daß ich mit den Ärzten zusammenarbeite. Für meine Tätigkeit brauche ich es praktisch nicht, aber ich erspare mir sehr viel Ärger, weil die Hälfte glaubt, da ist eine Scharlatanin, oder ich weiß nicht was. Wenn ich aber mit dem ‚Herrn Doktor' zusammenarbeite, bin ich weniger Scharlatanin...

Den engen und freundschaftlichen Kontakt zu ihren Kollegen schätzt sie freilich gleichermaßen wie den wöchentlichen *jour fixe* in der Praxis, bei dem ganzheitliche Lösungsansätze diskutiert werden. Für sie stellt das eine Bereicherung der eigenen Arbeit dar: „Und dann sammeln wir uns alle, und jeder berichtet über seine Patienten, und man sagt, bitte hilf mir, hier kann ich es nicht alleine schaffen, oder, hier ist das und das der Fall, wer von euch glaubt, er könnte da noch unterstützen?" Bei komplexen Fragestellungen sieht Maria D. ihre Hauptaufgabe darin, gemeinsam mit den Ärzten Bedingungen zu schaffen, die für eine Heilung erforderlich sind.

Bei Krebskranken z. B. sind wichtige Mechanismen gestört, nicht nur im Körper. Zuerst muß ich ihm helfen, daß er die Angst beseitigt, weil die Angst das ist, was die Seele auffrißt. Dann muß ich dabei helfen, daß er sich aktiv an seiner eigenen Heilung beteiligt.

Ihre unterstützende Funktion versucht sie von Anfang an ihren Klienten klarzumachen. Heilungsversprechen werden von ihr ebenso strikt abgelehnt wie pessimistische Prognosen:

Ich hatte eine Patientin mit Bandscheibenvorfall, bei der ich geglaubt habe, es bringt nichts. „Doch, machen Sie", meinte diese Patientin. Da habe ich es fünfmal gemacht, und ich hab' ihr die Operation erspart, zu meiner eigenen Überraschung...

Maria D. ist überzeugt davon, daß die meisten Krankheiten „Wunden der Seele" sind. Dies bestätigt ihr die Praxis der Heilung, in der sie versucht, „einen Pfad zu finden, diese Wunden hinter sich zu lassen". Die emotionale Vereinsamung der Klienten wird oft allein schon durch eine Berührung, durch Aufmerksamkeit und durch Zuhören aufgebrochen:

Oft merke ich, wenn ich die Hand auflege, daß der Mensch die Augen schließt und schon allein die Berührung genießt. Sie sitzen dann wie Verliebte da, und da kommen mir oft die Tränen, weil ich denke: Mensch, hat der niemand, der ihn berührt! Manche kommen bei der zweiten, dritten Behandlung zu mir wie zu einem Stelldichein. Die alten Damen mit Lippenstift, und plötzlich erinnern sie sich daran, daß sie Ohrklipse haben. ‚Wie finden Sie heute meine Spitze ...' Sie fühlen sich einfach als Menschen.

Die intensiven emotionalen Bindungen können aber auch zu einer Gefährdung werden, vor allem wenn der Heiler sie bewußt einsetzt, um Macht oder Autorität auszuüben. Maria D. ist sich dieser Verantwortung bewußt. Sie versucht, den Menschen dabei zu helfen, sich nach der Behandlung wieder von ihr zu lösen:

Oft besteht auch die Gefahr, daß die Patienten abhängig werden von dem Heiler, und es gibt leider viele Heiler, die es darauf anlegen. Ein Teil meiner Arbeit besteht darin zu versuchen, den Klienten von mir zu befreien, wenn er mich nicht mehr braucht. Er soll wissen, daß er nur zu Weihnachten ein Billett schicken darf, so daß ich weiß, daß es ihm gut geht. Er soll nicht glauben, daß er ständig bei mir hocken oder unbedingt mit mir verbunden bleiben soll. Er ist stark genug, alleine weiterzugehen.

So wichtig die Trennung ist, so wichtig sind ihr auch die Zeichen der Dankbarkeit. Speziell im ländlichen Bereich wird Dankbarkeit nicht nur durch materielle Geschenke ausgedrückt, sondern auch durch Einladungen zu Taufen, Hochzeiten und anderen Festanlässen. Wenn es Maria D. irgend möglich ist, versucht sie diesen Einladungen nachzukommen, was ihre Integration weiter vertieft. Sie wird auch zu Begräbnissen eingeladen – auch zu Begräbnissen eigener Klienten:

Wenn ich jemanden betreut habe, dann bedanken sich die Verwandten beim Begräbnis am Grab, was ich schon für sehr wichtig halte. Bis jetzt hat noch niemand gesagt, ich hätte nicht geholfen, auch dann nicht, wenn jemand stirbt!

Nichts mit ehrlicher Dankbarkeit zu tun hat für Maria D. der Irrglaube, sich durch Geld alles erkaufen zu können, auch Zuneigung und Heilung:

Manche kommen großspurig mit ihrem Geld und sagen: ‚Ich bezahle dich.' Einer ist einmal gekommen und hat gesagt: ‚Ich bin gekommen, um dich zu kaufen, was kostest du?' Weil er Gicht hatte und der Arzt ihm gesagt hat, was er nicht essen und nicht trinken darf, hat er zu mir gesagt: ‚Ich habe gehört, du kannst alles, also ich esse und trinke alles, und du gehst mit mir.' Den habe ich einfach rausgeschmissen!

Maria D. betont, daß diese Fälle freilich sehr selten sind. Im allgemeinen werde ihr großer Respekt entgegengebracht, und sie versucht diesen Respekt angemessen zu erwidern. Dies beginnt schon im Detail, z. B. in der Praxis:

Ich will, daß alles perfekt ist, wenn die Menschen zu mir kommen. Schon die Anordnung des Toilettenpapiers im WC bekundet den Leuten Respekt, und ich will, wenn wir schon der letzte Halt und die letzte Hoffnung sind, daß dort alles voll Licht, voll Sauberkeit, voll Schönheit ist.

Durch die enge Kooperation mit den Ärzten in der gemeinsamen Praxis ergibt sich automatisch ein permanenter Gedankenaustausch. Das hat den Vorteil, daß die Klienten bei Bedarf zu anderen Fachkräften geschickt werden können:

Normalerweise sehe ich, was jemand noch braucht, und ich schicke ihn weiter: zum Arzt oder zum Physiotherapeuten oder zur Massage. Die meisten Menschen halten sehr viel davon, was ich sage, und deshalb passe ich auch sehr auf, was ich sage und wen ich empfehle, weil ich nicht möchte, daß ich jemanden empfehle, der in seiner Arbeit nicht gut ist.

In der Zusammensetzung ihrer Klientel gibt es weder geschlechtsspezifische noch schichtspezifische Unterschiede. Aus der Schweiz, Deutschland, Italien und Holland reisen Hilfesuchende an und natürlich auch aus ganz Österreich. Durch Mundpropaganda haben sich ihre heilenden Kräfte europaweit herumgesprochen, Akquisition oder Werbung irgendeiner Art hat sie nie betrieben. Wie die meisten spirituellen Heiler ist Maria D. bereit, auch Tiere, speziell Pferde, Hunde und Katzen, zu behandeln. Sie ist überzeugt davon, daß Tiere viel rascher und unmittelbarer auf die Heilung ansprächen, vergleichbar nur mit Kindern, die noch ein spezielles Sensorium für spirituelle Wirkkräfte hätten. Generell schätzt Maria D. den Prozentsatz potentieller Klienten, die bereit wären, sich nach oder während einer schulmedizinischen Behandlung der Geistheilung zuzuwenden, auf über 50 Prozent. Diese Einschätzung wird auch durch Einzelbeispiele bestärkt, durch die sie das große Mißtrauen der Ärzteschaft gegenüber der spirituellen Heilung relativiert sieht:

Ein Arzt hat eine krebskranke Patientin ausgelacht, als sie gesagt hat, sie geht nach Österreich zu einer Heilerin. Er hat gesagt:,Ja, wenn Sie überflüssiges Geld haben, dann können Sie gehen.' Später dann hat er gesagt: ‚Was auch sein mag, es tut ihnen offensichtlich gut, machen sie es weiter.' Dann erkrankte er selber an Multipler Sklerose, fragte die Patientin nach meiner Adresse und erklärte ihr: ‚Ich als Mediziner weiß die Prognosen, und ich habe nur zwei Möglichkeiten – entweder mich erhängen oder an ein Wunder glauben; da ist es mir lieber, an ein Wunder zu glauben.' Das ist ein typisches Beispiel; sobald sie nicht betroffen sind, bleiben sie skeptisch. Aber wenn der letzte Arzt sagt, es gibt nichts, was hilft, dann sind auch skeptische Leute geneigt, Hilfe zu suchen. Ich glaube, der Anteil dieser Leute liegt bei über 50 Prozent ...

Die Klienten müssen laut Maria D. nicht unbedingt an Gott oder ein religiöses Prinzip glauben, um geheilt zu werden. Wesentlich und bestimmend sei der Glaube an sich selbst, der Glaube, selbst ein Wunder bewirken zu können:

Glaube an Gott oder Glaube und Vertrauen an meine Möglichkeiten sind nicht Voraussetzung. Am Anfang sind viele Menschen nur so aus Neugier gekommen, manche waren skeptisch oder sogar höhnisch, manche sogar brutal, das hat es alles gegeben! Der Glaube verstärkt andere Mechanismen, die für die Heilung wichtig sind.

Gläubige Menschen haben also einen leichteren Zugang zu ihrer eigenen Hoffnung. Sie scheinen schneller und kompromißloser zu kämpfen:

Die Klienten, die gläubig sind, nicht in der Weise, daß sie ständig den Rosenkranz beten, sondern jene, die einfach glauben, Gott begleite sie überall, die können gar nicht so am Boden zerstört sein, weil sie eben glauben, ihnen werde jemand begegnen, der ihnen helfen wird. Das kann ein Arzt sein, ein Heiler, egal wer. Wenn ich dann die Hände auflege und sie spüren diese unbeschreibliche Wärme, dann fühlen sie sich in ihrem Glauben bestätigt. Dann fühlen sie sich Gott gegenüber verpflichtet, mitzumachen und mitzukämpfen, wenn ihnen schon die Gnade erwiesen wird, daß sie Hilfe bekommen. Das ist dann etwas, was sehr schnell hilft!

Als Gegenbeispiel berichtet Maria D. von Klienten, die aufgrund ihrer negativen Einstellungen keine Heilung empfangen können:

Es war z. B. einmal eine krebskranke Frau bei mir, bei der hab' ich schon nach der ersten Behandlung gesagt, daß sie nie gesund werden wird. Sie hat die ganze Welt als Horror empfunden. Zum Beispiel hat sie gesagt, sie ist spazieren gegangen, so viele Menschen auf der Straße, das ist ein Horror, und ihr Kind ‚Maria!', dieses Kind ist so lebhaft und so beweglich, es ist ein Horror. Und das Kind wollte schwimmen, es war ein Horror. Und das Kindermädchen ist gekommen und hat mit dem Kind gespielt, das war ein Horror. Ich hab' ihr gesagt: ‚Bitte, geh' nach Hause.' Solange du die Welt als Horror empfindest, kannst du nicht gesund sein. Und von der Kraft, die ich dir schenke, bleibt nichts übrig ...

Glaube als Prinzip Hoffnung, Negation als Verneinung des eigenen Lebens, der eigenen Vitalität. „Ungläubige" Menschen hätten auch mehr rationalen Erklärungsbedarf als „Gläubige". Doch bei dem Versuch, das Metaphysische rational zu erklären, stößt die Sprache an ihre Grenzen. Was während der Sitzung „passiert", ist sprachlich nicht mitteilbar, sondern allenfalls intuitiv erfaßbar. Die Heilerin weigert sich bewußt, über das eigentliche Prinzip der Heilung zu „philosophieren", denn genauso wie es darüber keine vermittelnde Sprache gibt, hat es auch nichts mit dem „Stofflichen" zu tun, das in der Alltagswelt als das eigentliche Leben gilt:

Ich weiß, es gibt vieles zwischen Himmel und Erde, und es gibt Menschen, die irgendwie spüren, daß da mehr ist als Stoff oder Materie, obwohl sie es nicht bezeichnen können. Manche versuchen von mir die Definitionen und Erklärungen zu bekommen und sind vielleicht enttäuscht, daß ich nicht bereit bin zu philosophieren. Überhaupt klagen viele von meinen Klienten, daß ich nicht viel darüber spreche, aber ich will mich nicht darüber äußern, auch wenn ich intuitiv dies oder jenes spüre. Das ist noch kein Grund, daß ich es ausspreche. Und so bleibe ich meinem Prinzip treu, nur über das zu sprechen, wovon ich mir absolut sicher bin, daß es so ist, wie es ist.

Die Ursachen der Krankheit – die Wunden der Seele

Maria D. ist überzeugt, daß die meisten Krankheiten tiefen, oft vor langer Zeit erlittenen Verletzungen der Seele entspringen. Zwang und Entfremdung provozieren den Zusammenbruch des körperlichen Gleichgewichts. In einer Sphäre der „Liebe und des Vertrauens" sei die Entstehung vieler Krankheiten schlichtweg undenkbar. Krankheit sei Ausdruck der „(selbst-)versklavten Seele" – denn es liegt immer auch an jedem selbst, wie er sich in seinem Umfeld zurechtfindet und behauptet.

Die meisten Ursachen liegen im Zwangsverhalten, wo sich der Mensch selber zwingt oder von anderen gezwungen wird, nicht echt und sich selbst nicht treu zu sein. Egal, ob in einer Beziehung oder im Beruf.

Wenn die Krankheit dann den Menschen trifft, dann ist sie ein Zeichen, das verstanden werden will. Oft bedarf es schwerer Krisen und psychischer Einbrüche, um den Menschen seine Defizite vor Augen zu führen und ihn zu einer Änderung seiner Lebenshaltung zu veranlassen:

Es ist normalerweise ein Teufelskreis. Schon allein die Krankheit ist ein Symptom dafür, daß Defizite entstehen, die zuerst auf anderen Ebenen liegen, bis sie in das Stoffliche vordringen. Oft ist das so, daß der Mensch überhaupt nicht versteht, worum es geht. Ein krebskranker Patient in der Schweiz hat gesagt: ‚Gott hat mir so lange Zeichen gegeben, die ich übersehen habe, bis er mir letzten Endes auf den Kopf geschlagen hat, so daß ich es nicht mehr übersehen konnte. Ich empfinde das als eine Lebenskorrektur.'

Die Krankheit veranlaßt den Menschen also zu jener Haltung, die er auch ohne Krankheit gegenüber sich selbst und anderen Menschen pflegen sollte: Aufmerksamkeit! Die liebevolle Zuwendung sei in unseren Zeiten ja größtenteils verlorengegangen:

Das Problem ist, daß wir unserem seelischen Leben keine Aufmerksamkeit schenken. Wir gehen in ein Restaurant, wo wir das nobelste Essen bekommen, fressen uns satt und sagen: Es war schön. Aber wie lange hören wir Musik, wieviel Stunden verbringen wir mit einem geliebten Menschen, wieviel Briefe schreiben wir? Wenn ich z. B. für einen geliebten Menschen ein Billett male, das ist schon eine Energieinvestition, die nicht nur ihm gut tut, sondern auch mir, denn da werde ich die Blume malen, da werde ich die Lieblingsfarbe von ihm auswählen, und in dieser Zeit rastet auch meine Seele. Das ist dann ein Energieaustausch auf höchster Ebene. Das sind alles Sachen, die wir heutzutage einfach nicht machen...

Das Motiv der Liebe als Krankheitsvermeidung und als Gegenentwurf gegen die Verwundung der Seelen tritt bei der Heilerin – schon in geradezu romantisch anmutender Weise – immer wieder in den Vordergrund:

In den alten Häusern hat die Frau den Vorhang gewebt und die Spitze gemacht. Dann hat sie die Decke gewebt und das Kissen bestickt; alles was sie berührt, ist von Hand gemacht und mit Liebe. Und wenn Sie in so einem Raum sind, sind Sie von Liebe umhüllt. Da können Sie nicht krank sein. Und in der heutigen Zeit fehlt das alles. Sie kaufen Konfektion. Was sie anziehen, ist Konfektion, wo Sie sitzen, ist Konfektion, was Sie leben, ist Konfektion. Alles!

Obgleich das Leben in der industriellen Zivilisation Krankheiten begünstigt, kann es trotzdem nicht nur darum gehen, in jedem Falle Krankheit zu vermeiden: So sieht Maria D. einen Wert in der Krankheit, solange man sich der Ursache der Verwundung oder des Konflikts bewußt ist und die Krankheit auch als Folge einer aktiven Lebensführung akzeptieren kann. Anhand eines berührenden Beispiels aus ihrer Praxis und auch anhand ihres eigenen Lebens erklärt Maria D. diese Einstellung:

Heute um zwei Uhr ist eine Frau an Krebs gestorben, die ich ein halbes Jahr betreut habe und die ich sehr liebgewonnen habe. Sie hat als junges Mädchen einen Mann sehr stark geliebt, und er ist dann im Krieg erschossen worden. Sie hat von ihm ein Kind bekommen, es gepflegt und erzogen, einen wunderbaren Sohn, und sie ist mit dieser abrupt beendeten Liebe, die nur 14 Tage gedauert hat, nie fertiggeworden. Bei den letzten Gesprächen, die wir führten, hat sie gesagt: ‚Wenn die Liebe echt gewesen ist – und sie ist echt gewesen! –, muß ich die Krankheit in Kauf nehmen, weil nur das, was keinen Wert hat, keine Spuren hinterläßt!'

Die tödliche Krankheit wird als Symbol für eine lebenslange Unerfülltheit interpretiert und letztlich als Folge eines einmaligen Liebeserlebnisses angenommen. Die Formulierung: „nur das, was keinen Wert hat, hinterläßt keine Spuren" verweist auf eine radikale Form der Hingabe, durch die die Krankheit selbst aus dem Ghetto des Verlangens, der Zerstörung und der verfehlten Lebensführung geholt wird. Die Bedeutung der Krankheit wird darin gleichsam heroisch überhöht, denn sie steht als Sinnbild für eine große Leidenschaft, die sich an die Grenze der Selbstverwundung wagt. Ein erfülltes Leben zu führen ist halt nicht jedem beschieden, und das hier dargestellte Erklärungskonzept von Krankheiten hat nichts zu tun mit den am esoterischen Markt so oft anzutreffenden Harmonisierungsbemühungen ganzheitlich orientierter Heiler. Die Verwundung der Seele mag letztlich tödlich sein, aber sie kann auch Ausdruck einer Radikalität im Umgang mit den eigenen Gefühlen sein. Maria D. weiß auch, daß ihre Tätigkeit ihrer eigenen Gesundheit keineswegs förderlich ist. Dieses Risiko nimmt sie jedoch bewußt in Kauf:

Ich weiß, daß ich sehr ungesund lebe und daß ich zu viel Kraft investiere. Ich lebe und sterbe mit jedem Kranken, das ist ungesund; aber ich kann nicht anders. Es wurde mir empfohlen, mich zu distanzieren. Ich will das nicht lernen, weil ich glaube, wenn ich Distanz schaffe, dann kann ich auch nicht helfen. Wenn ich in einem Jahr krebskrank werde, oder ich weiß nicht was, nehme ich das in Kauf, dann weiß ich, okay, das war der Preis, den ich zahlen muß. Dann werde ich es mir überlegen, ob ich bis zum letzten Atemzug so weitermache, oder ob ich dann sage: Nein, stop, jetzt mach' ich etwas anderes. Jedem Menschen sollte normalerweise klar sein, wie er lebt und was der Preis dafür ist. Manche glauben, daß sie Sachen ersetzen und das Leben überlisten können. Das Leben vielleicht, aber sich selber können sie nicht überlisten. Das ist schon ein Drama.

Sterben in Schönheit und Würde

Es hat lange gedauert, bis Maria D. die Realität des Todes, dem sie in ihrem „neuen Leben" so häufig begegnet, akzeptieren konnte. Besonders am Anfang ihrer Heilertätigkeit hat sie das Sterben ihrer Klienten als eigenes Versagen empfunden, es hat sie deprimiert und entmutigt. Bei der Bewältigung des Todes hat ihr Pfarrer H. maßgeblich geholfen.

Ich arbeite vorwiegend mit krebskranken Menschen, und manche kommen erst sehr spät, so daß ich sie nur ein oder zwei Wochen betreuen kann, bis sie sterben. An einem Tag stirbt jemand, und schon am Abend steht der nächste vor der Tür, der Hilfe sucht. Und dann muß ich mich sehr überwinden, daß ich mich dem nächsten wieder öffne und sage: gut, ich mache das. Und oft, wenn jemand stirbt, fühle ich mich so besiegt, weil ich so viel Liebe und Kraft investiere, und so ist bei jedem Tod ein Stückchen von mir mit gestorben. Am Anfang war ich richtig depressiv und hatte keine Kraft weiterzumachen, wenn jemand gestorben ist. Dann hat mir Pfarrer H. geholfen, zu begreifen, daß der Tod ein Teil vom Leben ist und daß es sehr wichtig ist, wie wir leben, und noch wichtiger, wie wir sterben. Und wenn einem jemand die Schmerzen nehmen kann oder die Angst oder das Entsetzen und einen bis zum letzten Atemzug mit Liebe und mit Schönheit umhüllt, dann ist das ganz wichtig.

Nicht von Anfang an konnte Maria D. gelassen mit dem Tod umgehen. Als ihr erster Patient starb, hat sie, die ja zuvor im eigentlichen Sinne nie gebetet hat, sich direkt an Gott gewandt:

Da war ein sechzehnjähriger Junge mit Krebs. Die Mutter hat gesagt: ‚Er lebt noch ungefähr ein Woche.' Er lag auf dem Bett, er hatte ein wunderschönes Gesicht und so lange Wimpern, und er lag vertrauensvoll da, und ich konnte mir nicht vorstellen, daß er eine Woche später tot sein sollte. Da hab' ich die Hände aufgelegt und die Tränen sind mir gekommen. Zum ersten Mal hab' ich gesagt: ‚Oh Gott, hilf mir irgendwie, hilf mir, daß der Junge weiterlebt!'

Maria D. hat diesen Tod, so wie unzählige danach, nicht verhindern können, aber sie hat die eminent große Bedeutung einer aktiven liebevollen Sterbebegleitung erkannt, die den Menschen die Möglichkeit gibt, in Würde und Schönheit Abschied zu nehmen. Zwar gilt der Tod allgemein als häßlich, weil er tabuisiert ist und verdrängt wird, aber „niemand will häßlich und in Häßlichkeit sterben". Es sei auch für die Verbliebenen von größter Wichtigkeit, daß sie von den Sterbenden in Schönheit und Würde Abschied nehmen können, denn so würden Schuldgefühle erst gar nicht entstehen. Maria D. bedauert sehr, daß es in Österreich „fast keine Institution gibt, die diese Sterbenden in ihrem Leid betreut". Und so bleiben sie meist allein. „Wenn nicht der Pfarrer kommt, dann sind sie sich selbst überlassen."

Den Tod selbst sieht die Heilerin als Ausweg, nicht als Heilung. Doch dieser Ausweg sei in den seltensten Fällen eine Flucht, denn die meisten Patienten können nicht sterben, wenn sie „etwas nicht begriffen haben oder wenn sie etwas in ihrem Leben nicht fertiggemacht haben auf einer moralischen oder seelischen Ebene. Sie sterben dann einfach nicht, es braucht einfach etwas Reife, und dann erst können sie gehen." Die Sterbebegleitung, die Abschied in Schönheit und Würde ermöglicht, hilft dem Klienten bei der Lösung dieser grundsätzlichen Konflikte, die ihn – oft qualvoll – an das Leben binden. Gerade bei Schwerkranken, die nur noch kurze Zeit zu leben haben, entdeckt Maria D. eine Bereitschaft, über sich hinauszuwachsen. Eine Bereitschaft, die eine „kaum zu beschreibende Energie und Erkenntnis" freisetzt. Ihre Funktion dabei sei, diesen Prozeß durch spirituelle Kraft zu stärken. In diesem Zusammenhang zeigt Maria D. der Interviewerin einen Brief einer kürzlich verstorbenen Frau, in dem geschrieben steht: „Ich danke für die Kraft, die Sie mir gegeben haben, zum Leben und zum Sterben."

Von Pfarrer H. hat Maria D. nicht nur gelernt, daß Gott – wie sie es nennt – die reine Liebe ist, sondern daß diese Liebe von den kleinsten Alltäglichkeiten bis hin zu den großen Dingen, wie Krankheit und Tod, gelebt und versinnbildlicht werden muß. Auch Pfarrer H. ist Sterbebegleiter, der „oft Tage und Nächte bei Todkranken verbringt". Mit ihm kann die Heilerin die intensivsten Erfahrungen und Erlebnisse austauschen, denn der Pfarrer habe ihr erst die „Augen für die eigentliche Dimension des Todes" geöffnet. Im Tod klärt sich vieles, nicht nur für den Sterbenden selbst, sondern vor allem auch für die Angehörigen. So erinnert sich Maria D. an ein Begräbnis eines Hirten:

Als sie ihn schon ins Grab getan hatten, begann der Sohn dieses Mannes laut zu schreien: ‚Ein großer Mensch nimmt Abschied von dieser Welt. Ich sage euch: ein großer Mensch, mein Vater war ein großer Mensch.' Und ich habe mir gedacht: Wie schön, daß er das einmal herausschreien konnte, weil er als sein Sohn das sicher so empfunden hat. Ich besuche ihn jetzt noch, er ist über 90, eine ganz starke Persönlichkeit.

Zusammenarbeit mit der Schulmedizin und gesetzliche Kontrolle der spirituellen Heiler

Trotz diverser Fehlentwicklungen in der Schulmedizin hat Maria D. großen Respekt vor der Ärzteschaft. Ein Arzt sei so gut wie seine Anteilnahme und seine Aufmerksamkeit für den Patienten. Die Kritik am „medizinischen System" wendet sich gegen „fehlende Menschlichkeit", „Arroganz", „Zeitnot" oder die reine Symptombehandlung durch Medikamente. Das eigentliche menschliche Bedürfnis des Patienten, dem durch die Krankheit Ausdruck verliehen wird, wird oftmals nicht wahrgenommen. Die menschliche Kompetenz wird so an Apparate und Medikamente delegiert:

Wenn Sie zum Arzt gehen, gilt der alte griechische Spruch: Vier Organe braucht der Arzt, damit er ein guter Arzt sein kann: Augen, Ohren, Hand und Herz. Wozu braucht der Arzt heutzutage diese Organe noch? Das tut doch der Computer, das macht das Labor. Oft, wenn Sie einen Arzt fragen, wie der Patient aussieht, so hat er ihn nicht einmal angeschaut.

Diese Delegation findet ihre Entsprechung und Verlängerung in dem monotonen Gleichklang des sterilen Krankenhausalltags:

Ich habe neulich ein Röntgenbild machen lassen, das war wie in einer Fabrik: Türen, Türen, Türen. Und hinter jeder Türe ein Labormädchen – grau angezogen. Und wie von einem Automaten hören Sie: Einatmen, Anhalten, Aus. Mit dem gleichen Ton, im gleichen Intervall, alles gleich.

Der großen emotionalen Vereinsamung, der Angst und dem Mißtrauen, denen Maria D. in den Sitzungen mit ihren Klienten begegnet, kann das medizinische System nichts entgegenhalten. Dennoch hält Maria D. viel von der diagnostischen und klinischen Kompetenz der Medizin:

Ich kann nur sagen, Hut ab, was in der Medizin passiert. Vor allem in der Chirurgie und Herzchirurgie, das sind unglaubliche Dinge, die da passieren.

Die Gefahr bestehe freilich darin, daß sich dieser automatisierte Prozeß vollkommen verselbständigt – wie in jedem Bereich, wo der Mensch einfach nicht mehr im Mittelpunkt steht. „Da gibt es ein bestimmtes Schema, und nach diesem Schema wird gehandelt." Maria D. betont aber, daß sie selbst schon viele Ausnahmen erlebt hat.

Maria D. sieht an psychotherapeutischen Behandlungsmethoden die Gefahr, daß sie generell zu vergangenheitsorientiert vorgehen und deshalb den Klienten oft dazu veranlassen, die Verantwortung für die Zukunft an die „fehlgelaufenen Entwicklungen" der Vergangenheit abzugeben. Sich mit den Zusammenhängen im eigenen Leben auseinanderzusetzen ist für Maria D. freilich eine wichtige Grundvoraussetzung dafür, die Gegenwart meistern zu können:

Der Nachteil ist, daß wir zu grübeln beginnen, was in der Kindheit war und wie der Vater und die Mutter waren, und das befreit uns fast von der Verantwortung, die wir jetzt für uns tragen. Alle Fehler, die wir machen, alles, was scheitert in unserem Leben, schieben wir auf die Kindheit. Es ist schon sehr wichtig, daß wir die Zusammenhänge erklären. Für mich persönlich aber ist das Wichtigste, die Zusammenhänge so zu interpretieren, daß ich nicht unbedingt unglücklich werde, wenn mir heute etwas Negatives passiert, sondern daß ich lerne abzuwarten. Denn vielleicht wird sich das, was ich heute negativ einschätze, letztlich positiv auf mein Leben auswirken, und da kann mir der Psychotherapeut natürlich schon viel helfen.

Für sie steht außer Zweifel, daß einem kranken Menschen am besten geholfen werden kann, wenn „eine Kombination von Schulmedizin und alternativen Methoden angewandt wird". Wie für ihre eigene Arbeit fordert sie prinzipiell Kontrolle und gesetzliche Regelung für den Bereich der spirituellen Heilung, da sie persönlich schon negative Erfahrungen mit anderen Geistheilerangeboten gemacht hat:

Ich kenne z. B. Leute, die gesagt haben: ‚Du sollst dich gleich scheiden lassen, weil deine Frau negative Energien hat, und du wirst krank werden, wenn du dich nicht scheiden läßt.' Und dann weiß der Klient nicht, was er tun soll. Oder einmal ist eine Frau zu mir gekommen. Ihr Kind stotterte, seit es aus dem Waschbecken gestürzt ist. Dann sind sie zu einer Heilerin gegangen, die tief gläubig war. Sie hat sie ausgefragt und dann gesagt: ‚Sie sind mit einem Juden verheiratet, und das ist der Grund, warum das Kind stottert.' Und dann hat sie zu schreien begonnen: ‚Das ist die Gottesstrafe für Sie, weil Sie das gemacht haben!' So sind praktisch zwei Patienten zu mir gekommen, die absolut fertig waren. Für mich sind solche Heiler Verbrecher. Viele von den Heilern haben eine falsche Einstellung, was Gott und die Religion betrifft, oder sie versuchen jeden Patienten für ihren Glauben zu gewinnen. So etwas darf es einfach nicht geben.

Obgleich sie bezüglich ihrer beruflichen Anerkennung einen Ausnahmefall darstellt, sieht Maria D. keinen Grund, warum ihr Präzedenzfall nicht Schule machen sollte:

Spirituelles Heilen ist eine Tätigkeit wie jede andere. Da kann man Informationen sammeln, wie bei einem Anwalt: Das ist ein Gauner oder nicht, dieser Arzt ist gut oder nicht, der eine hat viele Patienten, der andere nicht. Durch die Öffentlichkeit kann der Heiler in positivem Sinne kontrolliert werden.

Um Mißbrauch zu vermeiden und die spirituelle Heilung aus dem rechtlichen Schattendasein zu führen, hält Maria D. es für sinnvoll, ein konzessioniertes Gewerbe einzuführen, das strengen Kriterien unterliegt. Sie sieht die „dringende Notwendigkeit" der gesetzlichen Regelung, um die Fähigen von den Scharlatanen zu sondern. Je öffentlicher die Diskussion und je transparenter diese Auswahlkriterien, desto besser:

Ein oder zwei kann man anlügen, aber das geht nicht auf Dauer. Die Heiler müssen ihre Erfolge dokumentieren, und man wird entscheiden, ob es sich um einen guten Heiler oder um einen Scharlatan handelt.

***

Die Biographie und der Status von Maria D. beschreiben eine Variante möglicher Integration von geistigen Heilern in ein umfassendes kulturelles, soziales und therapeutisches Feld. Es geht nicht um Ausgrenzung oder Konkurrenz, sondern im wesentlichen um Ergänzung zu etablierten Heilverfahren. Die emotionale, psychische Betreuung der Kranken und auch die Sterbehilfe stehen dabei im Mittelpunkt – wichtige humanitäre Anliegen, die das „medizinische System" nicht leisten kann. Dieses Fallbeispiel zeigt einen positiven Ausblick auf mögliche Kooperationsformen in der Zukunft, durch die die Konkurrenz der Heilverfahren im Interesse der Patienten und Klienten aufgehoben wird.

RUPERT S.: HEILIGE UND ROSENKRÄNZE DER „WENDER" UND GEBETSHEILER IM ALPINEN RAUM

Auf dem 700 Jahre alten Bauernhof

Rupert S. ist 64 Jahre alt, verheiratet, hat vier Töchter und einige Enkel. Er hat ein bewegtes Leben hinter sich. Bis zu seiner Initiation zum Heiler hat er viele unterschiedliche, „angelernte" Berufe ausgeübt. So hat er „zuerst geschneidert, dann gekocht, dann gekellnert, dann gemetzkert, dann (hat er) in einer Konditorei als Bäcker, dann in einem Hotel in einem österreichischen Fremdenverkehrsort und in der Schweiz und schließlich in einem Nachtlokal in Innsbruck gearbeitet." Danach hat er sich als Bauer in einem Tiroler Tal niedergelassen, führt dort zusammen mit seiner Frau den 700 Jahre alten Hof und betreut zudem seit 31 Jahren seine Klienten, die teilweise „von weit her kommen", um den in der Gegend sehr bekannten Mann um Hilfe zu bitten. Wie in dieser ländlichen Region üblich, bezeichnet sich Rupert S. nicht als Heiler, sondern als „Wender und Gesundbeter".

Der Wender behandelt seine Klienten in der stimmungsvollen Bauernstube, die mit Heiligenbildern und Statuen geschmückt ist, und in der sich auch eine alte Herrgottsecke befindet. Der Raum sei deshalb besonders gut für Behandlungen geeignet, weil in ihm „schon so viel gebetet wurde". Auch befindet sich in ihm eine geheimnisvolle Kiste mit den vielen Rosenkränzen, die Rupert S. von einer alten slowenischen Frau erhalten hat, die ihm den Auftrag erteilt hatte zu heilen. Die Rosenkränze sind gleichermaßen Insignien seiner Heilkraft wie Werkzeug in der rituellen Heilungszeremonie. Rupert S. ist eine beeindruckende Persönlichkeit. Klein, stark gebaut, mit kurzen grauen Haaren, empfängt er das Interviewerteam in dunkelblauen Jeans und einem gleichfarbigen Pullover. Seine forsche Art und seine derben Witze passen gut zu dem lokalen Dialekt; er scheint die Interviewerinnen vor Beginn des Gespräches testen zu wollen, ob sie auch seinen „Schmäh" verstehen und ob sie ihn auch anerkennen. Er unterbricht dann das Gespräch, um die Kuh melken zu gehen; auch näht er immer wieder an seiner Hose. Diese Gleichzeitigkeit von Alltagstätigkeit und Konzentration auf das Thema setzt sich auch in den Heilbehandlungen selbst fort. Er unterbricht Gebets- und Rosenkranzheilungen immer wieder, um ganz selbstverständlich die Haushalts- und Hofbelange zu verrichten.

Genauso wie bei den Heilbehandlungen sitzt auch während des Interviews sein Enkel, ein etwas unbeholfen wirkender, dicker Junge, in der Stube. Er ist es, der nach dem Wunsch von Rupert S. die Fähigkeit, durch Gebet zu heilen, erben und dereinst die Tätigkeit des „Wenders" fortsetzen soll.

Das Geheimnis der slowenischen Alten

Als Rupert S. vor 34 Jahren seine schwerkranke Mutter im Krankenhaus besuchte, hat er eine alte Frau kennengelernt, die ebenfalls in klinischer Behandlung war. Diese Frau forderte ihn plötzlich auf, ihr die Schmerzen zu nehmen, denn sie habe gefühlt, daß er die Kraft dazu besitze. Obgleich er diese Aufforderung für Unsinn hielt, ist er ihr nachgekommen: „Ich habe mir gedacht, lange lebst du eh' nicht mehr, also mache ich dir das, damit du beruhigt bist!" Schließlich habe ihm die alte Frau zu verstehen gegeben, daß ihre Schmerzen tatsächlich verschwunden seien und daß sie selbst eine slowenische Heilerin sei, die ihre Kraft auf ihn übertragen wolle und sich wünsche, daß er ihre Arbeit fortsetzt. Schließlich hat die Alte ihm auch noch die Kiste mit den Rosenkränzen gegeben, über die sich Rupert S. zwar gefreut, der er aber keine besondere Bedeutung beigemessen hat. Dann hat ihm die Heilerin „das Medizinmachen beigebracht, wie man aus Pflanzen Salben macht, wie man Kräuter zieht, damit sie Kräfte bekommen, die heilen…". Zwar hat er sich all das interessiert angehört, aber wirklich daran geglaubt hat er nicht. Vor dem Tod der alten Slowenin hat Rupert S. sie noch einige Male behandelt – sehr zu ihrer Zufriedenheit. Doch nachdem die alte Frau verstorben war, hat er drei Jahre lang nicht mehr an diese sonderbaren Vorfälle gedacht.

Heute meint der Wender, daß man, einmal in das Geheimnis eingeweiht, gar keine Möglichkeit habe, sich der Tätigkeit des Heilers zu entziehen:

Nach drei Jahren hat es sich mir zugezogen, ich konnte nicht mehr schlafen. Als sie starb, hat sie gesagt: ‚Wenn ich das nicht mache, kriege ich keine Ruhe mehr.' Und so war es auch. Sie hat mir alles gesagt und mir dann das Zeug (die Rosenkränze) überreicht, die sie für die Blutstillung benutzt hat. Nach drei Jahren habe ich noch alles gewußt, was sie gesagt hat, das mußt halt alles speichern… Früher war ich Kellner, und da habe ich mir auch 30 Tische ohne Block gemerkt. Jetzt ist halt alles das in meinem Hirn gespeichert…

Rupert S. fand keinen Schlaf mehr, fühlte sich getrieben und unzufrieden. Allmählich hatte er selbst das Gefühl zu erkranken. In dieser unangenehmen Situation erinnerte er sich an die sonderbare Begegnung mit der slowenischen Heilerin und an ihre Geheimnisse, die sie ihm anvertraut hatte. Er holte die

Rosenkränze hervor und machte „zuallererst Blutstillungen – mit großem Erfolg". Er spürte, daß ihm die Heilkräfte „zugewachsen" sind:

Zuerst merkst du gar nichts... Du bist ein Mensch wie jeder andere. Nur hat man dann ein bißchen eine andere Einstellung, man betet mehr, man ist mehr gläubig, mehr verbunden mit den heiligen Bildern, man hat mehr Freude daran.

Die Kraft des Gebetes

Es dauerte nicht lange, bis Rupert S. in der unmittelbaren Umgebung ein bemerkenswerter Ruf als Wender vorauseilte. Immer mehr Menschen suchten seine Hilfe, wofür er auch die generell falsche Lebensweise der Leute verantwortlich macht. Sie kommen nicht nur mit schweren Erkrankungen, sondern auch mit „leichten Leiden", die nach Rupert S. schon durch kleine Lebensänderungen heilbar sind. Diese Klienten schickt er nach kurzen Unterweisungen rasch wieder fort:

Die einen hohen Blutdruck haben, die schlucken Tabletten. Das ist gar nicht nötig. Nüchtern in der Früh Sauerkraut essen – das senkt den Blutdruck. Wenn du einen zu niedrigen Blutdruck hast, dann trinke am Abend einen Cognac. Kannst auch einen Eidotter hineinschlagen. Oder du trinkst in der Früh eine Piccolosektflasche in kleinen Schlucken bis zum Mittag. Der Blutdruck stabilisiert sich und bleibt dann stehen.

Die Erfahrung durch Praxis sei wichtig, aber die wirklich „großen Leiden" ließen sich nur durch das Gebet heilen:

Gebete verändern sich nicht, die bleiben gleich. Aber du kannst durch die Erfahrung mehr entscheiden. Du hast mehr Gefühl für den Menschen. Du durchschaust den Menschen, wie er ist...

Rupert S. pendelt die Klienten aus, der Herd der Krankheit sei da, „wo das Pendel ausschlägt". Diagnosen stellt er keine, „das sind dem Arzt seine Sachen". Wenn er einen Krankheitsherd findet, schickt er den Klienten zum Arzt. Erst nachdem er zum Arzt gegangen ist, beginnt er mit seiner Behandlung:

Bei der Behandlung verwende ich Rosenkranz und Gebete. Es gibt mehrere Wendungen, aber es geht alles über das Gebet. Es gibt je nach Krankheit unterschiedliche Gebete für einzelne Personen, und die Gebete, die man betet, bleiben ein Geheimnis!

Die Kraft des Gebetes wirkt erstens durch den Wender selbst, aber auch durch den Klienten, der dazu angehalten wird, bestimmte Gebete während des Behandlungszeitraumes rituell zu wiederholen. Die Gebete des Wenders sind von denen der Klienten verschieden und müssen geheim bleiben. Bei den Klienten geht es kaum um das richtige Verständnis des Inhaltes, sondern dem Gebet wird magische Kraft zugeschrieben:

Ich habe mir die Gebete fotokopieren lassen, weil viele Leute nicht beten können. Wenn Ausländer kommen, brauchen sie nicht lange Deutsch zu lernen. Man sagt ihnen, was sie durchlesen sollen. Die Gebete müssen sie alle sprechen, nur ich spreche andere.

Obgleich ihm die alte Slowenin viel naturheilkundliches Wissen überliefert hat, bereitet Rupert S. keine Heilmittel zu. Genauso wie bei der Diagnostik sieht er auch hier eine strikt einzuhaltende Trennlinie zur schulmedizinischen Behandlung:

Die hat mir alles gesagt, aber es nutzt mir sowieso nichts, weil du nichts verkaufen darfst. Du darfst nichts machen, das ist ja ein Haufen Arbeit, dafür sind die Ärzte und die Apotheken zuständig. Ich gebe den Klienten auch keine Medizin, die sollen sie kaufen, dafür sollen sie zum Arzt gehen. Ich sagen ihnen, welchen Tee sie trinken sollen, aber den müssen sie in der Apotheke kaufen.

Wendung, Hausbesuche, Fernheilung

Pendel, Rosenkränze und das Gebet sind die drei wichtigsten Werkzeuge zur Durchführung einer Wendung. Die Kraft dazu ist dem Wender als Geschenk, als Gnade verliehen worden, der er sich nicht entziehen kann, auch wenn ihm die Mühsal des Wendens und der Klientenbetreuung manchmal zu viel wird:

Es kommt dir schon viel unter. Manchmal könntest du alles hinschmeißen, aber trotzdem mußt du das durchziehen, weil du das angenommen hast. Das ist eine Gottesgabe, und dem mußt du dich fügen.

Donnerstag und Sonntag sind zwei feststehende Behandlungstage am Bauernhof. Die restliche Woche heilt Rupert S. je nach Bedarf und macht auch Hausbesuche. An den Behandlungstagen werden von der Früh bis in die Nacht bis zu 100 Klienten empfangen. Jeder neue Klient wird vorerst nach Krankheiten „ausgependelt" und schließlich „gewendet":

Mit dem Pendel lese ich, das sagt mir die Krankheiten an, da messe ich den Körper durch, und wenn es anzieht und dann noch weiter ausschlägt, dann schicke ich sie zum Arzt. Dann sage ich, ihr müßt gehen, das ist kritisch. Das ist dann meistens ein bösartiges Ding. Im Kopf messe ich die ganzen Strahlungen aus und wo die Krankheit liegt. An den

Händen sehe ich, in welche Richtung die Strahlungen gehen. Dann werden die Wendungen gemacht, mit dem Rosenkranz. Da wird das durchgesegnet, und wo die Hauptstelle ist, wird das abgekreuzt. Mit dem Kreuz beseitige ich die Schmerzen...

Als magische Abwehr vor den negativen Kräften der Krankheiten benutzt Rupert S. einen „offenen Rosenkranz", den er während einer Behandlung selbst anlegt und der auch der Grund dafür ist, warum er so viele Menschen hintereinander behandeln kann, ohne ernsthaft Schaden zu nehmen:

Ich habe nur geschlossene Rosenkränze, bis auf einen. Wenn ich den nicht anlege, dann kann es sein, daß mir schlecht wird; das ist für mich ein Schutz, sonst lädt sich mein Körper auf. Viele wundern sich, daß ich so viele Leute abfertigen kann, weil das keiner aushalten würde. Wenn die 10 bis 15 Leute haben, dann sind die anderen Wender fertig, aber durch den offenen Rosenkranz geht das, das hat mir die slowenische Heilerin auch verraten.

Der magische Rosenkranz verhindert die Übertragung der Krankheit, die Kraft des Gebetes verhilft zur Reinigung nicht nur des Wenders, sondern auch des Raumes, in dem er die Klienten behandelt:

Ich muß auch viel beten, und im ganzen Haus habe ich viel Heiliges. Das ist halt mein Alles, und es hilft. In dem neuen Haus habe ich ganz viel Statuen, 18 Statuen habe ich drüben stehen. In der alten Stube sind auch große Kräfte, weil hier schon so viel gebetet worden ist.

Aufgrund dieser spirituellen Abwehrkräfte braucht der Wender zwischen den Behandlungen keine speziellen Rituale einzuhalten; „die einen gehen herein, und die anderen gehen hinaus, da muß ich nichts dazwischen machen." Zusätzlich ist sich der Wender bewußt, daß viele Leute für ihn beten, weil sie sagen: „Dich brauchen wir noch lange." Die Kraft dieses Gebetes motiviert Rupert S. dazu, als Wender weiterzuarbeiten, auch „wenn du mit der Kraft schon manchmal herunterkommst, wenn du viel arbeitest; der Erfolg, der ist derselbe. Wir sollen die Leute nicht abschütteln."

Auf ausdrücklichen Wunsch seiner Klienten arbeitet Rupert S. auch außer Haus. So pendelt er Wohnungen und Höfe aus, um schädliche „Strahlen und Wasseradern" aufzufinden. Auch wird er immer wieder zum Blutstillen gerufen, selbst ins Krankenhaus, wohin er „aber gar nicht geht, weil dort die Ärzte blutstillen tun". Blutstillen kann auch durch telefonische oder sonstige Fernbehandlung erfolgen. „Da brauch ich nur von den Menschen das Geburtsdatum und Vor- und Nachnamen." Der Heiler betet dann für die betroffenen Menschen und erzielt nach eigener Aussage „große Erfolge". Rupert S. ist mittlerweile bekannt für seine Fernheilungen. Er bekommt Anfragen aus „Amerika, aus der Schweiz, Italien, von überall her". Freilich besteht er darauf, daß seine Klienten, wenn irgend möglich, persönlich zu ihm kommen:

Wenn ich fernbehandle, kostet mich das einen Haufen Kraft; wenn sie weit weg sind, so ist das in Ordnung. Die in der Nähe leben, sollen kommen, denn zum Arzt müssen sie auch hinfahren. Wenn überhaupt kein Ausweg da ist, dann mache ich schon auch Fernbehandlungen.

Zu Rupert S. kommen ebensoviele Frauen wie Männer, auch gibt es keine Unterschiede im Alter der Klienten. Auf die soziale Stellung der Klienten angesprochen, meint der Wender etwas forsch:

Arm wie reich, Bettler, ganz gleich wie, ich nehme sie alle, Mensch ist Mensch für mich, ob der schwarz oder weiß oder rot ist, das ist mir völlig egal, und was der für einen Glauben hat, ist mir auch egal. Es waren auch schon Ärzte da.

Viele Menschen kommen auch aus dem Ausland angereist, um sich von dem Wender behandeln zu lassen. So wie die meisten spirituellen Heiler behandelt Rupert S. auch kranke Kinder und Tiere. Immer wieder wird er von Tierärzten der näheren Umgebung – auch spät nachts – angerufen, „denn innere Blutungen kann ein Arzt nicht stillen, da kann er nur abbinden".

Insgesamt fühlt sich der Wender doch einem großen Druck ausgesetzt, weil er für so viele Menschen ständig da sein muß. Die dauernde Präsenz erlebt der vor seiner Initiation weitgereiste Wender auch als persönlich beengend:

Ich fahre nie auf Urlaub, weil ich da sein muß. Wenn Leute aus Amerika kommen und ich bin nicht da, dann sind sie enttäuscht. Das kannst du dir nicht erlauben. Ich war nach Brasilien eingeladen und ich konnte nicht weg. Das ist die Kehrseite. Auf der einen Seite ist das erfreulich, es ist schön, wenn das so ist, aber auf der anderen Seite ist es sehr hart.

Die Entlohnungen für die Wendungen und Gebetsheilungen finden in Form freiwilliger Spenden statt. Aber auch dieses Nehmen ist ähnlich wie bei den anderen Geistheilern in den Kreislauf des Gebens eingebunden. „Ich spende viel der Kirche, und ich tue viel mit den Leuten, lade sie ein, zahle auch für die Messen. Das ist der Kreislauf..." Daß nicht alle Menschen an diesem Kreislauf des Gebens und Nehmens teilnehmen, sieht er in der menschlichen Natur begründet, die gerade aus reichen Menschen oft „Geizhälse" mache:

Manche sagen danke und manche sagen gar nichts. Es gibt undankbare und dankbare Leute. Oft sind die, die einen Haufen Geld haben, die Schlimmsten, und die armen

Leute, die würden alles geben. Da sage ich, behält es, weil ich nicht einsehe, daß die Armen zuviel geben sollen. Das soll kein Geschäft, das soll eine Heilung sein!

Wofür haben wir studiert?

Der Anteil derer, die die Künste des Wenders in Anspruch nehmen, weil sie von der Schulmedizin enttäuscht sind, dürfte relativ hoch sein.

Viele sind enttäuscht von den Ärzten, nicht die meisten, aber viele. Ich hatte eine Klientin, der haben sie einen Fuß neunmal operiert. Sie konnten ihr nicht helfen, da wuchs der Knochen hinein. Ich fragte sie, was sie hat. Sie sagte, der Knochen heilt nicht. Ich sagte: ‚Den werden wir schon zusammenheilen.' Sie sagte: ‚Jetzt bin ich schon sechs Jahre krank und wurde neunmal operiert, da kannst du mich auch nicht heilen.' Da sagte ich: ‚Das werden wir ja sehen!' Ich habe ihr eine Medizin zum Einnehmen bereitet. Sie fragte, was ich dafür kriege, und ich sagte: ‚Gar nichts. Ich bin zufrieden, wenn du wieder auf die Beine kommst.' Innerhalb von sechs Wochen konnte sie ohne Gehhilfe laufen.

Obwohl Rupert S. keinerlei Kooperation mit der Medizin sucht, scheint er keine Berührungsängste zu haben. So erzählt er amüsiert, daß auch schon Ärzte bei ihm gewesen seien, freilich ohne sich zu erkennen zu geben:

Manche Ärzte sind allergisch, manche glauben dran, das ist verschieden. Die sagen: ‚Wofür haben wir studiert, wenn das einer auch so machen kann?' Es waren auch schon Ärzte da. Sie sagten erst hinterher, daß sie Ärzte sind. Auch Ärztinnen und Krankenschwestern waren schon da.

In einen Dialog mit der Ärzteschaft oder mit anderen spirituellen Heilern will der Wender nicht treten, denn genauso, wie er „nicht viel von Seminaren hält", tauscht er auch „keine Meinungen mit anderen aus": „Ich bin mit dem zufrieden, was ich habe. Ich habe viele Leute da, und ich bin mit dem zufrieden und ich habe viel Erfolg." Auch zu anderen Wendern in Tirol unterhält Rupert S. keinerlei Kontakte: „Ich gebe mich nicht ab. Wenn andere was sagen, sage ich, behält euren Glauben, ich bin mit meinem zufrieden. Wichtig ist mir der Erfolg, und daß den anderen geholfen wird, alles andere ist mir egal." Diese Haltung beruhe aber auf Gegenseitigkeit, denn die anderen Heiler „kommen auch nicht. Das läßt ihr Stolz nicht zu."

Die Möglichkeit, sich selbst zu heilen, schließt Rupert S. kategorisch aus. Auch „die eigene Familie und die eigenen Kinder" könne er nicht heilen, wobei jedoch „die Cousinen schon gehen, aber nicht mit so viel Erfolg". So ist auch Rupert S. darauf angewiesen, zu einem „normalen Arzt" zu gehen. Freilich wäre es durchaus denkbar, daß er einen anderen Wender aufsuchen würde, wenn eine konventionelle Behandlung einmal bei ihm versagen sollte. Doch betont er, daß er im Moment in ganz Österreich keinen anderen Wender kenne, der gegen ihn ankommen würde, weil er „so stark" sei!

Diese Stärke, die ihn befähigt zu heilen, sieht er potentiell in seinem zehnjährigen Enkel angelegt. Er hofft, daß der Junge es „weitermachen wird... Der muß heranwachsen." Wenn der Junge etwa 20 Jahre alt sein wird, könnte der Wender ihm das Geheimnis anvertrauen, das er selbst von der slowenischen Heilerin empfangen hat, und ihn in das Mysterium der Gebetsheilung einweihen:

Ich hoffe, daß ich so lange lebe, bis er einmal versteht, daß er das selbst machen kann, bis er das begreift. Es ist schade, wenn das ausstirbt, er hat die Kraft. Meine zwei Kinder, die Mädchen, die tun es nicht, die lehnen es ab, die nehmen es nicht an. Es ist ja eine schwere Aufgabe. Ich würde es selber nicht mehr übernehmen, weil ich weiß, wie schwer es ist.

Die Kraft befähigt ihn, prinzipiell alles zu heilen, wobei die meisten Krankheiten heutzutage auf den schädlichen Einfluß der Umwelt zurückzuführen seien:

Es gibt nichts mehr zu essen, was eigentlich nicht umweltverschmutzt ist. Das fängt schon bei den Bauern an mit dem künstlichen Dünger und dem Spritzen. Da ist die Behörde selber schuld, weil sie Fleisch an die Kühe füttern. Eine Kuh ist ein Wiederkäuer und kein Fleischfresser. Und sie haben das Vieh zu einer unnatürlichen Milchleistung angetrieben. Dadurch tauchen die Krankheiten auf... Früher wurde wochenlang das Korn getrocknet, jetzt ist überall chemisches Zeug dabei. Und wenn der Mensch so etwas aufnimmt, dann ist es schon in ihm drin. Auch im menschlichen Samen ist es schon. So kommen die Kinder krank auf die Welt. Denn so viele Krankheiten wie heute hat es noch nie gegeben. Ich bin nicht studiert, aber das sagt einem der Hausverstand...

Rupert S. nennt nur eine Krankheit, von der er überzeugt ist, daß sie durch ein eindeutiges Fehlverhalten der Menschen hervorgerufen wird:

Nur bei Krankheiten wie Aids sind Leute selber schuld, sonst ist es meistens die Umwelt. Leute mit Aids, die weise ich ab. Sonst hat die Familie und die andere Bevölkerung Angst, daß sie sich anstecken. Da sind die Ärzte zuständig. Prinzipiell wäre es möglich, ihnen zu helfen. Da muß der Mensch aber vorher vernünftig werden, da muß er anders denken. Aids kommt ja meistens durch ein luderliches Leben. Ich sehe alles menschlich, aber es ist nicht menschlich, daß man an einem Tag die hat und am andern Tag die, er muß dann die Folgen selbst tragen.

Auch Krebs sei prinzipiell heilbar, sofern die Krankheit nicht zu weit fortgeschritten ist. „Wenn Krebs einmal so weit fortgeschritten ist, daß er die Wirbel anschlägt, gibt es nichts mehr... Aber vorher kann man Krebs heilen, das ist ein klarer Fall!" Der Wender hat viel mit krebskranken Patienten zu tun, denn wenn „die Ärzte sagen, da kann man nichts mehr machen, da kommen die Leute hierher." Wenn die Krankheit nicht mehr aufzuhalten ist, sieht Rupert S. seine Aufgabe in der Schmerzlinderung bzw. -vermeidung:

Oft wird mir gesagt, auch wenn der Klient gestorben ist, hatte er noch eine schöne Zeit, er hatte Hoffnung, er hatte wenigstens keine Schmerzen. Es hat welche gegeben, die überhaupt am ganzen Leib Krebs hatten, die nie ein Morphium gebraucht haben, weil sie nie Schmerzen gehabt haben. Eine von denen starb in Innsbruck in der Klinik, die hatte nie Schmerzen, und das haben die Ärzte sich nicht erklären können. Die meisten schlafen ein und haben keine Todesqual.

Frühe Stadien von Krebs lassen sich nach Aussage von Rupert S. mit Gebetsheilung durchaus behandeln. Dazu müsse die Wendung mehrmals vorgenommen werden, und auch der Klient müsse sich auf seine Krankheit aktiv einstellen: „Beim Krebs müssen sie auch auf Ernährung achten. Da müssen sie halt Eiweiß ziemlich weglassen, Fleisch und Eiweiß, Ziegenfleisch aber können sie haben..." Der Wender greift nicht in medizinische Entscheidungen ein, obgleich er viele operative Eingriffe schlicht für überflüssig hält. Er würde aber niemals dem Klienten von einer Operation abraten, denn das habe dieser selbst zu entscheiden. Er sei aber häufig mit Klienten konfrontiert, die sich nicht operieren lassen wollen und ihn gerade deshalb aufsuchen:

Die meisten kommen öfters. Mit einer Wendung ist es nicht getan, manche brauchen ein Jahr oder zwei, manche drei Jahre. Eine hatte Myome und Zysten im Unterleib. Sie sagten, sie müßten sie total operieren, dann sage ich, ich wäre schon für eine Operation in deinem Alter. Sie sagte nein. Dann sagte ich, das ist aber dann dein Problem. Sie sagte, sie will zu mir und sie ist davon überzeugt, daß das weggeht, weil es bei den anderen auch wegging. Dann sagte ich, es ist nicht jeder Mensch derselbe.

Trotz seiner Erfolge, von denen er fest überzeugt ist, betont er immer wieder, wie sehr er seinen gegenüber der Schulmedizin mißtrauischen Klienten rät, den Ratschlag des Arztes, sich einer Operation zu unterziehen, zu befolgen. Insbesondere bei „bösartigen Dingen" sollen die „studierten Ärzte" einschreiten:

Aber wenn sie oft zu mir sagen, sie lassen sich nicht operieren, sage ich: ‚Laßt euch operieren, das ist einmal der erste Schritt. Wenn das bösartig ist, gehört das weggemacht.'

Die Aufforderung zum operativen Eingriff ändert nichts daran, daß Rupert S. von seinen gebetsheilerischen Fähigkeiten vollkommen überzeugt ist. Die

Grenze der Heilbarkeit ist erst im Stadium der „bösartigen Dinge" erreicht. In der Mehrzahl der Fälle bringt die magische Wendung jedoch den gewünschten Erfolg: „Ich habe Geschwüre abgetrieben und Myome und Zysten. Das tu' ich alles weg..." Insbesondere auch bei leichteren chronischen Beeinträchtigungen vermag die Wendung dem Übel effizient entgegenzutreten:

Wenn sie nervlich belastet sind oder wenn sie auf Strahlen liegen, kommen sie auch vorbei. Dann schau ich sie an und kann genau sehen, wo sie liegen und was sie im Zimmer haben. Da sind sie zuerst sehr erstaunt. Mit Kopfschmerzen kommen sie alle zu mir, weil die Ärzte ihnen bei Migräne überhaupt nicht helfen können. Und ich kenne keinen, bei dem ich das Kopfweh nicht weggebracht habe. Wenn sie kommen und sagen, sie müssen Magengeschwüre herausschneiden, da sage ich schon: Da warten wir mal ab, und dann sehen wir weiter. Und es wurde noch keiner operiert, der mit Magengeschwüren bei mir war. Es ist schon notwendig, daß sie zum Arzt gehen, aber schneiden muß der Arzt nur, wenn es wirklich schlimm ist.

Genauso wie chronisches Kopfweh sei auch Neurodermitis eine Krankheit, gegen die die Kunst der Ärzte nicht helfe:

Auch bei Neurodermitis sind die Ärzte mit ihren Kortisonsalben machtlos. Ich heile die Krankheit so: Südfrüchte, Süßigkeiten, Schokolade, Kuhmilch, das sollen sie alles weglassen. Manche halten sich nicht daran. Dann sage ich: ‚Entweder ihr laßt das weg, oder ihr braucht gar nicht mehr zu kommen.'

Der Wender sieht für sich keinerlei Konflikt zur Ärzteschaft. Auch wenn diese sich manchmal fragen sollte, „für was sie studiert hat". Für ihn ist die Gnade Gottes die wesentliche Instanz, die über Krankheit und Gesundung, Leben und Tod entscheidet. Die magische Handlung, die Wendung ist praxisorientiert und hat mit meditativer Übung, Versenkung oder Transzendenz nichts zu tun. Heilung ist direkte Manipulation der materiellen Welt, Kraft der Gnade Gottes, das Gebet der rituelle Schlüssel zur Veränderung der „sichtbaren Ordnung der Dinge". Daß diese Selbstverständlichkeit im Widerspruch zu diesseitigen Lebenserfahrungen stehen kann, ist dem Wender aus dem Tiroler Tal durchaus bewußt: „Es macht mir auch nichts, wenn mich irgend jemand belächelt, das macht mir auch nichts. Nur merke ich mir die Leute, wenn die dann kommen sage ich: Wir haben Ärzte, geht doch dorthin. Fertig, Schluß, Aus..." Eine Gefährdung seiner Heilpraxis und die Gefahr eines Konfliktes mit der Medizin sieht Rupert S. nicht:

Erstens verlange ich nichts, und gegen Beten können die Ärzte nichts machen. Beten ist frei, und wer kommen will, soll kommen, und wer nicht kommen will, der soll fernblei-

ben. Ich sage ja auch nicht, daß jemand kommen muß. Mir macht es nichts, wenn es nicht überall anerkannt ist.

Daher sieht der Wender auch keinen Sinn darin, seine Tätigkeit einer medizinischen Überprüfung zu unterziehen. Für ihn sind Medizin und Gebetsheilung zwei getrennte Welten, die ohne Mißgunst nebeneinander existieren sollen. „Ich bin mit dem zufrieden, was ich habe, mehr gibt es nicht. Ich brauche keine Forschung!"

Die drei magischen Tage und die Spuren des Teufels

„In der Karwoche, alle drei Tage: Gründonnerstag, Karfreitag und Karsamstag – das sind ganz starke Tage. Wenn du einen in der Karwoche nicht umwendest, dann ist der verloren, zum Tode geweiht ..."

In der volksreligiösen katholischen Tradition sind die drei wichtigsten Tage des Kirchenjahres Höhepunkte der Heilkraft, aber auch der magischen Gefährdung. Negative Kräfte und Energien können sich ebenso leicht gegen einen selbst richten wie positive Kräfte zu einer Heilung beitragen. Die ländliche Bevölkerung teilt zum Teil diesen Glauben, der Andrang aus der gesamten Umgebung ist an diesen drei Tagen besonders groß:

Ich habe an den drei Tagen manchmal an die zweitausend Leute. Die stehen dann vor der Tür. Aber ich sage ihnen, ich messe euch nicht durch, ich mache euch die Gesundbetungswendung. Aber mehr mache ich nicht, das kostet mich Kraft, daß muß schnell gehen, du mußt die Leute innerhalb von zwei, drei Minuten weg haben, sonst kommst du nicht weiter. Da ist kaum mehr Platz, die lassen die Autos überall stehen. Das ist manchmal schwer. Mir graust schon, wenn das im nächsten Jahr wieder anfängt, mir graust jetzt schon vor der Karwoche.

Der enorme Andrang, der den Wender überfordert, wurzelt in der volksreligiösen Vorstellung, daß die Welt und damit auch die individuelle Existenz in ihr durch Tod und Auferstehung Christi neu erschaffen wird. Auferstehung ist Heilung, Loslösung von Sünde und Krankheit, Überwindung des Todes. Die Heiligkeit dieser drei Tage kann den Zyklus von Krankheit und Sterben durchbrechen, die Auferstehung wird – wie auch in der liturgischen Ordnung – rituell nachvollzogen. Für den Wender bedeuten diese drei Tage nicht nur eine große Anerkennung seines Rufs und seiner Tätigkeit, sondern auch eine bis an den Rand der Erschöpfung getriebene physische Verausgabung:

Wenn ich mich um vier Uhr hinlege, dann klopfen die ersten schon wieder um fünf. Der Karfreitag ist halt der schlimmste, der rupft dich ganz. Dann legst du dich hin, und am Samstag hast du die Kraft wieder. Aber voriges Jahr passierte das Gegenteil. Da hat mich der Gründonnerstag am meisten geschlaucht, und am Freitag habe ich wieder die Kraft gehabt... Die Kraft kommt direkt von Gott!

Gut und Böse, Leben und Tod, Gott und Teufel liegen gerade im volksreligiösen Katholizismus nahe beieinander. Das Auferstehungsritual verkörpert auch die apokalyptische Umgestaltung der Welt und die Trennung der guten von der bösen Sphäre, die Trennung vom Tod, das (ewige) Leben, die Gesundung der Kranken und die endzeitliche Bestrafung der Sünder. Auch die Trennung zwischen weißer (guter) und schwarzer (böser) Magie wurzelt tief im christlich-antiken Weltbild. In der Beschreibung des katholischen Wenders Rupert S. tritt die schwarze Magie als Kontrahent und Widersacher des göttlichen Heilsplanes auf. Die dunkle Macht des „Weltenfürsten" manifestiert sich hier in Gestalt zweier Niederösterreicher:

Dann sind zwei Leute aus Niederösterreich gekommen. Die hatten mit der schwarzen Magie zu tun, mit dem Teufel, und dann hat direkt ein Blitz eingeschlagen. Mir waren sie schon unheimlich, als sie hereinkamen, es hat mich in die Gänsehaut getrieben. Dann hat es geblitzt. Ich habe nichts mehr gesehen. Ich mußte mich bei den Leuten festhalten und den Schwiegersohn rufen, weil ich gar nicht melken konnte. Ich konnte nicht mehr aufstehen, ich meinte, ich werde blind. Dann haben die Augen gebrannt, und ich habe gesagt: ‚Bringt die Leute weg von hier, die sind vom Teufel besessen. Die haben die schwarze Magie.' Dann sind die gegangen, sie waren böse, aber die Leute haben gesagt, das ist eine Sauerei, sowas... Später haben die mich noch mal angerufen, aber ich sagte: ‚Ich will mit euch und eurer schwarzen Magie nichts mehr zu tun haben!' Jetzt bin ich sehr vorsichtig mit solchen ...

Die stärkste Waffe gegen das Böse und gegen die finsteren Anfeindungen des Teufels sei der unanfechtbare Glaube, der durch das Gebet bestärkt wird. Nur dieser Glaube könne das Leid abwenden und letztlich auch den Tod überwinden.

Der Glaube, der Berge versetzt

Das Bild vom Glauben, der Berge versetzt, hat Rupert S. im Umgang mit seinen Klienten zu seinem Leitsatz gemacht. Ob sie nun Moslems sind, „die auch einen Gott haben", oder Zeugen Jehovas, „die besonders viel beten", tut nichts zur Sache. Rupert S. fragt jeden Klienten nach seinem Glauben und seiner Konfession, weil im Falle einer nichtchristlichen Religionszugehörigkeit andere Gebete für die Wendung verwendet werden müssen. Am Effekt freilich ändert sich nichts, denn „jeder Glaube macht selig".

Selbst bei bekennenden Atheisten gibt es keine Grenze der Gebetsheilung, sofern es jemanden gibt, der ihnen nahesteht und für sie betet. Es macht also nichts, „wenn einer gar nichts weiß", sofern andere ihn in ihr Gebet einschließen. Interessant ist, daß Rupert S. Wissen und Glauben hier gleichsetzt, da es eine kulturanthropologische Tatsache ist, daß in den meisten Magiesystemen zwischen Glauben und Wissen nicht unterschieden wird. Der unerschütterliche Glaube wird somit im volksreligiösen Katholizismus zum unanfechtbaren Wissen, durch das „Berge versetzt werden" können. Ein Wissen, das Heilung im Diesseits gleichermaßen ermöglicht, wie es von einem ewigen Leben im Jenseits ausgeht. Ein Wissen, das Rupert S. zum Träger des ältesten noch in unseren Breiten existierenden Magiesystems macht, das in der volksreligiösen katholischen Tradition seinen exemplarischen Ausdruck findet.

SANNA J.: DER MATRISCHE SCHAMANISMUS – DURCH TROMMELN UND SINGEN ZUM SELBST

Die singende Trommlerin

Sanna J. ist im Süden Lapplands geboren und hat ihre ganze Kindheit und Jugendzeit in ihrer Heimat verbracht. Erst im Alter von 18 Jahren – nach der Matura – ist Sanna J. aus familiären Gründen nach Österreich übersiedelt, wo sie 1978 ein Studium an der Hochschule für angewandte Kunst in Wien begonnen und 1984 abgeschlossen hat. Sanna J. bezeichnet sich selbst als singende Trommlerin, sie ist vorsichtig mit Begriffen wie Schamanismus und geistiges Heilen, da diese Begriffe – oftmals auch undifferenziert – altem Wissen und alter Praxis „übergestülpt" worden seien. Ihre Großmutter und auch ihre Mutter hätten besondere Fähigkeiten gehabt, ihnen war der Begriff Schamanismus keinesfalls geläufig. Dieser sei eher ein Etikett der „weißen Männer", die mit den ursprünglichen archaischen Techniken eigentlich nichts zu tun haben:

Ich bin Trommlerin. Die Tonart dieses Trommelns und was dabei passiert, das heißt, welche Gedanken und Gefühle da aufsteigen, das ist wichtig. Das kann, wenn Sie so wollen, als Heilungsprozeß angesehen werden, aber es ist vor allem ein Einsichtigwerden, ein Erkennen. Jeder Mensch, der so seine Identität stärkt, ist natürlich gesünder, oder er wird leichter seine Krankheit heilen als andere.

Sanna J. fühlt sich stark der Tradition des matrischen[4], lappländischen Schamanismus verbunden, den sie in abgewandelter Form in ihren Gruppen und Trommelsessions anwendet. Ihr spiritueller Zugang ist insbesondere durch die Aktivierung der starken „weiblichen Kraft" geprägt, die für ein bewußtes Leben eingesetzt werden kann. Der stark geschlechtsspezifische und emanzipative Zugang von Sanna J. stellt ein bemerkenswertes Konzept dar, weswegen es hier ausführlicher dargestellt werden soll. Das Trommeln erscheint als starkes Symbol eines integrativen Lebens, das sich selbst erkennen und in Freiheit und Würde über sich selbst entscheiden kann. Die Vorstellung eines „matrischen Schamanismus", also eines Schamanismus von Frauen für Frauen mittels spezieller weiblicher Kraft, hat Sanna J. insbesonders auch von ihrer Mutter bzw. Großmutter übernommen, die beide heilend tätig waren: „Von meiner Großmutter habe ich viel gelernt, die Trommeln waren immer zugegen..., aber das, was ich gelernt habe, verwende ich heute in modifizierter Weise, angepaßt an die hiesige, auch kulturelle Situation."

Aufgewachsen in der „wunderschönen Natur Lapplands", setzt sie das Bewußtsein, in der Heimat einen Ort der Identität und Zugehörigkeit zu haben, mit gelebter Spiritualität und Religiosität gleich:

Ich lebte als Kind in Lappland, da sind sehr viele Sümpfe und Wälder. Das einzige Obst, das dort geerntet wird, ist das Beerenobst. Im Herbst haben wir lange Wanderungen gemacht. Wir sind durch die Wälder gestreift und haben Beeren gepflückt, mit der Oma und anderen Verwandten. So erkennt man sich. Ich habe immer gewußt, wer ich bin und von wo ich komme, das war kein Problem, und das ist für mich die Religiosität.

Diese Religiosität hat keine konfessionelle Bestimmung erfahren und ist in kein begriffliches Korsett gedrängt worden, „es war einfach die Art, mit den Dingen umzugehen, Tagträume und Wachträume wichtig zu nehmen, zu singen und zu trommeln!"

Dieser natürliche Umgang und das Wissen um ihren Ort in dieser Welt sind ihr durch die Übersiedlung nach Österreich teilweise genommen worden, denn in der österreichischen Kultur sind diese Fähigkeiten und spirituellen Bezüge – ganz im Gegensatz zu ihrer Heimat – kaum mehr verankert. Obgleich die Modernisierung natürlich auch vor Lappland nicht haltgemacht hat, und „im Saamiland, insbesondere in den Städten, sehr modern gelebt wird...", seien „die natürlichen Lebensformen auch in der Sprache immer noch da". Als Sanna J. im Alter von 18 Jahren schließlich nach Österreich kam, hat sie versucht „durch Literatur und Beschäftigung mit meiner Herkunftskultur" dieses Bewußtsein aufrechtzuerhalten, „aber es war zuerst irgendwie wie weggefegt!" Was sie hier in Österreich besonders irritiert hat, ist der Umstand, daß Parallelwelten hier wie anderswo existieren, diese jedoch sprachlich und kulturell völlig negiert werden:

Und ich habe mir gedacht, verdammt noch mal, das gibt's doch nicht. Die Leute träumen hier auch. Wenn sie im Bus sitzen, sehen sie nicht unbedingt, daß sie an der Oper vorbeifahren, sondern sie sehen ihre eigenen Bilder parallel dazu. Wieso glauben sie, daß es das nicht gibt..., daß diese Bilder nicht genauso wirklich sind? Und ich habe dann irgendwie geglaubt, okay, das ist etwas, das ich vom Hinterwald als Mitbringsel mitgebracht habe. Und vielleicht ist das tatsächlich Blödsinn. Ich habe mir das tatsächlich ausreden lassen bzw. habe mir gedacht, daß das vielleicht doch etwas ist, das nur ganz woanders existiert. Und so habe ich halt kurz aufgehört zu singen und zu trommeln, aber, naja, die Trommeln hören halt nicht auf. Die sind dann trotzdem da – in einem selbst.

Die Erfahrungen der Finnin lassen sich geradezu als „Kulturschock" interpretieren. Die österreichische Realität hat Sanna J. anfänglich vor schier unlösbar scheinende Identitätsprobleme gestellt. So wollte sie es einerseits „verstehen, wie da gelebt wird", fühlte sich aber andererseits von kaum einem Menschen in ihrer „Andersartigkeit" verstanden. Sie versuchte die hiesigen Lebens- und Denkweisen bewußt zu erlernen, „durch die Hochschule und durch Freunde und durch das, was ich las, doch so stimmig das in vielen Teilen war, irgendwo, irgendwann hat es mich dann doch rausgehaut, hab' ich dann irgendwie überhaupt nicht mehr folgen können!"

Trotz dieser aufrichtigen Anpassungsversuche sei das Bewußtsein ihrer kulturellen Identität aber letztlich in dem Maße stärker geworden, wie sie versucht hatte, es zu verdrängen:

Ich konnte es immer weniger wegstecken, was ich als meine Realität empfinde und wie ich die Sachen sehe. Schließlich war es mir dann wurscht, ob das jemand anderer auch so sieht, es war trotzdem das, was ich erlebe. Das kann mir niemand wegnehmen, es kann mich auch niemand deswegen für verrückt erklären. Es kann jemand nur sagen, ich empfinde etwas anderes. Okay, und so hat meine Wahrnehmung schließlich wieder die gleiche Bedeutung für mich bekommen wie früher, es war wieder das da, womit ich aufgewachsen bin...

Einen wesentlichen Einfluß auf dieses neu erwachende Bewußtsein hatte auch die Geburt ihres Sohnes im Jahre 1978. Dies war für sie nämlich der aktuelle Anlaß, wieder mit dem Singen zu beginnen: „Ich habe angefangen vorzusingen, und bei diesem Vorsingen sind die Erinnerungen wiedergekommen und mein Weltbild hat sich dann regeneriert." Gleichzeitig beginnt sie auch ihre Ehe zu hinterfragen, die sie im nachhinein als den „größten Blödsinn meines Lebens" bezeichnen wird. Heute sieht sie auch in dieser Ehe einen Teil jener Entfremdung begründet, aus der sie sich schließlich durch die Wiederaufnahme der schamanischen Tätigkeit befreien konnte:

Ja, ich bin durch diese Heirat auf ganz fürchterliche Irrwege gekommen, auch weil ich nicht getrommelt und nicht gesungen und weil ich in Wien gelebt habe, in einer abgeschlossenen Käseglocke! Ich bin so blöd gewesen, habe mir Dinge einreden lassen, daß ich mich nach einigen Jahren selbst nicht mehr erkannt habe. Mit der Geburt meines Sohnes ist es mir dann wie Schuppen von den Augen gefallen...

Nach der vollzogenen Trennung, die ihr auch schwere körperliche Krisen bereitet hatte, zieht Sanna J. in einen gebirgigen Teil Niederösterreichs, wo sie bis vor kurzem[5] mit ihrem nunmehr zehnjährigen Sohn und mit fünf Katzen gelebt hat. Von allem Anfang an hat sie mit ihrem Sohn finnisch geredet – auch ein Symbol ihrer wiederentdeckten kulturellen Identität. In Niederösterreich hat sie sich schließlich eine zweite Existenz aufgebaut – in der Zeit ihrer Ehe hatte sie als bildnerische Erzieherin gearbeitet – und lebt heute von künstlerischen Stoffdrucken und von ihrer Arbeit als singende Trommlerin in Einzelsitzungen und auch in Gruppen. Auch durch die Beendigung der Lehrtätigkeit sei eine große Last von ihr „abgefallen", denn dieser Beruf habe ihr im wesentlichen nicht entsprochen.

Krafttier statt Patriarch

Bald nachdem Sanna J. wieder zu singen und zu trommeln begonnen hatte, bemühte sie sich bewußt, Kontakte zu in Österreich praktizierenden Schamanen zu suchen und zu pflegen:

In meiner Naivität habe ich mir damals gedacht: ich suche Leute, die das hier machen, und da bin ich dann unweigerlich in dieses Treiben hineingekommen. Ich habe mir das eine Zeitlang angeschaut. Ich habe dort wenig von dem, wie ich das kennengelernt bzw. gelernt habe, erzählt, sondern habe nur geschaut, wie die das tun. Ich habe dann feststellen müssen, so stimmig es sein mag, da gibt es wieder viele Sachen, die mir fremd sind, und ich habe dann noch sehr lange gebraucht, um den Grund zu erkennen, warum das anders ist! Dieser Schamanismus geht nämlich von Vorstellungen aus, die eine patriarchale Lebensform schon in sich tragen. Das System ist ganz eindeutig hierarchisch aufgebaut, mit Oberwelt, Mittelwelt, Unterwelt. Der Lehrer ist in der Oberwelt anzutreffen. Es wird getrommelt, um in andere Wirklichkeiten zu kommen. Das ist so, als würde man einen Menschen von denen trennen, die er liebt, bei denen er zu Hause ist auf der Erde. Bei uns ist das umgekehrt, wir trommeln, um wirklich da/dort zu sein, wo wir sind. Um uns zu erkennen und von dort aus zu agieren und uns nichts einreden zu lassen und deswegen viel zu erkennen, auch das, was weh tut und krank macht.

Der „matrische Schamanismus" lehnt nicht nur hierarchische Strukturen in der Konstruktion metaphysischer Welten ab, sondern kritisiert auch allgemein esoterische Begrifflichkeiten, weil sie stets Systeme definitiv festlegen. Abgelehnt wird auch das „Konzept der Mitte", denn es ordnet die Welt ebenfalls nach starren hierarchischen Prinzipien. Diesem „vermessenden" Denken, das insbesondere auch in den esoterischen Systemen anzutreffen ist, wird die Hinwendung zur „Mutter Natur" entgegengesetzt. Natur ist alles, was da ist, atmet und lebt, ist auf nichts weiter als auf sich selbst reduzierbar und hat weder ein „Außerhalb ihrer Selbst" noch eine „tragende Mitte":

Ich weiß nicht, ob es die Mitte überhaupt gibt, ob meine Herkunft die Mitte ist. Ich glaube, die Mitte ist eher eine esoterisch geprägte Vorstellung. Das hat nichts mit uns zu tun. Das Wissen ist ganz einfach: Alles ist Mutter Natur, so wie ich. Das muß ich wissen, von dort komme ich her – aus der Natur. Auch wenn ich im fünfzehnten Stockwerk wohne, muß ich das die ganze Zeit wissen, sonst werde ich fremd. Sonst werde ich anfangen, Ideen zu glauben, die toll klingen, aber nicht wahr sind. Sobald ich nicht mehr weiß, daß ich eine Tochter der Erde bin, werde ich fremd. Ich bin da nicht mehr ein Säugetier unter anderen, sondern ich werde etwas anderes.

Hierarchische, patriarchal festgelegte Systeme, insbesondere auch im Spirituellen und Religiösen, spiegeln eine Scheinidentität des Menschen, die es in der natürlichen Existenz als „Tier unter Tieren" nicht gibt. Auch die Funktion des Lehrers bzw. des Meisters ist notwendigerweise in ein System von oben und unten eingebunden. Sanna J. meint, daß das Wort „Lehrer" in ihrem Schamanismus nicht vorkommt. Das Wort „Krafttier" hingegen schon, aber nicht als übergeordnetes Wesen, „denn ich bin eine unter denen. Ich bin ein Säugetier, ein weiblicher Mensch, und da bin ich natürlich ein Krafttier, so wie ihr auch, so wie auch dieser Kater!" Krafttiere als Lehrer, Wegweiser, als schützende, Geborgenheit bietende und Erkenntnis vermittelnde Instanzen kennen wir aus den meisten schamanischen Systemen. Schamanische Krafttiere sind auch eng mit totemistischem Denken und totemistischer ritueller Praxis, z. B. dem Verzehrtabu, verbunden. Auf schamanischen Reisen können dem Adepten die jeweiligen, oft spezifischen Personen zugeordneten Krafttiere begegnen. Für Sanna J. sind aber solche Begegnungen anti-hierarchisch, stellen also kein einseitiges Abhängigkeitsverhältnis zwischen Lehrendem und Lernendem dar:

Zwischen den Menschen und den Tierformen, die mir begegnen und denen ich begegne, existiert für mich kein Unterschied. Ich lerne von diesen Tieren, sie verändern sich, manchmal bleiben sie auch gleich. Sie sind auch Lehrer, aber mehr noch Verbündete...

Insbesondere bei der „Wissens- und Klarheitsgewinnung" stellen die Krafttiere Verbündete dar. „Da brauch' ich mich gar nicht zum Trommeln hinsetzen, ich lege mich einfach hin und schlafe, und nachher weiß ich, was ich zu tun habe." Wissen und Handlungsanleitung können hierarchisch organisiert werden oder als natürliche Erfahrung einfach angenommen und erlebt werden. Spirituelle Systeme, die definitive Ordnungen und Hierarchien festschreiben, seien wie die Wissenschaft das Produkt abendländischer patriarchaler Vereinnahmung:

Schamanismus – von wem wird das besetzt und auch erforscht? Das sind weiße Männer. Es mag vieles daran stimmen, als Einübung vielleicht in eine andere Vorstellung von dem, was ist. Jetzt gehen wir in die Unterwelt oder dorthin oder dahin. Oft ist es auch ganz gut, daß man bewußt diese Bilder wahrnimmt. Das ist durchaus möglich, aber ich denke, es fehlt etwas ganz Wichtiges, nämlich die Gewißheit, daß das keine zweite Wirklichkeit, sondern die eine Wirklichkeit ist!

Für Sanna J. ist das männliche Prinzip ein trennendes, weil nur die Trennung Verfügungsgewalt schafft. Dem natürlichen Prinzip der Hingabe und der Annahme des Daseienden stünden die vielen systematisierenden Erklärungsversuche entgegen, die auch in unzähligen esoterischen Büchern ihren Niederschlag finden:

Ich bin kein Mann, aber wenn es tatsächlich stimmt, was ich in diesen ganzen Büchern gelesen habe, kann ich sagen, daß sie die Kraft nicht haben, sonst würde es in den Büchern irgendwie vorkommen. Vor allem wenn sie sich derart ausgiebig mit der Frage der „Kraft" auseinandersetzen, dann habe ich den Verdacht: Wenn sie die Kraft hätten, müßten sie nicht so viele Worte machen, dann müßte es da sein, ist es aber nicht!

Dieses Manko werde im patriarchalen Schamanismus durch die Konstruktion von hierarchischen Ordnungen kompensiert. Durch diese Ordnung wird oft ein Eingriff in die Intimsphäre des Klienten legitimiert, was Sanna J. strikt ablehnt. Denn jeder Eingriff sei eine unzulässige Manipulation, selbst wenn der Schamane oder Heiler eine diesbezügliche „Botschaft" erhalten sollte. Das Ziel des matrischen Schamanismus sei ausschließlich, der Klientin zu helfen, daß sie sich emanzipiert und Macht über sich selbst gewinnt:

Ich bin nicht willenlos, ich habe einen eigenen Willen. Schauen Sie, in dem matrischen Schamanismus geht es nie darum, sich zur Verfügung zu stellen oder Macht über jemanden zu haben; das sind Fremdbegriffe. Es geht nur darum, daß jeder Macht über sich selbst hat. So auch ich, wenn ich arbeite, so auch die Klientin, wenn sie da ist.

Die sehende Gebärmutter und die sieben Tore

Die Kräfte, Parallelwelten als eine Wirklichkeit wahrzunehmen, aus dieser Natur zu schöpfen und sich seines Selbst bewußt zu werden und aus ihm heraus auch heilend zu wirken, sind für die Trommlerin stark geschlechtsspezifisch ausgerichtet:

Zu den Kräften habe ich deswegen Zugang, weil ich eine Frau bin, monatlich blute, gebären kann, auch geboren habe. Die Gebärmutter ist ein Organ, mit ihr kann man sehen, dessen sind sich die Menschen hier aber nicht bewußt. Die Gebärmutter ist sehr fein, mit Nervengewebe ähnlich den Augen ausgestattet. In der Phase, wo die Haut rausgeso-

gen, rausgeschoben wird und die Blutung anfängt, ist das eine offene, unheimlich empfindsame, empfängliche Wunde. In dieser Zeit erkennt eine Frau, der man sonst alles mögliche einreden kann, sehr schnell, was ihr nicht paßt. Sie ist dann unheimlich sehend und erkennend. Auch wenn sie in das Leben eingelullt ist und scheinbar alles funktioniert. Sie weiß dann die Momente, wo sie sich ärgert, weil sie immer noch unterdrückt wird. Ob wir es wollen oder nicht, es ist einfach so! Und in diesen Situationen erkennen die Frauen – so diffus das auch immer sein mag – den Schmerz, der daraus entsteht, und das kann man wohl als Sehen bezeichnen. Es gibt auch viele alte Märchen und Mythen, in denen mit der Gebärmutter gesehen wird!

Sehen und Erkennen sind Voraussetzungen zur Aktivierung und Freisetzung weiblicher Kräfte, die innerhalb patriarchaler Strukturen systematisch unterdrückt werden. Das Konzept des matrischen Schamanismus knüpft indirekt an die Vorstellung weiblicher Magieformen an, die im Zuge der Durchsetzung patriarchaler Lebensformen verdrängt wurden. Das „sensible" Organ und die hormonellen zyklischen Veränderungen schaffen den sensitiven Zugang zu jenen Kräften, „die mit der Entstehung von Ideen, mit der Entstehung von Erkenntnissen zu tun haben und sich in Tierformen, aber auch anders zeigen können". Die dabei entstehenden Bilder und Gefühle sind, so die Trommlerin, bei den meisten Frauen sehr ähnlich und beschreiben die eine Wirklichkeit, die aus einer Vielzahl von Wirklichkeiten bestünde. Die Gebärmutter ist hierbei das zentrale Wahrnehmungsorgan und Vermittlungsmedium: „Es ist sicherlich dieses gewisse gebärende dunkle Chaos, aus dem die Kräfte kommen!"

Bei der Arbeit mit ihren Klientinnen setzt Sanna J. deren monatliche Blutung dann ein, „wenn es sich anbietet". Gezielte Sitzungen, die nach dem Menstruationszyklus festgelegt werden, gibt es nicht. Sehr wohl aber „schauen wir meistens, in welcher Phase des Zyklus sich die Frau gerade befindet". Jede Phase biete spezielle Möglichkeiten der Selbsterkenntnis und der Heilung: „Die Blutung ist sehr prägnant und demaskierend, wohingegen die ruhigere Phase vor dem Eisprung und während des Eisprungs das Verstehen fördert." Die Trommlerin findet es symptomatisch, daß in unserer patriarchalen Gesellschaft „nur die Eisprungfrau beschrieben ist – die Nette, die Verdauende, die Verstehende". Das zyklische Spektrum der weiblichen Sexualität werde systematisch verdrängt, und so „nehmen wir die einfachsten Dinge nicht mehr wahr, oder viele Frauen glauben, daß das nur bei ihnen so ist und daß nur sie Probleme damit haben". Frauen müssen ständig gegen ihren Willen und gegen ihr Gefühl handeln, weil sie nicht ihrem Zyklus entsprechend leben können. „Das Problem ist, daß ich gegen mich kämpfen muß, wenn ich z. B. die Blutung habe, und daß ich etwas von mir verlangen muß, wenn ich eigentlich nett und lieblich und zurückhaltend sein will!" Sanna J. möchte den Frauen diesen aus den gesellschaftlichen Bedingungen resultierenden „Widerspruch" bewußt machen. Denn die patriarchale Gesellschaft sei linear organisiert, wohingegen „ein Frauenleben nun einmal zyklisch ist, nicht dort anfängt und da aufhört, sondern ständig im Rollen, in der Veränderung begriffen ist!"

Viele weibliche Erkrankungen resultierten aus dieser Unmöglichkeit einer adäquaten zyklischen Lebensform. Sanna J. wird von Frauen konsultiert, die „irgendwie irritiert sind, weil sie nicht auf den richtigen Nenner kommen, oder auch von Frauen, die schon schwer krank sind." Beide Gruppen leiden unter mangelnder Anerkennung:

Das sind meistens Frauen, die nirgendwo eine Bestätigung finden. Die neigen dann dazu zu glauben, daß sie irgendwie mißlungen oder mißraten sind, weil sie sich nirgends wirklich gespiegelt oder angenommen fühlen. Und diese Irritation führt oft dazu, daß man krank wird. Manche kommen schon in der frühen Phase, manche kommen erst, wenn sie schon sehr krank sind, Brustkrebs oder ähnliches haben.

Krankheit wird hier als direkte Folge einer patriarchal aufgezwungenen Lebensform bzw. eines „Schuldkomplexes" verstanden, der den „Fehler" in erster Linie sich selbst zuweist. Der „matrische Schamanismus" geht von der Vorstellung aus, daß weibliches Selbstbewußtsein und weibliche Selbsterkenntnis die Krankheitsanfälligkeit reduzieren. Er weiß um die Bedrohtheitsgefühle der patriarchalen Ordnung, wenn diese mit wissenden, starken Frauen konfrontiert ist. Diese Frauen werden dann nicht nur in unserer abendländischen Tradition als widerborstig, böse und gefährlich abgestempelt, denn von weiblicher Selbstbehauptung bis zur inkriminierten „Hexe" ist es auch heute nur ein kleiner Schritt – trotz aller Emanzipation. So berichtet auch Sanna J. von einer Mythologie aus dem Saamiland, die zu einer Zeit entstanden ist, in der die matrischen Strukturen bereits durch patriarchale Herrschaftsformen überlagert waren:

Es gibt im Finnischen die gleichen Geschichten, die gleichen Mythen. Das Kalevala-Epos ist zu einer Zeit geschrieben worden, als diese matrischen Strukturen schon in einer totalen Umwälzung begriffen waren. Es ist einfach zu sehen, daß die wirklich wissende, könnende, erkennende Frau allmählich böse gezeichnet wird. Das ist dann die Lohi (Loki) aus dem hohen Norden, die als hintertrieben, gemein und häßlich beschrieben wird. Das männliche Gegenüber ist hell, weise, wissend, ja allwissend. Es gibt nur positive Bezeichnungen. Und so geht es weiter mit den Rollen, die zugeteilt werden. Aber es gibt auch Geschichten, die älter sind, die nicht niedergeschrieben sind, und dort kommen ähnliche Mythen vor wie in ganz frühen griechischen Überlieferungen. Das ist, glaube ich, überall passiert, daß diese alten Mythen behalten worden sind und daß anderes darüber gelagert wurde, bis sie dann nicht mehr das erzählen, was sie am Anfang erzählt haben.

Die eigentlichen Inhalte dieser mythischen Überlieferungen gälte es wiederzuentdecken und in die Praxis des bewußten Lebens aufzunehmen:

Trotzdem gibt es diese Vorstellung, daß Menschen durch sieben Tore gehen und bei jedem Tor etwas ablegen müssen, und bei diesem Ablegen stirbt das Ich, das sie bis dorthin als das Ich gehalten hatten, und dann müssen sie erkennen, daß das ein Trugbild war. So beginnen sie von Mal zu Mal stärker zu erkennen, was in ihnen vorgeht, was sie sind. Es ist ein diffuses Ich, das niemand beschreiben kann, ich selbst am wenigsten. Sie kommen drauf, daß das Ich kein Wesen ist, sie kommen drauf, daß das ein ganz andersartiges Gebilde ist, ein Raum – oder so etwas. Man muß durch alle sieben Tore gehen, bei jedem Tor etwas ablegen, etwas finden, und zum Schluß kann man sich selbst begegnen. Nicht dem Inneren Mann oder der Inneren Frau, wie uns das die Psychologie lehrt. Wir begegnen dem nie, wir begegnen immer etwas ganz anderem: dem Selbst!

Wesentlich an dieser Konzeption scheint die Funktion des „Ablegens" zu sein. Das setzt Mut zum Aufbruch in neue und letztlich unbekannt bleibende Bereiche voraus. Dieser Mut ist im „matrischen Schamanismus" stark emanzipatorisch geprägt. Der spirituelle Werdegang verlangt eine Loslösung aus konventionellen Rollenmustern und eine Überwindung der Ichbezogenheit. Das Ziel dieses Weges ist eine natürliche Lebensbejahung, die der menschlichen und insbesondere der weiblichen Existenz gerecht wird.

Die Praxis des Trommelns

Sanna J. zählt ausschließlich Frauen zu ihrer Klientel. Mit ihnen arbeitet sie sowohl in Einzelsitzungen als auch in Gruppen. Der Weg der sieben Tore läßt sich in beiden Arbeitsformen einschlagen, wenngleich er in der Gruppe langwieriger und schwieriger zu gehen ist: „In der Gruppe ist das sehr schwer. In der Gruppe wird meistens etwas anderes gemacht. Doch es gibt auch eine Gruppe – wir treffen uns vierzehntägig –, dort haben wir auch diese sieben Wege miteinander gemacht. Wir haben ganze zwei Jahre gebraucht, das ist eine lange Zeit." Viele Frauen kommen zu ihr, um Hilfe in Einzelsitzungen zu suchen:

Es ist erst mal ein Gespräch, dann erzähle ich von der Arbeit, daß die Frauen entscheiden können, ob sie es nicht lieber lassen wollen. Und dann fangen wir an. Ich schaue für die Frauen keine Bilder. Sie müssen die Bilder selbst sehen. Ich begleite sie nur, daß sie sie finden. Und die Begleitung passiert mit Gesang und Trommeln. Dann nehme ich die Beschreibungen für diese Wege, wo sie anfangen können, und helfe ihnen, daß sie weiterkommen können. Bis jetzt war noch keine bei mir, die keine Bilder gehabt hätte.

Die Trommlerin greift nie ins Geschehen ein, außer es melden sich Hindernisse, die sie als „Eindringlinge" bezeichnet:

Das kommt bei dieser Arbeit auch zutage. Also ich werde nur aktiv, wenn eine Frau negative Bilder sieht und dies auch im Gespräch artikuliert. Dann entfernen wir das, ich hole ihre Seele zurück, aber eben nur geleitet durch das, was die Frau da sieht und selbst findet. Und es kommt natürlich auch vor, daß ich das nicht machen muß, weil die Frau auch eine Vorstellung hat, was sie in diesem Moment tun soll, und es selbst erledigt.

Sanna J. empfängt zwei-, maximal dreimal die Woche Klientinnen zu Einzelsitzungen. Die anderen Tage arbeitet sie in ihrem Kunsthandwerk oder gibt Trommelkurse in der Gruppe. Die Frauen kommen aus ganz Niederösterreich bzw. aus Wien und Umgebung zu ihr, wo sie vornehmlich die Kurse abhält. Die Klientinnen gehören den unterschiedlichsten Altersgruppen und Gesellschaftsschichten an. Viele Frauen nehmen zuerst an Gruppensitzungen teil, um die Trommlerin näher kennenzulernen, und wünschen dann Einzelsitzungen:

Für die Frauen ist dieses Singen und Trommeln, das zu den Bildern führt, einfach eine ganz starke Sache! Ich zeige ihnen die verschiedenen Arten, z. B. Oberton singen, oder das finnische Jodeln, das Joiken…, und jede findet ziemlich bald ihre eigene Art zu singen. Das klingt dann sehr schnell ganz toll und schön. Es ist immer in Ordnung, wenn man das macht, was man ohnehin kann, und nicht versucht, etwas anderes nachzumachen.

Die Arbeit von Sanna J. ist als Lehrberuf deklariert, weil das Trommeln viel eher eine „lehrende Tätigkeit als eine esoterische Dienstleistung ist"; die Einkünfte werden ordnungsgemäß versteuert. Die Einzelsitzungen kosten derzeit 600 Schilling, dauern aber oft den ganzen Vormittag, jedenfalls solange es nötig ist. Manche Klientinnen wollen mehr zahlen, was Sanna J. gerne annimmt – als Ausgleich dafür, daß sie einige für weniger Geld betreut, weil sie sich in einer schwierigen finanziellen Lage befinden. In der Regel werden Einzelsitzungen pro Klientin sieben bis acht Mal abgehalten, „es sind ja auch sieben Tore, die es zu durchschreiten gilt".

Neben den unentbehrlichen Trommeln gibt es wenige Utensilien, die für die Sitzungen nötig sind.

Wenn etwas zu entfernen ist, nehme ich meistens ein getrocknetes Baumblatt, und das, was dann rauszukriegen ist, wird hineingepackt und verbrannt. Das ist das, was am häufigsten bei mir vorkommt. Diese getrockneten Baumblätter, das Feuer und die Schale, in der man es verbrennt, sind halt das zusätzliche Arbeitswerkzeug.

Das Verbrennen von Materialien nach der magischen Behandlung, das wir aus vielen archaischen Kulturen kennen, ist der einzige rituelle Schutz vor etwaigen „negativen Kräften". Weder kennt die Trommlerin besondere rituelle Vorbereitungen noch spezielle allgemeine Verhaltensvorschriften, die sie zur Ausübung ihrer Tätigkeit befähigen. Nur „Alkoholeinfluß oder sonstige Drogen" seien absolut kontraproduktiv und würden die natürlichen Kräfte stark hemmen, anstatt sie – wie dies in einigen anderen schamanischen Schulen gesehen wird – zu fördern. Aus Sicht ihrer Klientinnen gibt es nur eine notwendige Voraussetzung für eine Wandlung und Heilung:

Die einzige wirkliche Voraussetzung ist die, nicht in dem Leid steckenbleiben zu wollen, sondern woanders hinzuwollen. Wer kommt und sich hier Woche für Woche ausweinen möchte, der braucht erst gar nicht herzukommen, das bringt nichts. Man muß schon wirklich etwas in Angriff nehmen wollen.

Auch kommt es gelegentlich vor, daß die Trommlerin von sich aus eine Zusammenarbeit ablehnt, wenn „ich z. B. merke, daß eine Frau etwas ganz anderes will, nicht das, was ich anbiete. Das sag ich wohl gleich, und wenn ich etwas kenne, wo es am ehesten zu finden ist, dann nenne ich das schon!"

Von ihrer näheren ländlichen Umgebung fühlt sich die Trommlerin angenommen und auch in ihrer Arbeit akzeptiert. Die Einzelstunden finden in ihrem Haus statt und manchmal auch Trommelwochenendkurse im nahegelegen Gasthof. Die Bevölkerung kennt also ihre Tätigkeit, und es habe sich „noch nie jemand beschwert oder gemeint, es sei zu laut oder sonst was!" Sanna J. will bewußt nicht zwischen „gesunden" und „kranken" Klientinnen unterscheiden, denn genau so wie die Krankheit im „gesunden Menschen" angelegt sei, sei die Gesundung des „kranken Menschen" jederzeit denkbar. Und die Grundproblematik des menschlichen Lebens, nicht selbstbewußt und aus der natürlichen Ordnung Kraft schöpfend, den eigenen Weg gehen zu können, sei – natürlich graduell verschieden – in allen Individuen vorhanden. Demgemäß werden das Ziel ihrer Arbeit und das Ziel der Heilung von Sanna J. folgendermaßen definiert:

Mir geht es nicht darum, einen Menschen wieder funktionsfähig zu machen, sondern eben einen Menschen auf dem Weg zu sich selbst zu begleiten. Auch, wenn es halt dann ein Mensch mit Ecken und Kanten oder mit Stacheln wird. Ja, denn auch ich hab' meine Stacheln ...

Die Ursachen der Krankheit:
Wer soll mein Leben leben, wenn nicht ich selbst?

Sanna J. geht in der Beschreibung der Krankheitsursachen vorerst von einem durchaus als soziologisch zu bezeichnenden Weltbild aus: Der Mensch als soziales Wesen identifiziert sich mit seiner ihn prägenden Umwelt und schöpft daraus sein Ich-Bild. Dieses kann äußerst variabel sein und ist immer abhängig von dem kulturellen und sozialen Umfeld. Die „Vorstellung davon, was wir sind", beruht auf der optimalen Anpassung an das soziale System. Dieses erleichtert oder erschwert die Durchsetzung individueller Wünsche und Bedürfnisse nach unterschiedlichen, auch stark geschlechtsspezifischen Auswahlkriterien. Aufgrund der großen Bedeutung, die dieses soziale Ich im Leben jedes Menschen einnimmt – „selbst der Einsiedler braucht die anderen, um sich von ihnen trennen zu können" –, liegen auch viele Krankheitsursachen in einem Mißverhältnis zwischen Ich-Bild und sozialer Realität: psychischer Druck, Anpassungsschwierigkeiten, Kränkung, Verletzung, Minderwertigkeitsgefühle etc. Darüber hinaus besteht jeder Mensch auch aus etwas, das nicht verbalisierbar ist, das jedoch die Grenzen des physischen Körpers und der sozialen Prägung sprengt:

Wir sehen, riechen, hören, schmecken und fühlen nicht nur. Wir spüren auch allerhand andere Dinge und Botschaften. Ob das jetzt Felder oder Kanäle sind, oder wie man auch immer das bezeichnen mag. Und dort hängen auch die Krankheitserreger und die Verletzungen. Die gelangen dann natürlich auch bis zu meinem Körper, als Bakterien und ähnliches. Es gibt natürlich verschiedene Arten, wie man krank wird, aber es hat meist schon irgendeine Art Vorgeschichte, die man nicht bewußt wahrnimmt.

Ich-Bild und „intuitive Wahrnehmung" prägen gemeinsam den in seinem Umfeld verankerten Menschen, dessen Krankheit immer ein Mißverhältnis zwischen mehreren Komponenten anzeigt:

Ich würde schon sagen, die Ursachen der Krankheit sind die Umstände, in denen wir leben und wie wir agieren. Aber ich würde das nicht als Fehler bezeichnen, weil dann zu schnell der Eindruck entsteht, daß ich dann gesund bin, wenn ich diesen Fehler los bin. Aber so ist es nicht. Und vielleicht ist dieser sogenannte Fehler ein ganz ein gescheiter Schutzmechanismus gegen etwas, das mir sonst noch viel mehr wehtun würde. Selten ruft eine einzige Sache eine Krankheit hervor. Es ist meist eine Verflechtung. Es passiert etwas, das ruft bei mir Gefühle in diese und jene Richtung hervor, die ich nicht einmal aussprechen kann. Und das macht mich irgendwie mürb, kränkt mich, was auch immer. Und wenn gleichzeitig noch andere belastende Dinge passieren, dann werden wir krank.

Wenn die Probleme bereits benennbar sind, sei es meistens schon zu spät; die betroffene Person sei dann schon psychisch oder physisch erkrankt. Deshalb räumt die Trommlerin dem Ausleben der Gefühle höchsten Stellenwert ein:

Wir müssen, auch wenn wir ein Gefühl nicht aussprechen können, uns danach richten, weil das meistens das treffendste ist, und dürfen uns das nicht ausreden lassen. Der ganze Prozeß geht ja dahin, daß ich in der Lage bin, mich daran zu halten, wie mir etwas vorkommt, und das ist auch meine Lebensverantwortung. Wenn ich tatsächlich wegen meiner Jugend oder wegen was auch immer so dumm bin, daß ich mir alles mögliche einreden lasse, z. B. einen Beruf zu ergreifen, den ich nicht bewältigen kann, dann habe ich natürlich selbst die Verantwortung und muß irgendwann sagen, okay, das mach ich nicht, ich schaue, daß ich anders leben kann. Vor allem, wenn ich merke, daß mich das krank macht. Da kann ich keinen Arzt dafür verantwortlich machen und auch nicht die Umstände. Da muß ich mich selbst davon entfernen.

Sanna J. sieht zwar die Ursachen der Krankheit in den Umständen, aber die Verantwortung für die Veränderung legt sie allein in die Hände des mündigen Menschen. Sie habe den „angeblich so tollen Lehrberuf" aufgegeben, weil er für sie nicht der richtige war. Insbesondere Frauen hätten aufgrund ihrer Prägung Schwierigkeiten, Entscheidungen zu treffen, die nicht unbedingt auf die Akzeptanz ihrer unmittelbaren Umwelt stoßen:

Es geht nur darum, daß man sich bewußt macht: Ich brauche nicht nett zu sein. Ich muß mich nicht fügen! Wenn ich das nicht alleine schaffe, dann muß ich mir eben Unterstützung holen. Ich bin schon selbst verantwortlich dafür. Wer sonst soll mein Leben leben, wenn nicht ich selbst, wer soll meine Krankheit durchkämpfen, wenn nicht ich selbst? Ich kann mir nur Unterstützung holen, aber mich nicht in die Hände von jemand anderem begeben.

Verantwortung ließe sich prinzipiell nur für einen selbst, nicht für andere übernehmen, denn dies käme einer Entmündigung gleich:

Es ist unmöglich, Verantwortung für jemand anderen zu übernehmen, weil das hieße, ihn zu manipulieren, damit er das macht, was ich für ihn für richtig halte. Das ist alles Blödsinn. Macht soll Macht über sich selbst sein. Wenn ich sage, ich bin krebskrank, ich laß' mich nicht behandeln, hat das Gültigkeit. Wenn ich mir das dann wieder anders überlege und denke, okay, und ich mach' das dann doch, ist das auch meine Verantwortung. Und wenn jemand zu mir kommt und dann während der Arbeit sagt: ‚Nein, das will ich nicht machen', dann sag' ich, okay, das war's dann. Ich fange nicht an, ihn zu überreden. Es liegt auch in der Verantwortung der Klientin, sich von mir begleiten zu lassen oder nicht!

Sanna J. vertritt ein radikal individualistisches Menschenbild. Sie weigert sich, die Verantwortung für die „vielen unterdrückten Frauen" zu übernehmen, die unter ihrer Situation leiden, doch sie freut sich auch, wenn das Trommeln und Singen und der Weg der sieben Tore direkte emanzipatorische Folgen haben, auch wenn sie selbst natürlich keine handlungsweisenden Empfehlungen gibt:

Oft treffen Frauen aus irgendwelchen Nettigkeitsgründen keine Entscheidungen. Wenn sie doch Entscheidungen treffen und durchziehen, gebe ich natürlich keine Empfehlungen. Sie fangen selbst an zu merken, was sie zu tun haben, und sie machen das dann tatsächlich. Die Sachen werden dann aus einem sehr anderen Blickwinkel gesehen, die Frauen haben meistens ein Bild von sich, das irgendwie sehr diffus ist, sehr minderwertig. Und sie glauben dauernd, wenn etwas nicht passiert wie die Idealvorstellung es vorschreibt, daß sie dann etwas falsch gemacht haben. Auch wenn sie alternative Lebensformen aufgebaut haben, womit sie gut leben können, sind sie oft nicht froh darüber und glauben, sie haben etwas falsch gemacht, weil sie in die übliche Idyllenvorstellung von Familie nicht hineinpassen. In dieser Arbeit merken die Frauen, daß sie ganze Arbeit geleistet haben, sich diese Lebensform aufzubauen, und dann verstehen sie langsam, daß sie sich nicht minderwertig zu fühlen brauchen. Sie bekommen ein ganz anderes Wertigkeitsgefühl für das, wie sie leben, was sie tun. Und das, glaube ich, ist der Heilungsprozeß.

Die ganz alltäglichen negativen Kräfte

Bewußtseinsbildungsprozesse sind mit Krisen und schweren Belastungen verbunden, die auch in den Sitzungen zu starken emotionalen Reaktionen führen, aber auch diese „häßlichen Dinge" sind für Sanna J. natürliche Kräfte, die Schutzfunktionen übernehmen:

Was da hervorkommt, kann eklig und schmerzhaft sein. Die natürlichen Kräfte, die bringen um, wenn es was zum Umbringen gibt, und unterstützen den Genesungsprozeß. Das ist einfach ein natürlicher Vorgang. Es gibt da keine Teilung von Negativem und Positivem, wenn ich das umbringe, vernichte, was bei mir als Eindringling da ist, dann ist das keine „schwarze Magie".

Die heftigen emotionalen Reaktionen seien vielmehr ein Spiegel der ganz alltäglichen negativen Kräfte, denen insbesondere Frauen ständig ausgesetzt sind:

Das ganz normale Demütigungsrepertoire, das wir als Frauen täglich zu Ohren kriegen, haben wir schon gelernt total zu überhören. Das ist schon Zerstörung genug. Ein Beispiel: Eine Frau kommt und erzählt, jetzt ist ganz was Tolles passiert; jetzt ist der Mann endlich, wo sie sich scheiden lassen wollte, einsichtig geworden. Er hat nämlich bei dem Fa-

milien- oder dem Paartherapeuten gesagt: ‚Siehst du, jetzt merke ich, ich hätte dir mehr Mitspracherecht geben sollen!' Und ich schaue sie fassungslos an und sage: ‚Glauben Sie tatsächlich, daß der Mann es ist, der Ihnen Mitspracherecht geben kann, haben Sie das nicht sowieso, einfach, wie Sie da sind, muß Ihnen das erst jemand geben?' Das sind solche negativen Kräfte – vielleicht ist das auch „schwarze Magie"…*

Das Negative und vielleicht auch die „schwarze Magie" kommen aus der Herrschaftsstruktur, aus der Macht, die insbesondere auf Frauen ausgeübt wird. Sie kleiden sich „am laufenden Band in scheinbare Nettigkeiten. Was vernichtet denn mehr ein selbständiges Dasein, das einen Wert an und für sich hat, als solche Sätze, die so ganz harmlos, nett, zuvorkommend, ja sogar verstehend daherkommen…?" Freilich schließt Sanna J. auch prinzipiell nicht aus, daß bewußt destruktive Kräfte gegen einen Menschen eingesetzt werden, dies jedoch nur, wenn ein nahes Verhältnis oder eine Abhängigkeit zwischen Absender und Adressat besteht – eine vor allem an afrikanische Verhexungspraktiken erinnernde Vorstellung:

Natürlich kann es sein, daß jemand in einer schweren Verärgerung oder in einem Wutanfall wirklich etwas Böses schickt. Aber das kann nur funktionieren, wenn eine Abhängigkeit besteht. Wenn mir das gleichgültig ist, kann mir das nichts antun. Nur wenn ich z. B. darauf aus bin, Zuneigung oder Anerkennung zu erringen, oder wenn ich abhängig bin von dieser Anerkennung, und genau der oder die schickt mir dann etwas, dann bin ich natürlich angreifbar, aber nur dann.

Daß durch ihre Arbeit jemandem Schaden zugefügt worden sei, ist Sanna J. „absolut nicht bewußt". Dies wäre prinzipiell möglich, denn dort, wo magisch gearbeitet wird, kann auch Schaden entstehen; aber die Trommlerin glaubt an einen natürlichen Schutzmechanismus, „denn die Frauen merken es, wenn man sie und ihre Kräfte überfordert, und dann bleiben sie ohnedies von selbst weg, kommen nicht mehr". Nie habe sie versucht, jemanden von der „Notwendigkeit der Sitzungen" zu überzeugen, auch ist es schon vorgekommen, daß eine Klientin mit „viel Geschimpfe" gegangen sei. Das sei durchaus in Ordnung, denn nur so behielten die Klientinnen ihre absolute Autonomie: „Sie sollen von mir nicht ein tolles Bild haben, sondern sie sind ja gekommen, um das zu bekommen, was sie wollen. Wenn sie etwas anderes wollen, als ich ihnen anbieten kann, dann ist es gut, wenn sie gehen …"

Die Zeit nutzen

In der Philosophie der Trommlerin ist der Endlichkeit des Menschen der Schrecken genommen. „Wir sind alle Sterbende, und ich finde nichts Tragisches dabei, das ist sogar sehr gut so!" Das richtige Bewußtsein vom Tod ermöglicht das richtige Leben. „Wenn mir bewußt ist, daß ich sterben werde, daß ich nur einen mehrwöchigen Aufenthalt hier habe, dann bin ich sicherlich eher bereit, die Zeit in einer Weise zu nutzen, die für mich Sinn ergibt, als mich irgendwie herumführen zu lassen ..." Für sie ist die Begrenzung des Lebens selbst ein Ansporn, sinnvoll und selbständig zu handeln: „Wir leben vielleicht 4000 Wochen, mehr ist es nicht. Na, davon will ich nichts verplempern, nein, ich nicht. Wir werden erst lebendig, wenn wir wirklich begreifen, daß wir sterben. Dann nützen wir die Zeit, die wir haben."

Leben ist ein offenes Prinzip, Grenzen setzen sich die Menschen nur selbst. Für die Trommlerin sind Aids und Krebs Krankheiten wie jede andere, auch wenn sie noch so bedrohlich erscheinen. „Wieso sind sie eigentlich so bedrohlich?" Da alle schweren Krankheiten Arten sind, um zu sterben, und der Tod zu bejahender Teil des Lebens ist, fragt sie sich: „Was ist an dem Krebs so schrecklich, ich meine, warum soll er unbedingt heilbar sein?" Die Hingabe an das Leben setzt die Hingabe an den Tod voraus. Festhalten, Verhindern, Verdrängen seien zwar symptomatisch für unsere Gesellschaft, aber wenig hilfreich für das wirkliche Leben. Das Wuchern von Krebszellen sieht sie in Analogie zum Wuchern des Destruktiven in unserer heutigen Gesellschaft – „da gibt es Parallelen". Die individuelle Entscheidung freilich, wie in Konfrontation mit Destruktivem überhaupt zu handeln sei, bliebe jedem selbst überlassen. Wesentlich dabei ist wiederum: die „Zeit zu nutzen", gleichgültig, ob es zwei oder zwanzig Jahre sind. Auch Krebspatienten begleitet sie während der Gesundungsprozesse, „aber sie können auch weggehen und anderswo Unterstützung suchen. Das ist ihre Sache. Ich will nicht heilen, ich begleite einfach, aber die Leute müssen selbst entscheiden, wofür sie die Begleitung in Anspruch nehmen, ob zum Sterben oder zum Gesundwerden!"

Die Erfolge der Medizin und die vereinfachten Menschenbilder

Sanna J. kritisiert das Menschenbild, das der Schulmedizin, aber auch der Psychotherapie zugrunde liegt. Sie hält es für einen „Mißerfolg, daß in der Medizin der Mensch als Organmaschine gesehen wird. Wir sind viel, viel mehr und wir sind etwas anderes als ein Bündel gesunder oder kranker Organe." Diese

Kritik soll aber nicht darüber hinwegtäuschen, daß sie der Medizin insbesondere in den Bereichen Notfallmedizin, Chirurgie, Schmerzlinderung etc. große Erfolge und äußerst effiziente Behandlungsansätze zugesteht. Sie hat selbst mit chronischen Schmerzpatienten zu tun und weiß, daß „Schmerz nicht unbedingt etwas ist, was ertragen werden muß". Sie kennt auch die lindernde Wirkung medizinischer Langzeittherapien aus eigener Erfahrung, denn sie ist Diabetikerin: „Ich gehe mit den besten, heutigen schulmedizinischen Instrumenten um und lebe gut damit, so gut es möglich ist, und das schätze ich sehr."

Wenig Gutes läßt die Trommlerin an der Psychotherapie bzw. an der gängigen psychotherapeutischen Praxis, so wie sie sie wahrnimmt:

Ich kenne viele Frauen, die kommen nach langer Psychoanalyse hierher und meinen selbst, sie sind nur blöder geworden die ganze Zeit. Und jetzt kennen sie sich schon gar nicht mehr aus, und sie möchten aus diesem Verdummungsprozeß jetzt raus.

Den Grund für diese Frustration sieht Sanna J. in einem falschen und trivialen Menschenbild aus dem in der psychotherapeutischen Praxis eine falsche Annahme von innerpsychischen Zusammenhängen entsteht:

Ich muß leider sagen, daß ich in der Psychotherapie fast nur Fehler sehe. Dort herrscht eine ganz eigenartige Vorstellung vom Menschen vor. Was da geschrieben wird, ist vielleicht ein Bild von ihm, aber nicht er selbst und schon gar nicht sie selbst. Es entsteht oft der Eindruck, daß alles auf irgendeine Weise zusammenhängt und das heißt dann: Wenn man das tut, dann folgt jenes! Das ist eine unheimlich vereinfachte Vorstellung vom Menschen.

Die große Anziehungskraft der „Psychoszene" bestehe darin, daß sie trotz Vereinfachung und trivialen Menschenbildes immer wieder „Wahres" enthalte, wodurch sich vor allem auf der Suche befindliche Menschen stark angezogen fühlten. Aber immer wieder käme der Punkt, wo „die Stimmigkeit aufhört. Denn am Anfang stehen Entdeckungen, aber es gelingt nicht, diese in Großes einzubetten. Die Worte dafür gibt es, aber das Gefühl ist nicht da." Die Trommlerin sieht in diesem oberflächlichen Umgang mit den Bestimmungen des Selbst eine „Amerikanisierung der Seele", eine Lebensform, die sich aus ihrem „eigenen Zusammenhang entfernt", eine Entfremdung also, die die wahre Befreiung und Bewußtwerdung verhindert.

Ihre Kritik an der Psychotherapie ähnelt der am patriarchalen Schamanismus, der, wie eingangs referiert, von weißen Männern niedergeschrieben und gelehrt werde, die keinen Schamanismus leben können. Auch hier fehle ja die Einbettung in das fühlbare Universum der Natur. Die Trommlerin bedauert sehr, daß sowohl in psychotherapeutischen Sitzungen als auch in patriarchalschamanischen Kreisen wiederum „Frauen in einer Situation sind, in der Männer dann diese Gruppen führen und dann den Frauen die Welt erklären. Das ist fürchterlich! Sie kennen diese matrischen Sachen überhaupt nicht und glauben dennoch, immer recht zu haben!"

Selbstbewußtsein und Selbstbestimmung

In der geschlechtspolaren Welt der singenden Trommlerin sind der „matrische Schamanismus" und der Weg der sieben Tore insbesondere für Frauen eine Möglichkeit, um zu einer bewußten emanzipatorischen Lebenshaltung und -bejahung zu gelangen. Das Ziel ist die spirituelle Befreiung aus den Strukturen des Patriarchats und größtmögliche Selbständigkeit und Individualität. Die Folge dieses spirituellen Lernprozesses ist die Erlangung eines neuen, starken Selbstbewußtseins, das sich aus der natürlichen weiblichen Kraft speist. Doch nicht nur Frauen werden in dieser Welt von Männern unterdrückt und gedemütigt, das Konkurrenzsystem führt auch dazu, daß die Männer sich selbst und ihren Tätigkeiten entfremdet sind: „Da liegt genau das Problem: Gibt es wirklich Männer, die ein Selbstwertgefühl haben? Wo sind sie? Ich habe hier noch keinen gesehen!" Über ihren zehnjährigen Sohn meint Sanna J.: „Naja, natürlich hoffe ich, daß mein Sohn ein Mann mit Selbstwertgefühl wird. Ich versuche, daß er seinen Wert erkennt. Ich hoffe, daß er später nicht andere unterdrücken muß, weil er sich wertlos vorkommt..."

Unfreiheit manifestiert sich in dem Ausüben patriarchaler Autorität: „Unterrichten, unterdrücken, gehorchen..." Natürliche Autorität hingegen schöpft aus der Kraft und aus dem Selbstwertgefühl des Individuums, das bewußt und autonom seinen Weg geht. Insofern gibt es auch keine Instanz außer den Menschen selbst, der die Tätigkeit des geistigen Heilens autorisieren könnte. Trotz aller Mißbräuche und Mißstände, die die Trommlerin in diesem weiten Feld gegeben sieht, zweifelt sie daran, daß Interessenverbände, Zugangskontrollen, staatliche Auswahlkriterien oder selbst eine Veränderung des Gesetzes irgend etwas bewirken würden. Denn die erste und die letzte Instanz ist der Mensch selbst, gleich ob Heiler oder Klient, und die Verantwortung, die man gegenüber sich selbst hat, ist nicht übertragbar. Die Mißbräuche und die Gesetze, die sie verhindern sollen, sind für Sanna J. in der patriarchalen Logik miteinander verbunden:

Ich höre viel von großen Mißständen in diesen Gruppen, bis hin zu Mißbrauchsgeschichten, die ganz fürchterlich sind. Aber ich glaube, ganz egal wie die Gesetze beschaffen sein mögen, das wird es immer geben, denn ich sehe das Übel im Patriarchalen verankert. Und solange das System so ist, wird das vorkommen – ganz egal, wie die Gesetze gemacht sind. Denn die Gesetze reproduzieren ja das, weswegen sie entstanden sind. Es ist ganz klar, da passiert sehr viel Ungutes, aber daß das mit Gesetzen irgendwie in den Griff zu kriegen wäre, bezweifle ich sehr.

Das emanzipatorische Persönlichkeitsideal dieses matrischen Weltbildes erinnert in einigen Facetten an jenen Individualismus des 19. Jahrhunderts, der den aus dem neuzeitlichen Ideal der Natur- und Weltbeherrschung resultierenden „kleinen Gott in Jedermann" (Leibniz) anarchisch überhöht. Dieser Individualismus war aber genauso wie das ihm zugrunde liegende Rousseausche Naturverständnis patriarchal – weil es auf Selbstherrschaft an Stelle von Fremdherrschaft aufbaut. Im matrischen Persönlichkeitsideal wird eine Geschlechterdifferenz vorgeführt, die auf der spirituellen Wirkkraft „der Natur" beruht. Macht über sich selbst bedeutet hier nicht – wie im patriarchalen Individualismus – Macht über andere, sondern eine eigenständige vitale und selbstbewußte weibliche Lebensführung. Im Gegensatz zum männlichen Autonomiebegriff ist dieses Konzept weder politisch noch religiös. So wird Autonomie zu umfassender Gesundung. Denn letztlich geht es darum, sich seiner kurzen Anwesenheit auf dieser Welt als „Tier unter Tieren" voll und ganz und freudig bewußt zu werden und diese kurze Zeit als Weg zu sich selbst zu nutzen und dabei allein auf das weibliche Gefühl zu vertrauen.

DIE WELT DER GEISTHEILER – TRADITIONEN, VORAUSSETZUNGEN, WEGE, ZIELE

Die Fallbeispiele haben nicht nur drei sehr unterschiedliche Persönlichkeiten, sondern auch jeweils ganz spezifische spirituelle Verfahren dargestellt. So sehr die singende Trommlerin und der alpine Gebetsheiler die Zusammenhänge und Wirkkräfte aus ihrem eigenen kulturellen Horizont heraus erklären, so sehr hatte die ehemalige Journalistin und Atheistin Maria D. vorerst Schwierigkeiten, ihre plötzlich entdeckte Befähigung „sinnvoll" zu interpretieren und in die Gesamtheit eines spirituellen Weltbildes zu integrieren. So ähnliche Strukturen geistiges Heilen überall auf der Welt aufweisen mag, so unterschiedlich sind die „Erklärungen", die diesem Phänomen jeweils zugeschrieben werden. Diese Erklärungen definieren den „Sinn", den sich der Heiler als Mensch, als Helfender, als Schamane, als Begleiter, als Priester, als Hexer, als Vermittler zwischen der Welt des Sichtbaren und der Welt der metaphysischen Wesen und Mächte selbst zuschreibt. Zumeist ist dieser Sinn in spezielle kulturelle und religiöse Traditionen eingebettet, durch die sich der Heiler – verstärkt durch sich und die anderen – als das erfährt, „was er ist". In den industrialisierten Ländern werden diese „Wurzeln" von unterschiedlichsten spirituellen Vorstellungen und Sinnangeboten überlagert und modifiziert – denn Moderne und Globalisierung heißen auch hier Pluralität von Weltbildern. Bevor nun auf die verschiedenen Dimensionen der Welt der Geistheiler eingegangen wird, wird in einem einleitenden Kapitel versucht, den „kleinsten gemeinsamen Nenner" der verschiedenen Orientierungen herauszuarbeiten. Danach werden die sozialen, spirituellen und rituellen Zugänge zu verschiedenen Heilweisen dargestellt, wobei auch die in allen magischen Systemen vorhandene Gefährdung durch die „dunklen Mächte" abgehandelt wird. Obgleich verschieden interpretiert, zeigen die rituelle Praxis und die Vorstellungen über Ziele, Wirkkräfte und Grenzen des geistigen Heilens sowie die Bedeutung, die dem Tod für das Leben zugeschrieben wird, erstaunliche Parallelen auf, die überdies in allen uns bekannten magischen Kulturen dieser Welt – in der einen oder anderen Weise – anzutreffen sind.

KULTURELLE UND RELIGIÖSE TRADITIONEN

Obgleich die Grenzen der Zuschreibung von Wirkkräften und die Ziele der Heilung fließend sind, lassen sich die Heilerinnen und Heiler mehrheitlich zwei unterschiedlichen kulturellen Heiltraditionen zuordnen. Neben den beiden großen, gleich verteilten Gruppen der christlichen und schamanischen Heilerinnen und Heiler gibt es noch zwei Gruppen, die universalistische bzw. allgemein esoterische Aspekte der spirituellen Heilung besonders betonen. In der einen Gruppe werden keine Unterschiede im kulturellen Rückbezug gemacht, wohingegen die Heiler der anderen Gruppe einen rein esoterischen Hintergrund für ihre Heiltätigkeit angeben.

Christliche Heiltradition

Für die meisten christlich orientierten Heiler ist Jesus Christus die herausragende Heilerpersönlichkeit der Menschheitsgeschichte. Heilphänomene verweisen auf die christliche Botschaft, auf Gottes Gnade, so wie auch die Wunder Christi sinnfällige Symbole der Allmacht Gottes sind. Von einer demütigen Annahme der heilenden Fähigkeit als Zeichen der Liebe Gottes über die Umkehrung im volksreligiösen Hexenkult bis hin zur Überhöhung und Idealisierung des Heilers durch den Rückbezug auf Jesus Christus reicht das Spektrum. So hat etwa auch der verstorbene Wunderheiler Gröning, der durch seine medial begabten Anhänger weiterwirkt, immer wieder auf Jesus Christus als größten Heiler verwiesen. Auch heute noch wird von seinen Anhängern gerne folgender dem Wunderheiler zugeschriebener Spruch zitiert: „Dein Glaube hat dir geholfen, hat Jesus Christus gesagt; wenn ihr das damals schon kapiert hättet, dann hätte ich euch das nicht noch einmal beibringen müssen!"

Diese Überhöhung im christlichen Kontext ist freilich eine Ausnahme. Generell wird mit der heilerischen Befähigung demütig umgegangen. Zwei unserer Heiler sehen ihr Wirken als Teil der charismatischen Bewegung: „Ich kann die charismatische Bewegung von dem Katholizismus nicht trennen, weil sie ja innerhalb der Kirche eine fixe Erneuerungsbewegung ist. Ich fühle mich da absolut der katholischen Kirche zugehörig." Insbesondere von diesen katholischen Heilern wird aber vor weitverbreiteten Mischlehren gewarnt: „Wenn man die Lehren vermischt, dann erlebt man nicht vieles, weder in der Kirche noch anderswo. Man muß das ganze Evangelium versuchen zu leben. Das ist ein Ganzes, und wenn ich irgendwo was herausziehe, dann kommt ja alles andere auch nicht..." Die große Mehrheit der christlichen Heiler betont das Gute im Spirituellen und die Hinwendung zu Gott als Voraussetzung für die Heilbefähigung. Im folgenden werden insbesondere jene Fälle dargestellt, die originelle, interessante Verbindungen zwischen christlichem Kontext und persönlicher Orientierung repräsentieren.

Den katholisch-kirchentreuen und teilweise als Priester tätigen spirituellen Helfern stehen jene Heiler gegenüber, die der Kirche Entfremdung von urchristlichen Traditionen vorwerfen. Die weit in vorchristliche Zeit zurückreichende personale Einheit von Seher, Heiler und Priester sei im vierten nachchristlichen Jahrhundert insbesondere durch die Anerkennung des Christentums als Staatsreligion verlorengegangen. Aussagen wie: „Ich fühle mich der urchristlichen Tradition zugehörig, die von der Kirche abgeschnürt wurde, weil sie das Heilen sozusagen verboten hat", sind häufig zu hören. Die Verdrängung des Ekstatischen und des Magischen durch die weltliche Kraft der Kirche wird auch von einem Hexer beklagt, der „sehr froh wäre, wenn sich das Katholisch-Volksreligiöse wieder durchsetzen würde". Er ist der einzige in unserer Untersuchung, der sich ausdrücklich als Hexer begreift und das Hexen als Teil der volksreligiösen Tradition sieht. „Ich würde diese Vision sehr begrüßen. Menschen, die als Hexen oder auch als Neoschamanen über mehr Wissen verfügen, sind gefragt und wichtig. In der Kirche hat man kaum mehr Gelegenheit, das zu lernen." Mystik und magische Kraft vermißt auch eine andere katholische Heilerin in der heutigen kirchlichen Praxis:

Ich war gestern in der Pfarrgemeinderatssitzung, und man hätte mich so gern als Pfarrgemeinderätin gehabt; ich habe aber gesagt: ‚Meine Lieben, nein! Aber ich komme gern hin, wenn ihr irgend etwas von mir wissen wollt.' Ich glaube, es ist viel zu wenig Mystik und Liebe in der Kirche genauso wie in der Medizin. So wie in Rom die Kirche, so ist auch die Medizin festgefahren oder in ein Schema gepreßt, und da muß man hinaus.

Was dieser Heilerin in der Praxis des Katholizismus fehlt, sieht ein protestantischer Heiler wiederum eher im Katholizismus verwirklicht als in seiner Herkunftsreligion. Den starken Rationalisierungstendenzen im Protestantismus steht ja im Katholizismus zumindest ein unterschwelliger Mystizismus gegenüber, der sich, unter anderem im Wunderglauben, in der Marien- und Heiligenverehrung manifestiert. So bewertet dieser protestantische Heiler die volksreligiösen Aspekte des Katholizismus durchaus positiv, wohingegen er den Zölibat und die klösterliche Abschottung ablehnt:

Ich bin Protestant, bei uns sind zum Beispiel Heilige irgendwie verpönt bzw. wir glauben nicht so an Maria. Ich tue es trotzdem, deswegen habe ich auch mit meinen Pfarrern Schwierigkeiten gehabt. Ich bin auch sehr viel mit katholischen Pfarrern zusammen, ich habe sie auch als Klienten. Wenn ich freilich die Ordensbrüder sehe, die sich ins Kloster einsperren und dort ihre Gebete verrichten, dann sage ich zu ihnen: ‚Herrschaften, ihr sollt euch nicht einsperren in die vier Wände und eure Gebete oder Gelübde da erfüllen, ihr sollt hinaus unter die Leute. Wie wollt ihr euren Glauben verbreiten, wenn ihr im Kloster eingesperrt seid? Ihr müßt an die Öffentlichkeit. Ihr gehört an den Wirtshaustisch, wenn es sein muß. Auch Jesus war nicht im Kloster, sondern ging hinaus. Ich will nicht sagen, daß wir Jesus sind, doch wenn man Glauben und Liebe verbreiten will, dann dürfen wir uns nicht einsperren. Und diesen Fehler macht, leider Gottes, die katholische Kirche.

Gelebte Begegnung und gelebter Glaube waren auch für einen anderen Heiler ein Anlaß, wieder in die Kirche einzutreten und auch erneut aktiv an der katholischen Glaubenspraxis teilzunehmen. Seiner Ansicht nach tendieren auch monotheistische Religionen dazu, dem menschlichen Bedürfnis nach „Vielgötterei" entgegenzukommen:

Und es gibt nur einen Gott. Auch wenn es verschiedene Religionen sind, an diesen einen Gott glauben alle. Sie haben ihre Götter nebenbei. Wir auch, wir haben die Maria und überall Statuen. Die Kirche hat sich mehrere Götter geschaffen, obwohl es nur einen Gott gibt, der neben sich keine anderen Götter haben will.

Die Gotteinheit, die in der kultischen Praxis oft ignoriert wird, manifestiert sich in jedem Menschen. Deswegen kann auch jeder Mensch Heiler sein:

Und dieser eine Gott, der sind wir alle! Wißt ihr, daß ihr heilig seid? Jeder hat diesen Kern in sich, diesen heiligen Funken, und der Schöpfer hat uns geschaffen, egal ob es Evolution war oder nicht, darüber mach' ich mir kein Kopfzerbrechen. Es geht um die Seele, was drinnen ist, und das hat er geschaffen auf dieser Erde. Körper, damit sie sich in dieser Materie behaupten können, in dieser groben Welt. Aber göttlich, heilig ist ein jeder Mensch. Meine Rückkehr zur Kirche verdanke ich dem Glück, daß ich fromme Menschen kennenlernen durfte. Fromm ist man dann, wenn man gläubig ist, wenn man an Gott glaubt, wenn man diesen Funken Gott in sich annimmt, wenn man sagt: Ich weiß, du bist in mir, ich bin heilig. Und was heilig ist, beschimpft man auch nicht, der andere ist ja auch heilig. 1974 bin ich ausgetreten aus der katholischen Kirche, und erst voriges Jahr bin ich wieder eingetreten. Ich bin zwar mit manchem nicht einverstanden, aber ich sage mir: Ein guter Baustein zu sein in der Kirche ist wenigstens ein Stein – ein kleiner.

Schamanische Heiltradition

Zwei Heiler fühlen sich in der katholischen und in der schamanischen Heiltradition verankert. Die rein schamanisch orientierten Heiler, die knapp die Hälfte der Befragten ausmachen, grenzen sich bewußt von der katholischen Tradition ab. Der Neoschamanismus kann als universales Phänomen verstanden werden, weil er in einem globalisierten Kulturverständnis auftritt. Ob man sich nun in Los Angeles, in Wien oder in Moskau befindet: neoschamanische Praktiken ähneln einander stark, wobei immer schamanische Elemente außereuropäischer Kulturen – von indianischen über afrikanische bis hin zu sibirischen – in den Kult integriert werden. Zentrale Elemente, wie z. B. die Trommel als Medium der schamanischen Reise oder das „Absaugen" negativer Energiefelder, treten dabei in einem universalen Zusammenhang auf. Die Anhänger des Neoschamanismus stammen meist aus gebildetem, städtischem Milieu, haben ausgiebige spirituelle und oft auch psychotherapeutische Erfahrungen. Sie sind zumeist selbst Schüler von schamanischen Heilern aus außereuropäischen Regionen.

Wie sich die Technik des Schamanismus und das zugrunde liegende Weltbild mit anderen philosophischen oder religiösen Vorstellungen verknüpfen, mag wohl in erster Linie an den Interessen und religiösen Neigungen des einzelnen liegen. Schamanische Vorstellungen und Praktiken sind prinzipiell mit jeder Religion verknüpfbar; weil jede Religion auch schamanische Reste in sich trägt, da der universelle Schamanismus dem Entstehen der einzelnen Staatsreligionen, insbesondere der großen monotheistischen Religionen, zeitlich vorausgeht. Trotzdem stehen sich Aussagen wie: „Ich bin ein Christ, der schamanisch tätig ist", und solche wie: „mit dem Christentum hat der Schamanismus überhaupt nichts zu tun" gegenüber. Diese Aussagen beinhalten auch keinen Widerspruch bezüglich der Selbstdefinition und auch der religiösen Herkunft der Heilerinnen und Heiler. Es macht aber einen großen Unterschied, ob sich Neoschamanen durch ihre Tätigkeit von der christlichen Grundlage abgrenzen oder ob sie diese in ihren Schamanismus integrieren. Bei der Integration wird stärker der Aspekt der Technik des Schamanismus betont, bei der Abgrenzung wird auch auf die dem Schamanismus innewohnenden religiösen Vorstellungen eingegangen – Krafttiere, Naturwesenheiten, Beseelungen. Es wird dabei betont, daß der vorchristlichen Mystik in der kirchlichen Praxis – trotz Schutzengeln und Heiligenverehrung – doch erhebliche Grenzen gesetzt seien, wohingegen der naturreligiöse Bezug im nichtchristlichen, sich auf archaische Traditionen berufenden Schamanismus noch voll zur Entfaltung gelangen kann.

Kleinster gemeinsamer Nenner des Neoschamanismus, der sich auf unterschiedliche schamanische Traditionen beruft, ist der gezielte Umgang mit der nichtalltäglichen Wirklichkeit, die als e i n System innerhalb des Gesamtsystems der materiellen Welt gedacht werden kann. Sensibilisierung für diese Wirklichkeit steht dabei ebenso im Vordergrund wie deren Kenntnis und der hilfreiche Umgang mit ihr. Das Problem der Einordnung der unterschiedlichen weltanschaulichen oder religiösen Vorstellungen beschreibt ein der östlichen Philosophie zugewandter Heiler folgendermaßen:

In den meisten religiösen Systemen sind starke schamanische Züge. Wie soll man das alles einordnen? Als ich mit dem Schamanismus begonnen habe, habe ich noch nicht gewußt, was das ist. Ich habe dann später einiges davon auch in der indischen Philosophie wiedergefunden und im Tibetischen. Den Hintergrund kann man sehr breit fächern. Es fließt zweifellos viel Östliches ein. Weil es aus der nichtalltäglichen Wirklichkeit kommt, kann man auch nicht so genau sagen, woher das alles kommt.

Die Vereinbarkeit sogenannter Hochreligionen mit dem Schamanismus wird auch von einem anderen schamanisch praktizierenden Heiler hervorgehoben:

Mein Lehrer war ein christlicher Heiler, aber kein orthodoxer Christ. Bei dem hab' ich gelernt, daß die Christuskraft eine sehr starke Sache ist. Ich stehe durchaus auf dem Boden des Christentums, halte aber die schamanischen Kräfte mit denen des Christentums für durchaus miteinander vereinbar. Auch mit den islamischen und tibetischen Kräften, nur beherrsche ich sie nicht. Wer heilt, hat recht, und was hilft, ist gut.

Der Schamanismus umfaßt vor allem die mystischen und außerkörperlichen Erfahrungen der archaischen Religionen, wobei der Schamane in erster Linie Heiler, aber auch Wahrsager, Opferpriester, Totenführer, Jagd- und Regenzauberer, Hüter der Mythen, Sänger und Künstler ist. Ursprünglich bei den arktisch-nordasiatischen Völkern vorgefunden, gibt es keine Weltreligion, in der mittlerweile nicht das Vorhandensein vergleichbarer Schamanismusformen bekannt ist. Ähnlichkeiten bei der Initiation, bei der schamanischen Reise in die Über- und Unterwelten, bei Ekstase und Trance und bei der dadurch ausgelösten „Besessenheit" durch Geister, Verstorbene oder Naturwesen lassen sich universell belegen. Die meisten der heute praktizierenden Neoschamanen führen ihre Tätigkeit auf diesen „archaischen" oder – im alten Sprachgebrauch – „naturvölkischen" Kontext zurück, sei der nun indianisch, asiatisch oder afrikanisch. Die Trommel als wichtigster Begleiter und wichtigstes „Werkzeug" des Schamanen hat bis heute ihre Funktion beibehalten. Interessant ist, daß der Einsatz von Rauschmitteln – im archaischen Schamanismus neben Trommel und Tanz das wesentliche Mittel zur Erlangung von Trance und Ekstase –

mehrheitlich abgelehnt wird. Der Einsatz kulturfremder Drogen sei der schamanischen Praxis nicht dienlich, da eine Droge ihre positive Wirkung nur im dazugehörigen kulturellen Umfeld entfalten könne. Außerdem fehle den Europäern die jahrhundertelange Erfahrung im Umgang mit bestimmten Rauschmitteln, die im „archaischen" Schamanismus ihren Sinn und ihre Funktion haben.

Abschließend soll auf das Konzept des „Euroschamanen" eingegangen werden, das von einem Heiler so genannt wird, der Kenntnisse aus der „archaischen Welt" mit den Anforderungen und Erkenntnissen des modernen Industriezeitalters verbinden will:

Ich arbeite schamanisch, aber selbstverständlich unter Berücksichtigung der Erkenntnisse des 20. Jahrhunderts. Wir treffen mit dem Begriff „Euroschamane" eine klare Unterscheidung, weil wir häufig auf indianischen Schamanismus angesprochen werden. Der indianische Schamanismus geht von einer völlig anderen Grundlage aus. In der Hirnforschung ist man draufgekommen, daß es – bildlich gesprochen – eine gegenseitige Beeinflussung von Software und Hardware gibt. Das heißt, aufgrund der Denkweise einer ganz bestimmten Kultur, in der man lebt, entsteht auch eine ganz bestimmte Hirnschaltung. Das europäische Denken geht auf Aristoteles und Platon zurück. Die Trennung zwischen geistigem und materiellem Bereich ist stark ausgeprägt. In der indianischen Kultur gibt es die Verbindung mit der Natur, das Einssein mit den Geschöpfen und der Schöpfung. Dort werden bestimmte Dinge überhaupt nicht berücksichtigt, die aber sehr wesentlich sind. Wir, die wir hier leben, haben die Trennung. Wenn ich mit denselben Methoden arbeiten würde wie im Indianischen und ein junger Mensch etwa wäre dafür nicht stabil genug, dann könnte das zu einer akuten Schizophrenie führen. Damit haben die Indianer oder die Naturvölker überhaupt kein besonderes Problem. Bei uns würden Sie, wenn solche Phänomene auftauchen, sehr rasch isoliert und destabilisiert werden, und ich behaupte, in vielen psychiatrischen Kliniken sind Leute, die sich in eine andere Wirklichkeit verirrt haben. So jemanden wieder herüberzuholen ist aber gar nicht einfach.

Der Heiler vergleicht den Zustand dieses „schamanischen Schocks" mit einer Situation, die der Betroffene nicht verarbeiten und nicht einordnen kann. Informationen von Geistern und anderen Wesenheiten könnten insbesondere für Menschen im Industriezeitalter zu einer gefährlichen Überforderung führen – ähnlich dem Irresein und der permanenten Reizüberflutung:

Es gibt auch bei uns eine Reihe von Leuten, die Drogen konsumieren, weil sie mit den Erlebnissen nicht umgehen können, aber auch kein Umfeld vorfinden, in dem sie diese Erlebnisse reflektieren könnten. Und eine ähnliche Vorgehensweise findet man auch in unserer psychiatrischen Betreuung. Wir können kaum mit den Phänomenen des Überak-

tiven umgehen, und daher ist es, bevor man den Leuten so den Schädel einschlagen läßt, gescheiter, wir dämpfen sie nieder.

Im Euroschamanismus werden nun Sicherheitsvorkehrungen getroffen, um eine Überreizung zu vermeiden und um von vornherein einen Ausweg mit einzubeziehen: „Die wichtigste Sicherheitsvorkehrung ist die, daß wir, wenn wir in eine andere Welt gehen, ein Tor für die Rückkehr haben." Das „Tor", eine symbolische Metapher für die Art und Weise der Begegnung mit der außeralltäglichen Wirklichkeit, kann verschlossen werden, so daß Wesenheiten von der anderen Welt nicht in die hiesige Welt gelangen können. So kann der „Reisende" dieser anderen Welt unter Anleitung einen zeitlich begrenzten, gefahrlosen Besuch abstatten:

Das ist eine symbolische Geschichte, das ist schon klar, aber dieses Tor gewährleistet, daß ich weiß, daß die Wesenheiten der anderen Welt auch wirklich dort bleiben. Jetzt könnte ich sagen: wenn ich das weiß, wissen das die Wesen auch, denn es gibt nichts außer mich selbst im Sinne der Steigerung: Es gibt keinen Gott außer Gott, kein Er außer Ihn, es gibt kein Du außer Dich und es gibt kein Ich außer Mich. Dieses Ich ist allerdings immer verurteilt worden. Wenn wir Jesus Christus nehmen, er ist dafür gekreuzigt worden.

In diesem individualistischen Konzept hat das Ich, als letzte Instanz, Macht über die Welten, in denen und zwischen denen es sich bewegt. Um Achtsamkeit im Umgang mit den Wirklichkeiten zu erlangen, soll die Wahrnehmung – auch durch die schamanische Reise – sensibilisiert werden. Die Frage der Perspektive gewinnt dadurch an Bedeutung, denn auch die sogenannte alltägliche Wirklichkeit wird damit zu etwas Besonderem. Im Konzept des Euroschamanismus wird das ganze Leben zu einer aufmerksamen Reise durch unterschiedlichste Erkenntnisräume:

Die alltägliche Wirklichkeit ist eigentlich nur eine andere, betrachtet aus einer anderen Warte. Wenn ich die Reiseregeln der Nichtalltäglichkeit auf die Alltäglichkeit übertrage, dann wird auch die alltägliche Welt zu etwas ganz Besonderem, zu einer ganz besonderen Erfahrung. Es ist eine Frage der Kultur, der Achtsamkeit, der Vorkehrung: Wie betrete ich eine Wirklichkeit, mit welchem Anliegen? Ich sage jetzt ausdrücklich Wirklichkeit und nicht nur die andere, denn es geht auch um die alltägliche Wirklichkeit. Ein schamanisches Grundprinzip ist, in einer Welt nur so lange zu bleiben, wie es für das Anliegen selbst erforderlich ist...

Agnostisch-universalistische Perspektive

Weder den in der katholisch-volksreligiösen noch den in der schamanischen Tradition verankerten Heilerinnen und Heilern ist jene Gruppe zuordenbar, die aus einem agnostischen Universalismus heraus jede Form von kultureller oder religiöser Zuordnung ablehnt. Der Begründungszusammenhang, in dem sie ihre Arbeit sehen, wird auf allgemeine Prinzipien wie das Göttliche, das Kosmische etc. reduziert:

Ich brauche mich keiner Sache zuzuordnen, weil ich eigentlich nur das mache, was in jedem Menschen drin ist. Ich ordne mich nur dem Menschen zu und dem ganzen Erfahrungsprozeß, den wir machen müssen, und ich ordne mich natürlich auch dem Göttlichen zu. Ob christlich oder nicht, die Mohammedaner und die Buddhisten haben auch ihren Gott. Jeder hat seinen Gott...

Weder gibt es konfessionelle Zuordnungen noch bestimmte heiltechnische Vorlieben. Dies bedeutet nicht, daß in dieser Gruppe nicht auch explizit schamanische Techniken angewendet werden; die Übergänge zwischen all diesen Kategorisierungen sind fließend:

Ich möchte nirgends eingegliedert sein. Ich bin ein Mensch, der für alles offen ist, und mir gefallen keine Einbahnstraßen. Ich möchte auch immer wieder dazulernen. Man hat seinen gewissen Bereich, in dem man arbeitet. Man hat Bausteine, die man zusammenfügt, und dann ist der Kreis geschlossen. Da gehören die feinstofflichen Dinge natürlich dazu. Da gehört Reden und Berühren usw. dazu, aber ich möchte mich nicht in irgendein Schema pressen lassen.

Spirituelle Technik wird in diesem Verständnis zu einem Hilfsmittel, zu einem Symbol, denn es ist nicht unbedingt die rituelle Praxis, die Heilung erzielt, sondern allein die Allmacht der Gedanken:

Ich arbeite mit den Steinen und auch mit einem Öl oder mit etwas anderem. Aber das sind Hilfsmittel, weil Menschen auch etwas brauchen, an dem sie sich anhalten können, weil sie noch nicht bereit sind zu sagen: Ich weiß, der Glaube und meine Gedanken sind das, mit dem ich das alles machen kann. Das ist etwas, für das man wirklich sehr lange braucht, bis man es versteht, und man muß auch viel herumprobiert haben, bis man sieht, daß ein Gedanke alles bewirken kann.

Auch Gott wird zu einem universellen Symbol, zu einem symbolischen Ansprechpartner und Spiegel des eigenen Selbst – ungeachtet des konfessionellen Systems, in dem das jeweilige Gottesbild eingebettet ist:

Es ist vollkommen egal, welche Glaubensrichtung jemand hat, ob der nun Buddha oder Allah oder Christus anruft. Die Indianer, die gefallen mir am allerbesten, die sagen, das große Geheimnis, das kennt keiner so richtig, was das eigentlich ist. Aber es ist dieses große geistige Etwas, das über uns allen ist und von dem wir wissen sollten, daß von dort Dinge und geistige Kräfte kommen, die hilfreich sind.

Auch für einen anderen Heiler ist die Benennung Gottes zu einseitig und zu konkret, die einzige metaphysische Aussage, die getroffen werden kann, ist die Akzeptanz eines „höheren Irgendwas", das alle Welt und alle Menschen durchdringt:

Ich kann mich nirgends dazuzählen... Ich habe mit Benennungen große Schwierigkeiten, denn sobald etwas für mich benannt ist, muß ich mich damit auseinandersetzen. Das ist aber etwas Künstliches. Ich glaube sehr wohl an ein höheres Irgendwas. Ich mag schon nicht einmal mehr sagen ‚Wesen', das ist für mich schon zu bestimmt, und ich mag nicht, daß Bestimmungen, die wir selbst erfinden, eine Rolle spielen. Daß etwas ist, ist klar, aber ich möchte es nicht benennen, denn dann schiebe ich es automatisch in eine Schublade.

Die Bejahung einer metaphysischen, feinstofflichen Welt, bei gleichzeitiger Ablehnung jedweder religiöser oder weltanschaulicher Zuordnung, erinnert an jene Form des Agnostizismus, die prinzipiell alles für möglich hält, ohne sich in Begriffen und Systemen festlegen zu wollen. Für einen religionswissenschaftlich gebildeten Heiler beschreiben Polaritäten, positive und negative Energien, noch am ehesten das universale Prinzip der Schöpfung:

Ich habe bei meiner Ausbildung als Psychologe in Amerika eine Studie geschrieben: Die Gemeinsamkeiten der fünf großen Weltreligionen. Es gibt nicht den Gott oder die Glaubensrichtung! Für mich läßt sich die Schöpfung noch am ehesten so beschreiben, daß Gott, Buddha, Shiva, Allah oder Manitou als positive und negative Energien auftreten, also eher als Yin-Yang-Prinzip. Aber auch mit dem Yin und Yang bin ich nicht ganz zufrieden. Ich versuche, die ganzen Religionen als eine Einheit zu sehen, universalistisch zu denken, obwohl ich in diesem Sinne an nichts glaube.

Religion und Theologie sind für diese Heilerinnen und Heiler sozial und historisch bedingte „äußere" Rahmen für die metaphysische Welt innerhalb unserer Welt. Religion ist aber auch ein Regelsystem zur Durchsetzung von Normen, und als solches tendiert jede Religion auch dazu, das Ekstatische, die Wahrheit und die mitunter anarchische Freiheit des Individuums einzuschränken und in starre Bahnen zu lenken. Obwohl die Weltreligionen regulierenden Charakter haben, können sie doch nicht ohne den Erfahrungsschatz der „vorreligiösen" archaischen Zeit auskommen, denn dem Bedürfnis nach Transzendenz und Bewußtseinsentgrenzung muß auch innerhalb der „Konfession" entsprochen werden. Für unseren sich als Hexer definierenden Gesprächspartner sind die archaisch-schamanischen Anteile das, was eine Religion letztlich „erfolgreich" macht:

Jeder Mensch, jede Hexe und jeder erleuchtete Buddhist muß sich, wenn er mehr weiß, dem großen Ganzen bescheiden unterordnen. Mir haben die Spirits (Geister) einmal gesagt: Was man als Schamane oder als Hexe lernt, das ist der Kern einer jeden erfolgreichen Religion. Es ist der Kern, nicht die Aufgabe einer Religion.

Eine schamanisch praktizierende Agnostikerin meint dazu:

Alle religiösen Gruppierungen scheinen denselben Kern zu haben, das ist das Göttliche. Ich arbeite innerhalb jedes Systems mit den schamanischen Krafttieren. Dabei ist es nicht wichtig, ob man überhaupt an irgendeine Religion glaubt. Sie sind ja da. Für mich gibt es keine Grenze und keine Unterscheidungen.

Esoterische Perspektive

Einige der von uns befragten Heilerinnen und Heiler vertreten eine allgemein esoterische Perspektive. Dabei fällt auf, daß apokalyptische Szenarien, vergangene oder bevorstehende Krisen bzw. die generelle Umorientierung im Zuge des neuen Sternzeitalters eine wichtige Rolle spielen. So gibt ein Heiler an, in der Heiltradition des „versunkenen Reiches Atlantis" zu stehen:

Wo ich mich sehr hingezogen fühle, das sind die Methoden, die auf Atlantis verwendet wurden. Die haben viel mit Kristallen und Symbolen gearbeitet. Was ich absolut akzeptieren kann und immer wieder einfließen lasse, ist der „Kurs in Wunder".[6]

Obgleich apokalyptischen Horrorvisionen keineswegs zugeneigt, interpretiert ein anderer Heiler die globalen Krisen als Wendezeit, in der sich tendenziell Prinzipien des Wassermannes durchzusetzen beginnen:

Ich hatte Vortragende im Zentrum, die mit Horrorvisionen kamen, die lud ich nicht mehr ein, die machen nur ängstlich. Für mich ist es keine Tragik, wenn wir sterben müssen, das müssen wir sowieso. Ich glaube, daß unsere Umwelt sehr belastet ist. Sie ist nicht heil. Ich habe den Eindruck, daß wir trotzdem überleben werden, weil weltweit Leute so anders zu denken anfangen. Da habe ich wirklich gute Kontakte, die darauf hindeuten, daß wir es doch noch schaffen werden.

Für eine andere Heilerin können das Wissen aus einem früheren Leben bzw. der Kontakt zu intelligenten Bewohnern anderer Planeten helfen, die globalen Krisen und den bevorstehenden gesellschaftlichen und ökologischen Kollaps zu verhindern:

Global gesehen, leben wir in einer absoluten Krisensituation; deshalb bin ich auch im Gemeinderat, um mich mit den Sachen auseinanderzusetzen, die wichtig sind. Mit beiden Füßen am Boden stehen, aber auch nachdenken, was verändert werden kann. Man sagt ja, daß wir in früheren Urzeiten und durch Reinkarnation schon etwas lernen durften und daß wir uns auch daran wieder erinnern werden. Manche Bücher und Begegnungen sind hierfür sehr wichtig. Ich kenne jetzt eine großartige Dame in München, zu der werden die, die wichtig sind, hingeführt. Sie ist oft Gast bei uns in der Runde. Sie ist immer bei englischen medialen Sitzungen dabei, da passiert ja sehr viel. Sie hat mir eine ganze Kiste voll Kassetten gegeben, wo Sachen über Medien durchgechannelt werden (channel = Kanal, Vermittlung), wo Wesen von anderen Sternen mit den Ufos kommen, Wesen, die etwas zu sagen haben, vor allem die Sandina, das ist ein hochgeistiges Volk auf einem Stern, wo genau, das weiß ich auch nicht. Aber sie werden eingesetzt, um viele Menschen zu retten. Durch ‚Channeling' suchen diese Wesen Kontakt zu Menschen, und wir können von ihnen lernen.

Religiöse und heilpraktische Traditionen reichen in dieser Perspektive nicht mehr aus, die Probleme und die „Krankheiten" der Gegenwart zu lösen, da diese Gegenwart bereits von der Zukunft eingeholt ist. Gefragt sind Informationen und Verfahren, die über unser Bewußtsein und den aktuellen Kenntnisstand, die über die Zeit selbst hinausreichen: „Ich bin sehr bestrebt zu forschen, auf etwas Neues draufzukommen, auch mit Hilfe anderer Wesen. Ich spüre, daß etwas Großes in der Luft liegt, wenn einer gerne etwas lernen will, der soll zu mir kommen." Auf die Frage der Interviewerin, was denn das Große sei, das in der Luft läge, meint dieser Heiler schließlich: „Das möchte ich nicht so gerne sagen!"

DIE VERHALTENSVORSCHRIFTEN

Generell lassen sich bei den Heilerinnen und Heilern nur wenige ritualisierte Verhaltensvorschriften finden, die die Heilkraft oder die Befähigung zum Heilen erhalten sollen. Die Erhaltung der Kraft und der Befähigung ist eher an eine bewußte, aufrechte Lebensführung gekoppelt, an den Umstand, „auf dem richtigen Weg zu sein". Was als richtig empfunden wird, mag individuell verschieden sein, wichtig ist, sich selbst nicht zu schaden, die Vitalkraft zu stärken und destruktive Elemente überhaupt weitgehend aus seinem Leben auszuschließen. Bei den christlichen Heilern werden stärker das „Aufgehen in Gott", „die gottesgefällige Lebensführung", die Bedeutung des Gebetes, bei den schamanischen Heilern eher der Kontakt zu den Kraftplätzen, die energetische Stärkung, die psychische und physische Reinigung betont. Vegetarische Lebensführung wird häufiger von schamanisch orientierten Heilern empfohlen. Insgesamt sind die Regeln sehr undogmatisch, die Mehrheit nennt überhaupt keine generalisierbaren Verhaltensvorschriften, außer natürlich die Pflege der Spiritualität. Wie dies freilich zu geschehen hat, wird mehrheitlich in den Bereich der eigenen Entscheidung gelegt, denn ein bewußter Mensch wisse, was ihm gut tue und was ihm schade. Je stärker man in sich selbst beheimatet sei, desto besser können auch die spirituellen Kräfte zur Entfaltung gelangen.

Nähe zu „Mutter Natur"

Ob nun die „Natur" als pantheistische Schöpfung, als Gottes Werk, als kosmische Einheit oder – wie im matrischen Schamanismus – als weibliches Prinzip interpretiert wird, die regenerative und spirituelle Wirkung der gelebten Nähe zu ihr wird durchgehend als Voraussetzung für heilende Kräfte betont. Dabei tritt die „urbane Zivilisation" oft als Hindernis auf, denn in der Stadt sei es „generell schwieriger, die Spiritualität jeden Tag zu spüren und zu praktizieren". Nähe zur Natur wird von den meisten Heilern bewußt gesucht, als Gegenentwurf zu dem „hektischen, unbewußten Leben in der Stadt." Eine in der Bundeshauptstadt praktizierende Heilerin berichtet:

Gott hat mich jetzt hierhergestellt, und da mache ich das Beste daraus. Ich bin auch sehr viel im Waldviertel. Und wenn ich im Wald bin, und wirklich Kontakt mit der Mutter Erde habe, dann werden natürlich schon ganz andere Kräfte frei, das ist schon eine an-

dere Welt als in Wien. Da muß ich eben schauen, daß ich das durch Meditation und den oftmaligen bewußten Kontakt mit Oben, mit dieser Demut, die man jeden Tag üben sollte, ausgleichen kann, weil die Energien in der Stadt sehr aggressiv sind ...

Sowohl für die schamanischen als auch für die volksreligiös-christlichen Heiler ist die spirituelle bzw. göttliche Kraft allgegenwärtig, obgleich sich die Menschen und natürlich auch die Heiler immer wieder von ihr oder von Gott selbst entfernen. So erscheint es als wichtige Voraussetzung, daß die Nähe zur spirituellen Kraft oder zu Gott immer wieder von neuem gesucht wird, was in der Natur leichter gelingen mag als in der „aggressiven Stadt":

Manchmal habe ich das Gefühl, jetzt hat es mich total davongetragen, und es sind dann oft Tage, in denen ich bewußt einen Leerlauf habe, wo ich dann einfach sage, ich will jetzt gar nicht meine Chakren reinigen. Wie ein kleines, trotziges Kind, als könnte man Gott entwischen. Ich schade eigentlich nur mir, wenn es in dem Sinn einen Schaden gibt, weil ich dann eigentlich diejenige bin, die das ausbaden muß. Er ist ständig da, in der Natur, in mir, wir entfernen uns ja nur immer wieder von diesem geistig-spirituellen Du. Diese Kraft ist so präsent, es geht nur darum, daß ich sie in mein Leben hereinlasse.

Einer anderen Heilerin, die auch naturheilkundliches Wissen weitergibt, ist die Berührung von Pflanzen und Erde besonders wichtig:

Die Berührung von Pflanzen und Blumen, überhaupt der Kontakt mit der Natur ist mir auch sehr wichtig. Hier war ein großer Garten, der war so öde und niemand hat da etwas gemacht; so habe ich begonnen, verschiedene Pflanzen anzupflanzen. Dadurch, daß ich verschiedenes Gemüse anpflanze, bin ich mindestens eine Stunde am Tag im Freien. Die Berührung mit der Erde tut mir so gut. Ein Freund hat mir mindestens zehnmal Handschuhe gebracht, daß ich mir die Hände nicht schmutzig mache bei der Arbeit, aber Handschuhe vertrage ich nicht, denn dann spüre ich sie nicht – die Erde!

Auch die Informationsschwemme und die Flut der Bilder, denen der moderne Mensch ausgesetzt ist, sind Teil des urbanen Lebensvollzuges, der die Sensibilität und Empfindsamkeit für die spirituelle Arbeit beeinträchtigen kann. Ein schamanisch tätiger Interviewpartner, der auch im Reisen eine Möglichkeit sieht, der eigenen, „westlichen Selbstdefintion" zu entkommen und dadurch zu „einfacheren, natürlicheren Lebensformen" zu gelangen:

Ich war im September vier Wochen in Westchina und Tibet. Als ich nach meiner Rückkehr die Frankfurter Allgemeine durchgeblättert habe, hatte ich das Gefühl, daß ein Tibeter 95 Prozent von dem, was da drinsteht, nicht braucht. Eigentlich braucht es der westliche Mensch auch nicht, obwohl er glaubt, es zu brauchen. Und dann habe ich mich bemüht, nicht drei-, viermal am Tag Nachrichten zu hören, sondern höchstens einmal und nach Möglichkeit nicht in der Früh, denn das Bewußtsein setzt sich aus dem, was der Nachrichtenredakteur um sechs Uhr in der Früh serviert, zusammen. Wenn ich das in der Früh nicht habe, ist es anders, ist es besser, und dann habe ich gemerkt, wie stark die Bilder sind, die das Fernsehen liefert; das war mir zwar immer schon bewußt, das ist so, wie wenn man fastet: Wenn man dann was ißt, dann schmeckt man intensiver! Ich habe gespürt, daß die Empfindsamkeit, die Empfindsamkeit für schamanische Sachen positiv steigt, wenn man sich nicht der Hetze aussetzt und einfach natürlicher lebt. Auch die Ausgeglichenheit steigt, und diese gleichmäßigere Empfindsamkeit ist gut für mich selbst und für die schamanische Arbeit.

Besonders wichtig für die Arbeit der schamanischen Heiler sind auch die Kraftplätze in der Natur, durch die sie sich mit positiven Energien aufladen können. Diese Kraftplätze können Steine, Wälder oder auch ein Wasserfall sein:

Wenn ich merke, daß das Alltagsleben mich ermüdet, brauche ich ein starkes Aufladen in der Natur: an einem Wasserfall, im Wald oder auf dem Berg. Und da genügen schon 15 Minuten Arbeiten in der Natur. Das ist das stärkste Aufladen!

Aufgehen in Gott

Insbesondere die dem Katholizismus nahestehenden volksreligiösen christlichen Heiler betonen die Nähe zu Gott als unbedingte Voraussetzung, die mit der Nähe zur Natur bisweilen identisch sein mag, in der hingebungsvollen Demut und religiösen Dimension aber darüber hinaus geht. In „Gott aufzugehen" heißt immer wieder, eins mit Gott und dem Schöpferprinzip zu werden, dadurch ein „Werkzeug Gottes" ein „reiner demütiger Kanal" seiner Wirkkraft zu werden. Dies ist für viele christliche Heiler an den der katholischen Lehre entnommenen Verhaltenskodex gekoppelt. Die Frömmigkeit und das „lautere Leben" spielen in dieser Gruppe eine wichtige Rolle und demgemäß auch die christliche Opferbereitschaft, wie auch folgendes Zitat eines Heilers zeigt, der sich als „Kanal Gottes" bezeichet:

Das ist natürlich der Preis, den ich bezahlen muß; ich kann kein fleischliches Leben leben, ich kann nicht dahinleben, Halbwahrheiten, Lügen und Schimpfen und Kritiksucht ..., das geht nicht. Da bin ich kein reiner Kanal für Gottes Gnade, Heiligkeit und Kraft. Ich lebe praktisch Tag und Nacht mit Jesus Christus. Wenn ich in der Nacht wach werde, spüre ich seine Gegenwart. Unsere Ehe ist ein echtes Beispiel für einen christlichen Lebensstil. Du kannst nicht von etwas predigen, was du selber nicht lebst. Gott kann nur hingegebene Demütige brauchen, die diese Opferbereitschaft mitbringen. Aber sie werden sehen, sie werden die Kraft Gottes erleben, daß Europa nur so erschüttert wird!

Die Kraft Gottes manifestiert sich durch die „Lauterkeit des Frommen". In der christlichen Wunderlehre ist ja auch das Heilen ein Zeichen der Herrlichkeit Gottes. Wunder sind Zeichen Gottes, die den vehementen Rationalisierungsschub in der katholischen Theologie letztlich bis heute unangefochten überdauert haben. Zeichen setzen, heilen, Wunder bewirken können sind auch und vor allem an die individuelle Spiritualität des „frommen und lauteren" Menschen gebunden. Ein katholischer Priester, der Heilgottesdienste durchführt, in denen schon viele Kranke gemeinschaftlich gesundgebetet wurden, meint dazu: „Nicht ich heile, sondern Christus heilt. Solche Gaben wachsen und reifen, je mehr auch die persönliche Heiligkeit wächst."

Die erste rituelle Übung zur Intensivierung des Gotteserlebnisses im Katholizismus ist das verbale Gebet. Dabei gehört das zwei- bis dreimalige Beten pro Tag zum fixen rituellen Repertoire der christlichen Heiler. Dadurch werde die Beziehung zu Gott „aufrechterhalten", wobei das Gebet ja nicht nur Voraussetzung, sondern auch Mittel zur Heilung ist: „Das Vaterunser verwende ich immer vor und während der Behandlung." Andere Heiler wiederum wenden sich an ihren Gott wie an einen vertrauten Freund:

Ich verrichte jeden Tag in der Früh meine Gebete und bitte um Hilfe und um Führung. Das hilft mir eigentlich am meisten. Meine Gebete sind nicht die, die man in der Kirche verrichtet, sondern persönliche Gespräche mit dem Herrgott.

Doch nicht nur das gesprochene Gebet, sondern auch Meditation und andere Formen der rituellen Übung werden von den volksreligiösen Heilern angewandt: „Mir ist es auch wichtig, die ganze Schöpfung zu meditieren, Gott in der Schöpfung, das ist fundamental." Worin auch immer die rituelle Vorbereitung bestehen mag, die Heiler fühlen sich für die Qualität ihrer Beziehung zu Gott, die sie als Voraussetzung für die erfolgreiche Heiltätigkeit ansehen, selbst verantwortlich:

Man merkt sofort, wenn man schlampig wird. Zum Beispiel bei der Chakrenreinigung. Wenn man die auf später verschiebt und es kommt dann wirklich jemand, dann funktioniert es zwar unter Anführungszeichen, weil andere Kräfte wirksam werden, aber ich selber bin nicht in der Harmonie. Die Schöpferkraft ist da, die ist perfekt und die ist ständig vorhanden, und wenn Gott es will, dann läßt er es auch zu, daß ich es trotzdem vollziehe, obwohl ich nicht in Harmonie bin. Das ist für mich ein wahres Wunder, da kann ich mich mit mir oft aussöhnen, weil ich mir denke, ich bin es dem Ganzen schuldig, daß ich mich mehr darum bemühe.

Die Verhaltensvorschriften

Ernährung und Vegetarismus

Strikte Ernährungsvorschriften sind bei unseren Befragten faktisch nicht anzutreffen; auch hier dominiert das Prinzip der individuellen Handhabung nach dem Motto: „Was mir gut tut und die Spiritualität stärkt, ist erlaubt!" Knapp die Hälfte der Befragten könnten als „latente Vegetarier" bezeichnet werden, denn sie haben die Erfahrung gemacht, daß „Pflanzenkost der Spiritualität und überhaupt dem positiven Lebensgefühl" förderlich ist:

Beim Essen habe ich gemerkt, daß du bei Pflanzenkost ein tolles Gefühl bekommst, daß du im Herzbereich, im Gefühlsbereich ein feinerer Mensch bist. Sobald du Fleisch ißt, ist das ein richtiger Hammer, das drückt dich nur hinunter. Achtet einmal selber darauf, eßt nur pflanzlich – wie du froh bist, da lachst du richtig...

Ähnliche Einschätzungen sind in den Interviews häufig formuliert worden:

Ich bin im Prinzip ein Vegetarier, aber nicht so ein absoluter, aber ich habe selten das Bedürfnis, Fleisch zu essen. Das wirkt sich schon positiv aus, weil die Feinheit der Schwingung ist eine andere als wenn man Fleisch ißt.

Die „latenten Vegetarier" suchen eigene Wege und machen aus ihrer Ernährung kein Dogma. Für die meisten der Befragten ergibt sich die richtige Ernährung aus der „bewußten Lebensführung"; ein schamanischer Heiler dazu:

Ich bin kein Anti-Alkoholiker, aber ich bin ein Un-Alkoholiker. Ich trinke fast keinen Alkohol, höchstens zum Verdauen, und Fleisch muß ich auch nicht essen, aber das ist nicht puristisch. Irgendwie habe ich das Gefühl, daß der Schamanismus eigentlich dem Leben sehr nahe ist, und wenn man was tut, was für das Leben sinnvoll und nützlich ist, dann ist das gut.

Ähnlich undogmatische Einstellungen finden sich auch im Umgang mit anderen Genußmitteln. Das Rauchen etwa haben einige Befragte zu jener Zeit aufgegeben, als sie gespürt haben, daß es „sich gegen sie selbst richtet":

Nein, ich muß nichts einhalten, natürlich hab' ich gemerkt, wie das mit dem Rauchen war. Die Essenzen haben mir nicht mehr gestattet zu rauchen. Wenn ich arbeite, rauche ich nicht, und da hatte ich eine geraucht, und auf einmal ist der Rauch so schrecklich geworden, daß ich dachte, ich ziehe an einem Fabriksschlot. Dabei war das die leichteste Marke. Das hat in den Augen gebrannt. Dann probierte ich es daheim nochmals, und es ging mir eine dreiviertel Stunde lang ziemlich schlecht. Das habe ich als Fingerzeig gesehen, daß ich mit dem Rauchen aufhöre.

Auch eine andere Befragte erläutert, daß das Rauchen der Heilkunst abträglich sei, weil es zuviel Energie absorbiere:

Freunde haben das mit dem Zigarettenrauchen schon überprüft. Sie waren neugierig. Dann ließen sie es vom Radiästheten anschauen. Da haben sie sich über Kreuz hingesetzt, Zigaretten geraucht und dann das Energiefeld messen lassen. Es war ganz klein. Dann haben sie sich offen hingesetzt und keine Zigarette geraucht, da war es dann groß ...

Eine gewisse Übereinstimmung findet sich auch in der Ablehnung des Schweinefleisches, das allgemein als schädlich angesehen wird, „weil es viele Allergene hat, obwohl einem schon das Wasser im Munde zusammenlaufen kann, wenn man an der Räucherkammer vorbeigeht".

Um den positiven Umgang mit sich selbst und mit seinen Energien geht es in den meisten Aussagen, die sich auf die Ernährung beziehen, wobei der optimale Lebenswandel je individuell definiert wird. Neben der Einschätzung, daß die Kraft auch vom richtigen Lebenswandel abhängig ist, läßt sich jedoch auch die Meinung finden, daß diese von der „richtigen" Lebensführung unabhängig existiert. Aber auch in diesem Falle wird ein bewußter, freier Mensch rasch erkennen, was ihm guttut und was nicht:

Kraft ist vom Lebenswandel unabhängig. Man muß nicht sein äußeres Leben ändern, auch nicht die Ernährung. Es gibt zwar Hinweise, aber das ist dann jedem freigestellt. Es soll jeder das freie Gefühl in sich aktivieren. Er soll feinfühliger werden: Was tut mir gut, was tut mir nicht gut.

Die Freiheit, die man sich selbst zugesteht, wird auch den anderen zugestanden. Bezüglich der Ernährung, die insbesondere in den Heilsystemen anderer Kulturen eine wichtige Rolle spielt, herrscht generell eine große Bandbreite und Toleranz vor:

Ich bin wie ein Wildschwein, ich fresse alles. Ich weiß schon, im Sufismus und anderen Systemen sagt man, daß der Heiler einen besonders geläuterten Körper braucht und bestimmte Speisen nicht zu sich nehmen darf. Aber die Sufidiät macht für mich keinen Sinn. Ich dürfte zum Beispiel keine Kartoffeln und keine Tomaten essen, weil das Nachtschattengewächse sind, aber das sind meine Hauptnahrungsmittel. Und ich bin mit dem Fleisch jetzt auch mäßig geworden, aber ich bin noch lange kein Vegetarier. Im Gegenteil. Wenn ich längere Zeit nur vegetarische Kost zu mir nehme, werde ich wahnsinnig, das macht mich aggressiv, ganz komisch. Für mich gibt es keine derartigen Speisevorschriften, aber ich sage dazu, daß ich jeden respektiere, der welche hat und sie auch befolgt. Das soll jeder handhaben, wie er will.

Fasten und reinigen

Der Komplex ritueller bzw. zyklischer Reinigung wird von den Befragten ebenso individuell und undogmatisch beantwortet wie die Fragen nach der richtigen Ernährung. Reinigungsriten und zyklisches Fasten bzw. Nahrungstabus spielen ja in nahezu allen uns bekannten Magiesystemen eine wichtige Rolle. Dabei geht es erstens darum, die negativen Energien, mit denen man im Verlauf der Heilbehandlung in Kontakt getreten ist, zu neutralisieren, und zweitens um die Stärkung der magischen Wirkkraft durch die Vermeidung schwächender Einflüsse. Die Austauschbeziehung zwischen Mana und Tabu,[7] die magische Wirkkraft als Resultat der sozialen Absonderung des Magiers, Schamanen oder Heilers, ist selten anzutreffen. Die rituellen Grundlagen unserer Heilerinnen und Heiler sind sehr selten in einen unmittelbaren, tradierten sozialen Kontext eingebunden. Eine Verhaltensvorschrift, die den Heiler in einem afrikanischen Dorf auszeichnet und ihm die Aura des „Heiligen" verleiht, braucht in einer europäischen Kleinstadt keinen Sinn zu ergeben. Tabus sind Teil des gesellschaftlichen Regelsystems. Regelsysteme müssen von allen Mitgliedern einer Gemeinschaft verstanden werden – auch wenn die Bedeutungsgehalte, der Informationswert je nach Status, Geschlecht, Alter etc. verschieden sein mögen. Fehlt dieser soziale Bezug, so werden Tabus auf der Basis einer universalen Ethik und eines allgemein festgeschriebenen Rechtssystems individualisiert. Insofern haben Reinigungs- bzw. Fastenvorschriften, wie sie im Rahmen dieser Untersuchung angeführt werden, eine vollkommen andere Bedeutung als ihre mitunter „archaischen Vorläufer": Sie beschreiben einmal mehr die individuelle Strategie im Umgang mit selbst- und fremdgelenkten, spirituellen Kräften.

Stellvertretend für nahezu die Hälfte der befragten Heilerinnen und Heiler, die versuchen, zyklische Fastenperioden zur Reinigung des Körpers und zur Stärkung der Spiritualität einzuhalten, soll hier eine Heilerin zu Wort kommen, die das Fasten und Reinigen als Beitrag zu einem bewußteren Umgang mit sich selbst und nicht als notwendige Voraussetzung für die Effizienz der Magie interpretiert:

Ich merke natürlich, wenn ich Schindluder treibe. Ich möchte auch kein Extremist oder Fanatiker sein, sondern Mensch bleiben. Aber man spürt, das Fasten tut einem einfach gut. Mein Prinzip ist, für die Gesundheit etwas zu tun, nicht gegen die Krankheit. Wenn ich mich nicht danach richte, dann sinkt meine Energie und meine Wahrnehmung. Zweimal im Jahr führe ich das Heilfasten durch, wobei ich auch eine Darmreinigung mache und viel trinke. Ich mache das auch individuell, wie es mir einfällt, entweder nur Obst oder nur *Trinken*. Wenn ich Hunger habe, esse ich Gemüse oder Salat oder mache ein spezielles ‚Clean-out-Programm' mit Kräutern und Heilerde und so weiter. Und dann merke ich schon, was ich tue. Den Unterschied mußt du einfach spüren, damit man es tut, und ich merke schon, daß mein Weg auch noch nicht zu Ende ist. Es ist ein ständiges Erweitern. Wichtig ist, daß man dabei konsequent wird.

Neben der „inneren Reinigung" durch Fasten wird mit großer Regelmäßigkeit die „äußere Reinigung" durch „Abstreifen der negativen Energien" bzw. das oftmalige Händewaschen nach erfolgter Heilbehandlung genannt. Auch reinigende Bäder zur Erholung werden eingesetzt. „Nach der Behandlung nehme ich ein Bad mit Meersalz oder mit Bachblüten drin. Ich vertraue auf das, was mir gut tut", verrät eine schamanisch praktizierende Interviewpartnerin.

Mißbrauch der Kräfte und der Sexualität

Neben den Verhaltensvorschriften und den inneren und äußeren Reinigungen wird auch der Mißbrauch der Kräfte als Voraussetzung für die volle Entfaltung der Heilkraft vermieden. Dem liegt die Vorstellung zugrunde, daß magische Kraft, die in die „falsche Richtung", nämlich destruktiv, angewandt wird, die Fähigkeit schmälert, Gutes zu bewirken oder zu heilen. Auch in diesem Konzept läßt sich eine tendenzielle Trennung von „weißer und schwarzer Magie" erkennen, die ja durch das christliche Weltbild stark gefördert wird. Jedenfalls kann ein solcher Mißbrauch das Erzeugen von Abhängigkeit, die Preisgabe von Geheimnissen, eine Verhexung und auch ein Liebeszauber[8] sein, wie auch folgender Interviewausschnitt mit einem Heiler zeigt, der längere Zeit bei einem indianischen Schamanen in Amerika in die Lehre gegangen ist:

Eines sagen alle, egal ob das der östliche Schamane, die Großmutter, die Gesundbeterin oder der Indianer ist: Ich darf diese Kräfte, die mir verliehen worden sind, nicht mißbrauchen! Es werden dir keine Vorschriften in dieser Hinsicht gemacht, man darf sie nur nicht mißbrauchen. Für mich persönlich wäre es ein Mißbrauch, wenn ich Geld dafür nehme. Da würde ich Kräfte verlieren. Es wäre auch ein Mißbrauch, wenn ich gewisse Geheimnisse preisgeben würde. Wie die Einweihung funktioniert hat, soll man nicht sagen, denn es ist eine Regel. Wenn ich Menschen zu stark durch meine psychischen Kräfte beeinflusse, dann wäre das auch ein Mißbrauch. Wenn ich also Liebeszauber machen würde, weil meine Freundin weggegangen ist, was ja im Prinzip mit diesen Kräften möglich wäre, damit ich sie wieder zurückhole, dann wäre das ganz sicherlich falsch. Der Liebeszauber ist ja bei uns mittlerweile genauso gängig wie in Südamerika.

Die Verhaltensvorschriften

Eine interessante Ergänzung zu den Voraussetzungen der Erhaltung der Heilkraft kommt von dem Heiler, der sich explizit als Hexer definiert. Für ihn kommt die Vitalkraft und damit auch die Befähigung, „einen Kreis" zu leiten, aus dem Sexualbereich. Er ist der einzige Befragte, der die Verbindung zwischen Sexualität und Magie bzw. magischer Manipulation betont:

Ein Problem besteht für eine Hexe darin, daß die eigene Vitalkraft aus dem Sexualbereich kommt, was überdies auch schulmedizinisch nicht von der Hand zu weisen ist. Das ist die Kraftquelle, und in der Hexerei wird den Menschen auch gelehrt, sich aufzupolen. Aber was macht eine Frau nach dem Wechsel, und was macht ein Mensch, wenn er älter wird. Es ist wie beim Autofahren: Wenn er das nur lange genug gemacht hat, dann kann er es trotzdem. Es gibt aber auch Übungen und dergleichen. Trotzdem darf eine Hexe, wenn sie älter ist, keinen Kreis mehr leiten!

ZWISCHEN ABLEHNUNG UND AKZEPTANZ – DIE SOZIALE ROLLE DES HEILERS

Die Zuschreibung spiritueller oder gar heilender Fähigkeiten definiert eine bestimmte soziale Rolle innerhalb des unmittelbaren Lebensbereiches, die je nach dem Milieu, dem Auftreten und Agieren der spirituellen Persönlichkeit sowie nach religiösen und persönlichen Rahmenbedingungen verschieden sein mag. Religionshistorisch und ethnologisch gesehen, setzt die spirituelle oder heilende Rolle innerhalb der Gesellschaft zumeist eine bestimmte definierte „Außenseiterrolle" voraus. Ob dies nun strenge Initiationsriten im ethnologischen Sinn mit harten Prüfungen, Mutproben, Aussetzen in unwegsamen Regionen sind, oder der Zölibat im katholischen Priestertum: Stets geht es darum, die Aura des Heiligen und die spezifische Spiritualität der schamanischen oder priesterlichen Rolle durch bestimmte, von der Norm abweichende Lebensformen und Lebensregeln symbolisch zum Ausdruck zu bringen.

Im indigenen Schamanismus und in den offiziellen Religionen sind sowohl der selektive Zugang zu der spirituellen Rolle als auch die damit verbundenen Pflichten streng definiert und stellen für den Priester oder Schamanen einen Teil des spirituellen oder religiösen Systems dar. Der Grad der Institutionalisierung der Heilkompetenz mag verschieden und insbesondere in den „Hochreligionen" auch eine Folge der jeweils vorherrschenden theologischen Lehre sein; die Heilkompetenz selbst steht freilich in allen diesen schamanischen und religiösen Systemen außer Zweifel. Der Einwand, daß speziell das Christentum im Zuge der neuzeitlichen Verweltlichung einen erbitterten Kampf gegen vielfältige Formen der volksreligiösen Magie geführt hat, stimmt wohl ebenso wie die Tatsache, daß sich der Heilsanspruch und die Totalität der christlichen Weltgestaltung auch in ihren theologischen Formen erhalten haben. Die Inquisition läßt sich nur aus ihrer politischen, patriarchalen und damit soziologischen Dimension heraus verstehen.

Zudem konkurriert in ihr das mittelalterliche, dualistische Weltbild eines apokalyptischen satanischen Kampfes gegen die Schöpfung mit einer pragmatischen Kirchenpolitik, die sich auf weltliche Ziele beruft. Beide Tendenzen sind auch noch heute in den Interpretationen heilender spiritueller Persönlichkeiten auffindbar, denn einerseits wird das Stigma der Hexe zur Dämonisierung des Unverstehbaren bemüht, und andererseits wird – insbesondere im katholischen Umfeld – die Heilung, und damit das „Wunder", von seiten der kirchlichen Autorität zumeist stillschweigend akzeptiert.

Interessant ist, daß die Heilerinnen und Heiler ihre soziale Rolle – im Gegensatz zu älteren oder streng definierten magischen oder religiösen Systemen – selbst festlegen. Eine Ausnahme bilden die heilenden Priester, denn sie bauen ihre Heiltätigkeit auf der bereits definierten spirituellen Rolle des Priestertums auf. Damit sind ein fester sozialer Bezug und eine Legitimationsbasis gegeben. Sie operieren sozusagen nicht „im freien Raum" und müssen ihren spirituellen Status nicht selbst festlegen, weil er durch die Priesterfunktion ohnedies definiert ist und symbolisch und rituell zum Ausdruck gebracht wird.

Soziale Rollen werden durch die Akteure ausgehandelt; die Gesellschaft hält ein bestimmtes Repertoire an Definitionen bereit, durch das letztlich die Hierarchie und der Status bestimmt werden. Im Bereich der spirituellen Heilung variieren diese Fremdzuschreibungen stark: Von der Stigmatisierung als Hexe, über Spott und Hohn bis hin zur Integration und zur Überhöhung als Guru lassen sich nahezu alle Varianten finden. Generell kann gesagt werden, daß im ländlichen Umfeld ein tendenziell höheres Maß an Akzeptanz von seiten des unmittelbaren sozialen Umfelds besteht als im städtischen Bereich. Die Verschiedenheit der jeweiligen sozialen Rollen ist ja in der Stadt generell höher und die Notwendigkeit des Kompromisses geringer. Auffallend ist die Suche der im urbanen Bereich tätigen Heilerinnen und Heiler nach sie akzeptierenden und „tragenden" Kreisen. Dies ist sicherlich eine Folge der generellen Beschäftigung mit Heilung, die ja keine „Tätigkeit", sondern eine Lebensform ist, andererseits aber auch eine vitale Strategie zur Erhaltung des eigenen Selbstverständnisses. Nur dort, wo die Kräfte auch von anderen gesehen oder empfunden werden, können sie wirken, wohingegen „Spott und Hohn die Energien vollkommen lähmen."

Guruismus und Idealisierung

Die Überhöhung der Spiritualität und die bedingungslose Akzeptanz beschreiben einen Teil des weiten Spektrums, innerhalb dessen sich die in dieser Untersuchung befragten Heilerinnen und Heiler „von außen" definiert sehen: „Es passiert ganz leicht, daß Sie als Guru bezeichnet werden!" Ein christlicher Heiler verwahrt sich da gleichermaßen gegen eine überhöhende Etikettierung wie jener katholische Priester, der Heilungsgottesdienste zelebriert und nicht müde wird, seiner Gemeinde und den oft von weit her angereisten Gläubigen folgendes mitzuteilen: „Schaut nicht auf mich, schaut auf Jesus, er ist der Heiler, nicht ich. Man steht nur in diesem Dienst, nicht mehr und nicht weniger." Diese Erwähnung sei sehr notwendig, denn die Leute wollen einen doch „in die Höhe heben", und diese spirituelle Höhe widerspricht dem Selbstbild des Priesters, der sich lediglich als Vermittler sieht. Und dennoch haben die konstatierten Heilerfolge eine direkte Auswirkung auf die Botschaft der Liturgie:

Der Stil der Predigt hat sich verändert, weil man den Leuten klarer sagt: ‚Schaut, was wir heute gehört haben, das haben wir vor ein paar Tagen jetzt wieder erlebt.' Am Anfang haben die Leute das nicht verkraftet, sie sind aufgestanden und aus der Kirche gegangen. Aber die, die schon etliche Heilungen erlebt haben, die rufen an und sagen: ‚Bitte, Herr Pfarrer, beten Sie für die, die ins Krankenhaus kommen.' In der Weise hat sich schon viel verändert.

Auf die Zuschreibung besonderer Heilkompetenz reagiert der Priester mit der seinem Amt angemessenen Demut: „Wenn ich hochgehoben werde, dann sage ich: Ich bin nur ein armer Sünder!" Auf Idealisierung und Überhöhung kann defensiv oder offensiv reagiert werden. Ein christlicher Heiler etwa, dem in einer Talkshow des österreichischen Fernsehens mehrmals ein breiter Profilierungsraum geboten wurde, hat ein aggressives mediales Marketing betrieben. Wann immer sich Gelegenheit zur Verbreitung seiner Botschaft bietet, wird er diese in vollem Umfang nutzen, und er setzt auch seine charismatischen Gottesdienste sehr medienwirksam ein:

Nach der ersten Sendung war ein Jubel unter allen Christen im In- und Ausland. Das war ja bis jetzt zugemauert, das lebendige Christentum war ja verboten, weil die römisch-katholische Kirche und die evangelische es verboten hatten. Es gab nur Zeremonien und ganz normale Gottesdienste. Da war dann echt ein Aufbruch. Ich bekam viele Schreiben und Anrufe. Seit damals ist neue Erwartung da. Es ist doch möglich, daß wir so etwas erleben. Einige waren dagegen, die sagten: ‚Es gibt heute keine Wunder mehr, und ich muß mit dem aufhören.'

Aber auch dieser charismatische christliche Wunderheiler, auf den das Etikett des Guruismus wohl noch am ehesten zutrifft, steht in seiner sozialen Rolle als spirituelle Persönlichkeit unter Legitimationszwang:

Ich stehe in freundschaftlicher Beziehung mit einigen Pastoren in Österreich, die ein theologisches Studium absolviert haben, und die prüfen meinen Dienst und mein Leben. Ist da die Liebe daheim, ist Sanftmut, Barmherzigkeit, Wahrheit da, oder ist das ein Schauspiel. Denen bin ich untergeordnet, mit denen bin ich in Kontakt, die geben auf mich acht, daß ich immer schön am Wort Gottes bleibe und nicht nach links oder nach rechts abweiche!

Wird das Wahre, die Botschaft selbst idealisiert, so bedarf es – in den Worten der alt-christlichen Moral – des Bösen, das als Widersacher, als Weltenfürst gegen das Gute, das einzig postulierte Richtige auftritt. Der Guruismus legitimiert sich einerseits über die Wirklichkeit werdende Prophetie – in unserem Fall die eintretende Heilung – und andererseits über die Existenz der widerstreitenden Mächte, die verhindern wollen, daß das, was einzig richtig und wahr ist, richtig und wahr sein darf. Die christliche Ideologie liefert auch die neutestamentarische Lösung im Umgang mit diesen widerstreitenden Mächten: Es ist die Feindesliebe, die dem Satan, oder besser dessen Versuchungen, entgegengehalten wird. Diese gängige Interpretation macht sich auch unser Interviewpartner zunutze, wenn er angibt, den Anfechtungen seiner Botschaft und Heilkraft mit bedingungsloser Liebe zu begegnen:

Damals, als diese Konfrontation bei der Sendung war, da habe ich gewußt, der Satan hat Menschen gegen mich ausgesandt. Das beschreibt die Bibel auch, und ich fing dann an, auch für diese Menschen zu beten, weil die Bibel sagt, wir sollen das Böse mit dem Guten vergelten, wir sollen unsere Feinde lieben, Halleluja. Ist das nicht wunderbar, wir sollen sie segnen, wir sollen für sie beten, wir sollen ihnen Gutes tun. Dann, nach ein paar Tagen, ist ein Erbarmen Gottes über mich gekommen, wo Gott mir gezeigt hat, daß diese Menschen arm sind, voll Haß, voll Bitterkeit, Unfrieden und Unzufriedenheit. Sie sind alle auf dem Weg zur ewigen Verdammnis, und ich habe so geweint für diese Menschen, für ... (er nennt Frauen und Männer aus dem öffentlichen, kulturellen und politischen Leben Österreichs) und für viele andere auch. Gott zeigte mir, diese Menschen sind in seinen Augen so wichtig, so wertvoll, so kostbar. Mein Herz ist erfüllt von Leid und Erbarmen für diese Menschen: Das kann kein Mensch, das kann nur Gott geben, nur er kann es schenken, Halleluja. Und es ist was Wunderschönes, seine Feinde zu lieben, die dich fertig machen, die dich beschimpfen, die dich verleumden, die dich Sektierer und Guru nennen, für sie zu beten, voll Liebe und Tränen, Halleluja...

Entgegen der offensiven Strategie können Heiler auf idealisierende Fremdzuschreibungen auch insofern defensiv reagieren, als sie den „normalen Charakter" ihrer Alltagsexistenz besonders betonen. In der symbolischen Betonung der Alltäglichkeit scheint auch ein Schutzmechanismus vor der Entdeckung der eigenen spirituellen Besonderheit verborgen zu sein. Denn das spirituelle Ich „gefährdet" nicht nur die anderen, sondern in erster Linie den Träger dieses Ich. Folgender Interviewausschnitt stammt von einem beruflich und sozial bestens integrierten, dem christlichen Umfeld zuzurechnenden Heiler:

Die ersten Leute, die gekommen sind, haben mich wie einen Gott angeschaut. Mir ist das aufgefallen und es war mir eigentlich sehr unsympathisch. Dann habe ich gedacht, daß es etwas Besonderes ist, da habe ich dann angefangen, das Natürliche zu suchen, d. h., ich bin extra mit der U-Bahn oder mit der Straßenbahn gefahren und habe mich halt ge-

fühlt wie jeder andere, und jetzt ist das immer so. Der Umgang mit dem Besonderen ist eine eigene Persönlichkeitssache.

Die Wahrnehmung der „anderen" durch die spirituelle Persönlichkeit wird aber auch regelmäßig geprägt von parapsychologischen Ereignissen, wie sie in jeder Rechtfertigung charismatischer Charaktere anzutreffen sind. Die Bestätigung des Ich durch die „bedeutsamen Erlebnisse" kann als Legitimation der eigenen „Außerordentlichkeit" oder einfach als Folgeerscheinung der Tätigkeit interpretiert werden, wie dies auch von jenem Heiler benannt wird, der seine „Normalität" – ungeachtet der an ihn herangetragenen Erwartung – gelten lassen will:

Es kommt das, was man erwartet. Die Leute kommen und sagen, sie haben mich oder meinen Treppenaufgang schon vorher gesehen, aber das sind alles Phänomene, die man gerne hat und am Anfang als Bestätigung auch braucht, und irgendwann weiß man dann, das ist ohnedies richtig. Und dann kann man es fallen lassen.

Mehrheitlich wird von seiten der Heilerinnen und Heiler der Idealisierung ihrer Kraft und Tätigkeit mit Zurückhaltung entgegengetreten. Das mag auch darin begründet sein, daß bei der Auswahl unserer Gesprächspartner bewußt – bis auf wenige Ausnahmen – auf populistische Heiler verzichtet wurde. Diese Strategie ergab sich aus der Notwendigkeit, einerseits auch medial bekannte Heiler in die Studie aufzunehmen, andererseits aber nicht das Schwergewicht der Analyse auf ihnen aufzubauen. Ein Heiler, der die Medien für die Verbreitung seiner Botschaft und Tätigkeit nutzt, ist tendenziell eher bereit, die Idealisierung durch sein Publikum in sein Selbstbild zu integrieren, als jene, die „unter Ausschluß der Öffentlichkeit" ihrer Tätigkeit nachgehen. Ausnahmen bestätigen aber auch hier die Regel. Generell läßt sich eine vorsichtige Distanz zu der „anonymen Öffentlichkeit" ausmachen. Dies liegt auch an der polarisierten Diskussion und vor allem an den vielen Mißverständnissen und Fehlinterpretationen in diesem sensiblen Bereich, die den öffentlichen Diskurs bestimmen. Die meisten Heiler agieren aber auch gegenüber ihrem unmittelbaren sozialen Umfeld mit einiger Vorsicht. Zwar haben sie ein Selbstbild, das durch den Status der „Außerordentlichkeit" definiert werden kann, auf das Podest gehoben zu werden, als große charismatische Persönlichkeiten oder als Gurus bezeichnet zu werden, lehnen die meisten jedoch ab.

Ein christlicher Heiler, der sein Initiationserlebnis erst relativ spät hatte, will die Heilbefähigung als eine von vielen Gaben sehen, die einem Menschen auf den Lebensweg mitgegeben werden können. Und so beantwortet er auch die etwaigen Idealisierungen sinngemäß mit dem Gleichnis von den Talenten, in dem es ja primär darum geht, daß der Mensch je nach spezifischer Befähigung das Beste aus seinem Leben macht:

Warum es so ist und warum es einen Einstein gegeben hat und ich keiner bin, das weiß ich nicht. Aber jeder soll draufkommen in seinem Leben, wo seine Fähigkeiten sind. Ich habe auch 45 Jahre gebraucht, bis ich draufkam, daß ich was mit meinen Händen machen kann, und das macht mir riesigen Spaß, obwohl ich früher andere Berufe hatte. Die Bevölkerung sieht einen dann schnell als Guru – auch wenn die Leute nicht daran glauben. Da sage ich dann: ‚Du bist ein guter Landwirt, das bin ich vielleicht nicht, und du bist ein guter Schlosser. Akzeptiere das bitte, daß ich einen anderen Beruf habe, von dem du vielleicht keine Ahnung hast.' Die Leute glauben oft nicht daran. Das ist ihre Sache, ich kenne mich bis heute nicht aus mit der Relativitätstheorie, kann damit auch nichts anfangen. Es gibt manche, die sagen: ‚Du hast eine göttliche Gnade, du bist ein Heiler!' Das möchte ich gar nicht so betont sehen; wir wissen, daß wir aus den Gaben, die wir bekommen haben, etwas machen müssen. Das sage ich auch den anderen, bei denen ich spüre, daß sie solche Kräfte haben. Ich sage dann: ‚Du hast es nicht umsonst, du mußt das nützen.'

Das Stigma der Hexe

Die Etikettierung des Fremden, Bedrohenden, Magischen durch das Stigma der Hexe hat eine lange Geschichte. Beginnend mit der Durchsetzung patriarchaler Strategien im Zuge der Etablierung neuzeitlicher Philosophie und Herrschaftsstruktur[9], spielt auch Ende des 20. Jahrhunderts das Stigma der Hexe eine nicht unwesentliche Rolle bei der gesellschaftlichen Ausgrenzung von magischer Praxis und nonkonformem Verhalten. Die Hexe bedroht den Bürger durch die ihrem Wesen zugeschriebenen Eigenschaften: „Wildheit, Unberechenbarkeit, magische Manipulation, Ungebundenheit, geheimes Wissen und Freiheit" sind einige Attribute, die den Hexen seit Jahrhunderten zugeschrieben werden.[10] Diese spezifischen Zuschreibungen sind nicht bloß Relikte der Aufklärung in der modernen Gesellschaft, sie sind – als Fremdzuschreibungen – auch in der sogenannten Dritten Welt fest verankert. Freilich wird den Hexern dort, wo die Gesellschaft noch stärker in die magischen Strukturen eingebettet ist, mehr magische Kompetenz zugeschrieben als in der westlichen Gesellschaft, in der der Glaube an magische Manipulation generell wesentlich schwächer ist.[11] Für das Stigma der Hexe ist die Zweiteilung in „weiße" und „schwarze" Magie unerheblich. In der „modernen westlichen Welt", in der die Kunst des „Verhexens" faktisch verschwunden ist, werden auch mit besonderer

Heilkraft befähigte Menschen noch gerne – und allen Ernstes – als Hexe bezeichnet. Als wäre dies ein Widerhall aus der archaischen Welt, scheint die Befähigung, Gutes zu tun und zu heilen, auch die Befähigung einzuschließen, anderen zu schaden. Abgesehen davon „irritieren" spirituelle Persönlichkeiten allein schon durch ihren unkonventionellen Lebensstil, was aus dem Blickwinkel der „Normalität" heraus– trotz aller Scheinliberalität unserer Gesellschaft – bestraft werden muß: Spott und Hohn, der Vorwurf der Scharlatanerie und Unwissenschaftlichkeit sind einige von vielen Strategien. Bis auf einen sich explizit als Hexer bezeichnenden Interviewpartner wird dieses Stigma nicht positiv umgedeutet. Die meisten – insbesonders im ländlichen Raum – empfinden den Vorwurf, eine Hexe zu sein, als kränkend und degradierend. „Ich finde nicht, daß das, was ich mache, mit einer Hexe zu tun hat. Das finde ich beleidigend und idiotisch!" Auch weiß diese Interviewpartnerin von Fällen zu berichten, bei denen Leute, die sie nachweislich als Hexe angegriffen hatten, dieses Bild nach erfolgreicher Heilbehandlung revidiert haben:

Eine Frau hat es dann sogar selber zugegeben, daß sie mich immer als Hexe bezeichnet hat. Der konnte niemand helfen, und so ist sie dann zu mir gekommen. Und ich konnte ihr eigentlich ganz gut helfen, als sie erkrankt war. Sie sagte mir ‚Weißt Du, man ist so ungerecht, dabei weiß man einen ganzen Schmarrn!' Das muß man halt ertragen!

Für andere hat die Ausgrenzung als Hexe aber noch bedeutend negativere Konsequenzen. Sie fühlen sich aufgrund ihrer spirituellen Persönlichkeit nicht nur „anders als die andern", sondern in gewisser Weise auch verfolgt. Zwar betonen ausnahmslos alle, daß die positiven Aspekte ihrer Tätigkeit und auch die Kraft, die sie von jenen empfangen, die ihrer Tätigkeit offen und dankbar gegenüberstehen, überwiegen, doch reichen die Angriffe „bis hin zu echten Verfemungen":

Ich bin in der Umgebung als Hexe verschrieen und von vielen gefürchtet. Wer mit mir Kontakt hat, muß in sich hineinschauen. Das ängstigt, führt zu Angriffen, das hat fast keine Grenzen. So haben z. B. in der Steiermark einige dafür gesorgt, daß ich in der ganzen Region keinen Job mehr kriege. Eine einzige Firma hat schließlich Mumm in den Knochen gehabt, der Verfemung entgegenzutreten. Das ist aber nur eine Frage des Rückgrats.

In der Wahrnehmung der „Bevölkerung" werden nach Aussage einiger Interviewpartner speziell einige traditionelle Praktiken wie das „Wünschelrutengehen" oder das „Austreiben der schlechten Dämonen" als typische Betätigungsfelder der Hexe angesehen. Vor allem, wenn es sich um weibliche Hexen handelt. Auch bezüglich der Hexenattribute wie Freiheit oder Selbständigkeit werden Frauen aufgrund der Abweichung von patriarchalen Rollen- und Normvorstellungen schneller und nachhaltiger als Hexen stigmatisiert als ihre männlichen Kollegen:

Ich selber fühle mich keineswegs anders. Jeder Mensch hat dieselbe Würde. Wie weit ich in meiner Entwicklung bin, das betrifft nur mich. Es gibt so viele Menschen, die um Welten weiter sind. Ich kann mich nur bemühen, weiterzugehen, aber das erzeugt Angst und Bedrohung. Ich bin schon sehr oft als Hexe abgestempelt worden, besonders wenn ich mit der Wünschelrute gegangen bin!

Kirchlich legitimierte Spiritualität

Einen gewissen Sonderstatus nehmen jene Priester ein, die Heilungsgottesdienste zelebrieren bzw. „Gesundbeten" praktizieren. Aufgrund ihrer klerikalen Funktion ist ihnen von vornherein ein besonderer sozialer Status zugeschrieben, auf dem die Akzeptanz der heilenden Tätigkeit aufgebaut werden kann. Dieser Sonderstatus drückt sich auch in der rechtlichen Stellung heilender Priester aus, da es sich bei diesen Heilungen um Tätigkeiten handelt, die der staatlichen Gesetzgebung und Vollziehung entzogen sind. Geistiges Heilen kann in diesem Fall als religiöser Ritus einer „gesetzlich anerkannten Kirche oder Religionsgesellschaft" begriffen werden.[12] Nur diesen sichert Art 15 des „Staatsgrundgesetzes vom 21. Dezember 1867 über die allgemeinen Rechte der Staatsbürger"[13] das Recht der autonomen Regelung ihrer „innerkirchlichen Angelegenheiten" zu. Staatliche Eingriffe in diese Autonomie wären als Verletzung des Grundrechts der jeweiligen Kirche vom österreichischen Verfassungsgerichtshof aufzuheben. Läßt sich eine „Gebetsheilbehandlung" daher z. B. als „religiöse Feierlichkeit" qualifizieren – wobei es *allein* auf das diesbezügliche Selbstverständnis der gesetzlich anerkannten Kirche oder Religionsgemeinschaft ankommt –, so handelt es sich damit um eine Tätigkeit, die der staatlichen Gesetzgebung und Vollziehung entzogen ist.[14] Um es auf den Punkt zu bringen: „Heilt" ein katholischer Priester eine Person im Rahmen eines Exorzismus, so verstößt er nicht gegen das Gesetz[15]

Somit bleibt festzuhalten, daß Geistheilbehandlungen, die aufgrund des Selbstverständnisses einer gesetzlich anerkannten Kirche oder Religionsgesellschaft zu deren innerkirchlichen Angelegenheiten zählen, nicht den einschlägigen Bestimmungen des Steuergesetzbuches und des Ärztegesetzes unterliegen; bezüglich solcher Handlungen bestehen nach herrschender Lehre und Judikatur weder gerichtliche noch verwaltungsrechtliche Strafdrohungen.

Die Amtskirche räumt heilerischen Aktivitäten – sofern sie nicht zu missionarisch betrieben werden – einen weiten Spielraum ein, so daß – zumindest bei den von uns befragten Priestern – keine wie immer gearteten Konflikte mit der kirchlichen Obrigkeit aufgetreten sind. Heilung steht im kirchlichen Umfeld in einem völlig andersgearteten und kulturell stark tradierten Legitimationskontext, denn der Erwerb der sozialen Rolle als Heiler ist primär nicht an die zugeschriebene Heilkompetenz, sondern an die sakrale priesterliche Berufsrolle gebunden. Dies dürfte die betroffenen Personen auch entlasten bzw. ihnen zumindest tendenziell einen unbefangeneren Umgang mit den Fremdzuschreibungen ermöglichen, da sie ja daran gewöhnt sind, eine exponierte Stellung innerhalb ihres unmittelbaren sozialen Umfeldes einzunehmen; eine Stellung, die nicht nur mit Akzeptanz bedacht wird, sondern natürlich auch stark polarisiert. Die dem Heiler oft zugeschriebene „Außenseiterrolle" ist implizit in der sakralen Rolle des Priesteramtes angelegt. Die sakramentale und liturgische Kompetenz, der pastorale Anspruch und die psychologische Begleitung von Menschen, insbesondere in schwierigen Lebenssituationen bis hin zum Tod, machen den Priester zu einem Menschen, der als „über den Alltagsdingen stehend" gesehen wird. Die sakrale Rolle erscheint so als Voraussetzung für die Entfaltung von heilender Tätigkeit, ähnlich wie bei den traditionellen Priestern und Schamanen in anderen Kulturen und Religionen. Ein junger, Heilungsgottesdienste durchführender Priester sieht in der Rolle des Priesters nicht nur einen guten Zugang zu den wirklichen Lebensproblemen und den wirklichen Nöten der Menschen, sondern auch eine Chance, die Vorstellungen von Kirchlichkeit durch einen anderen, offenen Umgang mit dieser tradierten Rolle zu verändern:

Natürlich wird man auch als Außenseiter gesehen, aber das nehm' ich wahrscheinlich insofern nicht so sensibel wahr, weil man als Priester sowieso in der Ecke steht. Das heißt, du bist irgendwo anders, und damit lebe ich. Das wäre nicht viel anders, wenn ich diese Heilungsgottesdienste nicht machen würde. Meine Rolle beinhaltet für mich ein großes Potential. Es ist wirklich eine Rolle im guten Sinn, aber ich bin sicher nicht der Herzeigepriester, der eine Idealbeschreibung verkörpert, die von ‚oben' kommt. Ich muß sagen, ich will das auch gar nicht sein; ich sehe meine Rolle so, und ich fühle mich wohl in der Kirche. Ich verberge denen nichts, was ich lebe; und wenn sie mich nicht rausschmeißen, dann fühle ich mich getragen, mehr Erwartung habe ich nicht. Ich erwarte von der Obrigkeit, daß sie insofern zu mir steht, als sie sich mit dem, was ich ihnen offenlege, beschäftigt. Ob sie es tun oder nicht kontrolliere ich nicht. Aber ich habe keine Probleme und habe mir die Rolle wahrscheinlich auch gesucht. Es ist mir kein Bedürfnis, so normal zu sein, daß ich nicht auffalle. Wahrscheinlich falle ich gerne auf, also kränkt es mich nicht.

Der unkonventionell denkende und unkonventionell lebende Priester sieht die Tätigkeit im Bereich des „Gesundbetens" als Teil seines unkonventionellen Amtsverständnisses, das aber durchaus seinen Platz innerhalb der Kirche hat:

Es gibt keine Konflikte mit der Kirche. In diesem Punkt ist das Bild der Kirche in der Öffentlichkeit nicht präzise genug. Es ist innerhalb dieser Gemeinschaft ein großer Unterschied, ob etwas von oben vorgegeben wird oder nicht. Wenn nicht, dann können die Prozesse laufen.

Die offizielle Kirche läßt ihm stillschweigend einen großen Spielraum, sofern er nicht „sektiererisch" auftritt:

Angenommen, es steht jetzt im Diözesanblatt, es ist wichtig, daß in jeder Pfarre Heilungsgottesdienste mit Handauflegen durchgeführt werden, dann werden sich die Leute aufregen und spalten. Ein Pfarrer hat nicht gerade Narrenfreiheit, aber er hat einen unheimlich großen Spielraum, was er jetzt macht. Man löst normalerweise, wenn man niemand mit Gewalt dazu bringen will, überhaupt keine Konflikte aus.

Bei seinen kirchlichen Mitbrüdern stoßen die Heilungsgottesdienste auf höchst unterschiedliche Resonanz:

Es gibt einzelne, die sagen, das interessiert mich, die schauen sich das an; einige schicken vielleicht sogar Leute, es gibt wieder andere, die interessiert das nicht, sie haben vielleicht auch Scheu davor. Aber der Bischof, der ist prinzipiell, wenn es nicht gerade etwas ist, das verboten ist, über jede Initiative froh. Der sagt, okay, du machst das halt, das ist deine Art, und das ist offensichtlich nicht schlecht, wenn es den Leuten etwas gibt. Aber er würde auch nicht sagen, das müßt ihr jetzt alle machen, und insofern habe ich da keine Probleme, weil ich auch nicht der Typ bin, der in der Weise missionarisch ist und jetzt die Kollegen abklappert und sagt: ‚Das sollst du auch unbedingt einmal machen'.

Die hier dargestellte Haltung der Amtskirche entspricht dem Dilemma oder, positiv ausgedrückt, dem großen theologischen Interpretationsspektrum zwischen christlich erwünschtem Wunderglauben und nicht erwünschtem Aberglauben. Der theologische Diskurs darüber ist so alt wie die Amtskirche selbst und hat, trotz heftig und auch gewalttätig ausgefochtener Konflikte, keine verbindlichen Kriterien zur Klärung para-normaler Phänomene festzulegen vermocht. Die prüfenden vatikanischen Kommissionen und Experten werden erst dann tätig, wenn ein offizielles Prüfungsverfahren entweder beantragt ist – etwa bei Seligsprechungen – oder aufgrund des Öffentlichkeits- oder Konfliktcharakters notwendig geworden ist. Ansonsten wird die heilende Spiritualität durch das weite Spektrum „aller möglichen Wunder" legitimiert, die in der Logik der katholischen Lehre Platz finden und auch unter dieser Schirmherrschaft stattfinden.

Diese Schirmherrschaft definiert nach Aussage des zitierten Interviewpartners auch einen „gewissen Graubereich", innerhalb dessen rituelle Praktiken oder auch Lebensstile praktiziert werden können, die nicht dem offiziellen amtskirchlichen Verständnis entsprechen. Er vergleicht die unkonventionelle Heiltätigkeit mit einem anderen, derzeit heftig diskutierten Normbruch in der Kirche – dem Bruch mit dem Zölibat:

Das ist auch so etwas, was man nicht laut sagen darf: Darf ich das? Das wird halt toleriert. Wenn ich nicht Verstecken spiele. Es ist in der katholischen Kirche ja so, daß manche Entwicklungen genau in diesem Grauraum entstanden sind und daß immer wieder Dinge passieren, die eigentlich offiziell nicht erlaubt sind, aber die aus irgendeinem Grund aus Ignoranz, oder aus Mangel an Kontrolle oder aus Feigheit einfach toleriert werden. Und manchmal gibt es auch einen Entwicklungsschritt, daß eine Bestätigung kommt und man sagt, eigentlich ist das gar nicht so schlecht. Ich persönlich glaube, daß es mit dem Zölibat auch so sein wird...

Für einen anderen schamanisch orientierten Heiler ist die Akzeptanz durch die Kirche bzw. deren Vertreter nicht nur aus Gründen der Legitimation, sondern insbesondere auch deshalb wichtig, weil im kirchlichen Umfeld generell mehr Achtung und Respekt vor spirituellen und sakralen Dingen anzutreffen sind als in einem säkularen Umfeld. Er, der selbst kein Priester ist, sieht sich der sakralen Rolle verwandt und betont, daß es ihm wichtig sei, von seiten der „offiziellen Religion" als spirituelle Persönlichkeit anerkannt zu werden.

Ich habe sehr, sehr wenig über meine Tätigkeit geredet. Manche wissen es nicht, und insofern habe ich vielleicht auch Glück gehabt, daß es nicht an die falschen Ohren gekommen ist. Ein Punkt ist wesentlich: Ich möchte, daß die Menschen in der Gemeinde, in der Kirchen- oder Pfarrgemeinde, das auch anerkennen. Durch den Pfarrer gibt es einen Respekt vor Spiritualität und spirituellen Methoden überhaupt, und deswegen steht ein Großteil meines Bekanntenkreises diesem Phänomen auch positiv gegenüber. Das ist das eine; das zweite ist, daß z. B. in unserer Firma ein Polier auf mich zugekommen ist und gesagt hat, wenn er eine schwierige Baustelle hat, wo es gefährlich ist, dann nimmt er sich einen Schutzpatron. Er ist in einer charismatischen Bewegung, und ich habe damals nur gesagt: Ja! Das sehe ich auch so, das finde ich gut. Ich habe nichts über die schamanische Methode geredet. Mittlerweile wissen sie wahrscheinlich ein bißchen mehr, daß ich mich mit solchen Sachen beschäftige, aber ich verwende eine allgemeine Sprache. Man soll die Dinge schon beim Namen nennen, aber man muß nicht schamanische Fachausdrücke verwenden.

Ein christlich heilender Mönch betont das Vertrauen, das ihm aufgrund seiner priesterlichen Rolle und aufgrund des Sakramentes der Beichte entgegengebracht wird. Das Sakrament sei auch eine spezifische Form der Heilung, die

„Erneuerung der Seele" schaffe ein „neues, heilsames Bewußtsein". Auch er sieht sich aufgrund dieser Rolle prinzipiell in einer Außenseiterposition, die aber den Zugang zu den Nöten der Menschen erleichtere:

Ich habe diese Problematik als Mönch sowieso, daß man in gewissem Maße abgesondert ist. Mit der Anerkennung ist es so, daß die Leute froh sind, wenn sie jemandem ihr Herz ausschütten können und man mit ihnen betet. Und es ist anonym, keiner erfährt was. Das ist der Sinn des Beichtgeheimnisses. Mir sagen eine ganze Reihe Leute: ‚Wenn das mein Mann wüßte, der würde mich erschlagen!'

Aufgrund des Vertrauens, das dem Mönch entgegengebracht wird, wenden sich auch viele Hilfesuchende wegen physischer Beschwerden an ihn. Seine Tätigkeit als Heiler und seinen Zugang zur christlich-spirituellen Heilung hat er einmal im Rahmen einer öffentlichen Veranstaltung, zu der nicht nur die Mitglieder des Konventes, sondern auch die der Gemeinde geladen waren, mit – wie er betont – gutem Erfolg dargestellt. Das Interesse sei groß gewesen, 120 Leute seien gekommen; obgleich auch der Mönch immer wieder mit einer gewissen Scheu insbesondere von seiten der männlichen Bevölkerung konfrontiert wird: „Am Tag nach der Veranstaltung hat der Maurerpolier gesagt: ‚Du weißt, ich wäre gerne gekommen, aber das ist mehr für die Frauen. Da habe ich mir gesagt, da gehe ich nicht hin. Ich weiß, du meinst, ich sollte wieder einmal beichten gehen...'". Für den Mönch ist dieses Aussage insofern typisch, als Frauen wesentlich häufiger zur Beichte gehen und auch wesentlich häufiger spirituelle Heilung im physischen Bereich suchen als Männer. Die „Klientel" dieses christlichen Heilers deckt sich also größtenteils mit den Empfängern der christlichen Sakramente, wodurch auch die heilende Tätigkeit durch die priesterliche Funktion nachhaltig legitimiert ist.

Die „freundlichen Außenseiter"

Außenseiterrollen müssen nicht zwangsläufig negativ besetzt sein. Ein guter Teil der von uns befragten Heilerinnen und Heiler sehen sich bzw. werden in der Rolle des netten „freundlichen Außenseiters" gesehen. Mit einer gewissen Scheu schreibt das soziale Umfeld ihm einen Sonderstatus zu, wobei die Bewertungen zwischen Ablehnung und Akzeptanz schwanken, aber zu keinen offen ausgetragenen Aggressionen, Aversionen oder Konflikten führen. Voraussetzung für diese Rolle ist die einigermaßen gute, lebensweltliche Integration der Heilerin oder des Heilers in das soziale Umfeld und auch die Befähigung, in einer allgemeinverständlichen Sprache mit den Menschen zu kommunizieren. Eine Sprache also, die nicht „arrogant" oder „abgehoben" oder „bewußt anders" wirkt. Ein Heiler bemerkt:

Die anderen respektieren mich eigentlich alle. Das dürfte auch an meiner Persönlichkeit liegen. Ich spreche ja nach Bedarf katholisch oder ordinär oder akademisch usw., so daß ich jederzeit dem entsprechenden Umkreis klarlegen kann, daß das schon etwas ist, was nicht schlecht ist...

Mit den „Leuten sein und reden" und keinen exemplarisch anderen Lebensstil „nach außen tragen" – dies sei wichtig für die Akzeptanz als freundlicher und netter Außenseiter. Ebenso wichtig sei es zu akzeptieren, wenn andere nicht an den Heilungserfolg glauben können. Eine im ländlichen Bereich praktizierende Heilerin berichtet:

Ich habe nicht viele Probleme; ich glaube, es kommt drauf an, wie man sich verhält. Beim Verein, in einer Gesellschaft oder auf einem Ball verhalte ich mich, wie ich mich immer verhalten habe, und habe mit der Bevölkerung wirklich keine Probleme. Ich fange auch nicht an, darüber zu reden; wenn jemand will, dann gebe ich Rede und Antwort. Ich habe kein Problem damit, wenn man mir sagt, das kann ich nicht glauben. Das ist in Ordnung, und das stört mich auch nicht.

Ein anderer schamanisch praktizierender Heiler kennt die Rolle des „freundlichen Außenseiters" seit seiner Kindheit. In dieser Rolle wurde ihm auch stets vermittelnde Kompetenz zugeschrieben:

Ich war immer der, der zu keiner Gruppe, keiner Gang, wie man es heute bezeichnet, gehört hat. Aber wenn es zwischen zwei Gangs Probleme gegeben hat, dann hat man mich geholt, um zu vermitteln. Ich bin also immer etwas abseits gestanden. Man ist mit mir nie Freundschaften eingegangen, aber man hat mich immer zum Bekanntenkreis gezählt. So ist es auch noch heute. Ich höre mir die Probleme erst von beiden Seiten an.

Obgleich sich dieser Heiler mit keinen unfreundlichen Angriffen auf seine Person oder Tätigkeit konfrontiert sieht, berichtet er doch von der Vorsicht, die er dann an anderen wahrnimmt, wenn sich ein engerer Kontakt ergibt:

Wenn man sich mit mir näher abgibt, wird man sehr vorsichtig. Wenn ich in einen Raum komme, wo Personen drin sind, die sich zuerst fröhlich unterhalten haben, wird das eine andere Fröhlichkeit, wenn ich komme. Das ist das, was mir die Leute dann einzeln näher erzählen. Sie würden es z. B. in der Gruppe nie zugeben.

Die spirituelle Persönlichkeit hat in diesem Falle einen schlichten, beruhigenden Einfluß auf die Menschen, wobei in dieser Fremdwahrnehmung seine soziale Rolle als „freundlicher Außenseiter" gespiegelt wird:

Ich kann nur das sagen, was die anderen sagen, ich kenne es nicht anders. Es wird vorsichtiger geredet. Man überlegt, wenn ich komme, einfach viel mehr, bevor geredet wird. Wenn zwischen zweien Streit ist, schlichtet er sich teilweise von selber, wenn ich komme, ohne daß ich eingreife, einfach nur durch mein Erscheinen.

Die „freundlichen Außenseiter" schreiben sich selbst eine stark positiv wirkende Aura zu, ein Selbstbild, das ihnen zumindest teilweise von außen bestätigt wird:

Viele nehmen mich schon als normal wahr, wobei sie aber sagen: ‚Du hast einfach so eine tolle Ausstrahlung – bei dir spürt man, daß du die Dinge tust, die du sagst.' Das sagen schon viele, das merke ich auch in den Seminaren. Also ich mache auch oft die Erfahrung, daß mich Menschen anschauen, wie wenn ich vom Mond käme, weil sie vielleicht irgendetwas sehen oder spüren, was sie nicht verstehen.

Auch für diese schamanisch praktizierende Heilerin ist die Angleichung der Sprache eine Voraussetzung für die Akzeptanz:

Diesbezüglich hab' ich aber schon das Verhalten geändert. Früher bin ich sofort in den esoterischen Touch hineingekommen, und dann ist es den Leuten schnell zuviel geworden, und da mußte ich auch lernen, wann der ‚break' angesagt ist. Wenn sie mich fragen, gebe ich gern Antwort, aber ich werde mich nicht so darstellen.

Doch nicht immer muß diese „positive Aura" erfreuliche Konsequenzen für die soziale Umwelt haben. Sie kann auch Aggressionen auslösen, weil die Intensität der Wahrnehmung und damit der Empfindungen entweder „geneidet" wird oder zu starken emotionalen Reaktionen führt:

Mir ist es in der letzten Zeit oft passiert, daß ich sehr starke Empfindungen auslöse. Unlängst ist eine Frau zu mir gekommen, die sofort zu weinen begonnen hat. Das ist natürlich schwer zu interpretieren. Sie nimmt meine Aura wahr, und ich habe die Dinge vielleicht schon gelöst, die bei ihr gerade aufbrechen. Und in dem Moment kommen bei ihr die Tränen. Eine Freundin von mir hat gesagt: ‚Du, letztes Mal bist du so aggressiv geworden.' Ich habe geantwortet, daß ich mich entschuldigen würde, wenn ich aggressiv gewesen wäre, aber ich war einfach ruhig. Die Aggression ist nicht von mir gekommen, aber meine Energie hat das in ihr ausgelöst, das passiert mir immer häufiger.

Den richtigen Umgang mit diesen Fremdzuschreibungen und starken emotionalen Reaktionen hat die Heilerin erst lernen müssen. Die Loslösung aus Schuldzuschreibung und Verantwortung wird als Voraussetzung für die Praxis „bedingungsloser Liebe" angesehen:

Ich denke mir, ich muß das einfach annehmen, so wie es ist. Ich habe auch lange gebraucht, bis ich mich nicht für alles verantwortlich und schuldig gefühlt habe, wenn es jemandem nicht gut geht. Ich fühle mich für keinen Patienten mehr verantwortlich, sondern für mich selber, und ich will mich auch nicht mehr schuldig fühlen müssen. Das ist ein ziemlich altes Muster, das wir alle drinnen haben. Und da hab' ich schon die Erfahrung gemacht, daß manche mit dieser Liebe und diesem Licht nicht umgehen können. Durch meine Arbeit werden die Dinge einfach feinstofflicher in meiner Aura. Man kann einen Menschen auch mit Licht und Liebe erdrücken, für manche ist das zuviel. Dann reagiert er im negativen Sinn. Er denkt: Nein, das ist mir zu esoterisch oder vielleicht zu lieb oder was weiß ich... Das nehme ich nicht mehr persönlich, ich versuche urteilsfreier zu werden und auch bedingungsloser; aber bedingungslose Liebe ist ja einer der schwierigsten Lernprozesse; ich würde auch nicht sagen, daß ich das schon kann, aber ich bin dabei. Ich versuche eben nicht mehr zu urteilen, sondern die Menschen als Menschen wahrzunehmen!

Ein im ländlichen Raum tätiger Heiler betont, daß man die allgemeine Akzeptanz fördern kann, indem man auf expressive Lebensstile oder Selbststilisierungen verzichtet. Diese würden nur Polarisierung schaffen und seien obendrein auch nicht authentisch:

Ich trage das eben nicht nach außen, und ich denke mir, man sieht es mir auch nicht so an, und ich halte auch nichts von den Pseudoschamanen, die da mit ihren Fransengewändern und Federn im Haar herumlaufen. Ich halte das für lächerlich. Ich meine, ich bin kein Indianer und werde auch nie einer sein, ich werde auch nie ein Buddhist sein. Und so habe ich weniger Probleme. Wenn es direkt zu einem Gespräch kommt – dann muß eine Klärung her, aber das schaffe ich ohnehin immer wieder...

Auch dieser Heiler sieht in der allgemeinen Verständlichkeit der Sprache eine Aufgabe und Herausforderung:

Das erste, was da kommt ist: „Ja glaubst du nicht an Gott oder bist du nicht katholisch?" Ich sage dann immer wieder, das hat nichts mit Glauben zu tun, ich könnte das genauso gut machen, wenn ich katholisch wäre oder sonst was. Ich sehe es nicht als Widerspruch, absolut nicht. Ob du jetzt sagst, dein Krafttier oder dein Engel oder dein Schutzengel, das ist dir überlassen...

Auch wenn jene „freundlichen Außenseiter", die einem Hauptberuf nachgehen, versuchen, ihre heilende Tätigkeit von dem beruflichen Umfeld zu trennen, werden sie regelmäßig darauf angesprochen, um Rat gefragt oder auch „harmlos" kritisiert. Die einen Kollegen betrachten die heilende Tätigkeit mit Achtung und Respekt, die anderen „als liebenswerte Marotte", die dritten wiederum „mit Scheu und Vorsicht". Diesen Wahrnehmungsmustern gemein ist, daß „freundliche Außenseiter" nicht polarisieren und von den jeweiligen anderen auch nicht als polarisierend wahrgenommen werden. Oft bedarf es der Schlüsselerlebnisse, um die Barrieren zu durchbrechen. Ein Heiler berichtet von einer sehr skeptischen Arbeitskollegin, mit der er eine schamanische Reise unternommen hat. Erst längere Zeit danach, während einer betrieblichen Weihnachtsfeier, als der Alkohol „ihre Zunge gelöst hat", habe sie sich bei ihm bedankt und ihm zu verstehen gegeben, daß diese Reise ihr sehr geholfen habe. Ein anderer Heiler hat – nach eigenen Angaben – die Schwägerin eines Arbeitskollegen von einem Krebsleiden geheilt. Dieser sei Kommunist, und deswegen sei bei ihm das Verständnis für solche Dinge auch sehr beschränkt. Trotzdem fahre dieser Arbeitskollege, der Angst vor Autobussen und Aufzügen hat, seit damals regelmäßig mit ihm im Aufzug. Seine Begründung: „Ihre Geister werden uns schon helfen, wenn wir steckenbleiben!"

„Esoterische Spinner" und die Konstruktion von Subkulturen

Zwischen der Rolle des „freundlichen Außenseiters" und der Verunglimpfung als „esoterischer Spinner" ist oft nur ein schmaler Grat. In einigen Fällen ist es das familiäre Umfeld, das die persönlichen und lebensweltlichen Schritte im Zuge der Initiation nicht nachvollziehen kann. Ein Heiler, der sich sonst als „freundlicher Außenseiter" einigermaßen akzeptiert fühlt:

Meine Frau und meine Schwiegermutter, beide, haben gesagt – ich spinne. Da habe ich zu meiner Frau gesagt: ‚Wenn ich so unsere Lebensweise betrachte, deine und meine, und was wir so sind, dann frage ich mich wirklich, wer da eigentlich spinnt.' Die ‚normale Lebensweise' ist stark neurotisiert. Ich weiß auch warum; meine Frau hat Schwierigkeiten gehabt, aber sie hat sich angepaßt. Meine Frau sagt jetzt, daß ich ihre Mutter nicht so ernst nehmen darf. Sie meint, ich zeige Dinge, die man nicht zeigen soll...

Einschneidende Veränderungen und unkonventionelle biographische Schritte, die Hinwendung zu einer spirituellen Heiltätigkeit mit allen daraus resultierenden Konsequenzen im persönlichen Denken und Handeln irritieren, befremden oder ängstigen die nahestehenden Menschen oft mehr als das berufliche oder soziale Umfeld. Beziehungen und Lebensgemeinschaften können dabei in die Brüche gehen, Identitätskrisen ausgelöst werden. Das konventionelle Interpretationsmuster und die gemeinsame Lebensanschauung geraten ins Wanken, werden revidiert, müssen zumindest zwischen den Akteuren neu ausgehandelt werden. Das Stigma des „esoterischen Spinners" ist auch ein Symbol der Bedrohung, die der sich verändernde und der sich „verrückende" Mensch in seiner unmittelbaren Umgebung auslöst.

Berufliche und soziale Integration federn die negativen Implikationen, die im Stigma des „esoterischen Spinners" angelegt sind, tendenziell ab. Einem Menschen, der beruflich etabliert ist und auch sonst „mit beiden Beinen im Leben steht", verzeiht die profan eingestellte Umwelt viel eher „esoterische Attitüden":

Ja, man wird schon komisch angesehen, nur trauen sich die Leute das bei mir nicht offen auszusprechen, weil ich in einem urpraktischen Beruf, als Jurist in der Diplomatie, tätig bin. Ich vertrete eben die Wirtschaft und vertrete ein Land, und dadurch kommt keiner auf die Idee, offen zu sagen, daß man mich für einen Spinner hält. Hinter vorgehaltener Hand natürlich, aber sie sind der Meinung, wenn jemand im Leben steht und etwas Reales macht, daß er dann halt nicht so leicht niederzuargumentieren ist. Aber eine gewisse Scheu, allein schon vor dem Wort Schamanismus, haben fast alle!

Ein anderer Interviewpartner, der zudem erfolgreicher Therapeut ist, berichtet ähnliches:

Als ich das erste Seminar ausgeschrieben habe, haben viele Kollegen gesagt: ‚So, jetzt spinnt er!' Speziell auf seiten der Krankenkasse dachte man: ‚Schamanische Arbeit, da weiß man sofort, der spinnt.' Andererseits habe ich als Therapeut ja einen gefestigten Ruf, und daher kann mir das recht wenig anhaben. Es kann schon sein, daß Klienten wegfallen, dafür kommen halt andere, das ist nicht so wichtig. Das ist es mir jedenfalls wert, und ich halte es für seriös und fühle mich auch nicht als Esoteriker – auch wenn ich von einigen so bezeichnet werde. Die schamanischen Heilungsformen kann man ja mit Fug und Recht als die ältesten Psychotherapieformen bezeichnen, auch als die ältesten Medizinformen. Wenn bei uns nur ein Teil der Wirklichkeit ernstgenommen wird und der andere Teil nicht, so sind eher die zu bedauern, die es ablehnen. Ich halte es auch für unwissenschaftlich, das abzulehnen, man müßte zumindest das Phänomen ernst nehmen, selbst wenn man es als Naturwissenschafter nicht erklären kann.

Fehlender Akzeptanz wird durch unterschiedliche Strategien begegnet. Einem im Bereich Materialisation und Telepathie arbeitenden Heiler ist der Halt und die Unterstützung in der eigenen Familie wichtig:

Ja, ich werde als Außenseiter angesehen. Es gilt wirklich das Sprichwort vom Propheten, der nichts gilt im eigenen Land. In der Familie werde ich akzeptiert, das ist mir sehr wichtig, der Familie ist es nicht fremd, sie ist mit eingebunden. Meine Kinder helfen oft, Hürden zu nehmen, was das weitere Umfeld anbelangt. Z. B. sagen sie: ‚Der Papa legt mir die Hand auf, wenn ich Kopfweh hab'...'

Eine andere Strategie, insbesondere im städtischen Milieu, ist das Schaffen einer spezifischen Subkultur. Dies ist vor allem bei jenen Heilerinnen und Heilern der Fall, die sich „hauptberuflich" der heilenden Tätigkeit verschreiben. Die Kontakte zu der „durchschnittlichen Alltagswelt" werden immer geringer. Es werden bewußt auch die privaten Kontakte innerhalb der „Szene" gesucht, so daß schließlich ein Milieu entsteht, in dem die spirituelle Wahrnehmung kaum mehr gegenüber dem „Außen" verteidigt oder verschwiegen werden muß, weil der „Konsens" innerhalb dieses Milieus die individuelle Wirklichkeitskonstruktion tradiert und bestätigt. Eine hauptberuflich tätige Schamanin dazu:

Ich habe nie ein Problem gehabt, weil mir das so ziemlich egal ist. Im Gegenteil, ich bin sehr zufrieden damit, daß ich das mache, was ich mache. Egal wie das jetzt betrachtet wird. Ich habe die große Freude und das große Glück, daß ich eigentlich nur mehr mit solchen Menschen zu tun habe, für die das selbstverständlich ist. Ganz am Anfang, als ich begonnen habe mit dem Schamanismus und ganz begeistert war, was da alles möglich ist, und ich das dann auch weitererzählt habe, da haben manche halt sehr blöde Bemerkungen gemacht. Das ist jetzt wirklich schon so lange her. Solchen Blödsinn merke ich mir nur bedingt. Es hat sich mein ganzes Umfeld sehr verändert. Ich kenne nur mehr Leute, die auch auf diesem Weg sind. Und ich meine, wenn ich Kurse und Vorträge halte, dann kommen auch nur solche. Daher gibt es für mich das Problem nicht.

Mehrmals wird betont, daß das Stigma des „esoterischen Spinners" kein dauerhaftes sein muß, daß die betroffene Person dieses Vorurteil auch teilweise selbst korrigieren kann bzw. daß „die Umwelt" lernfähig ist. Rollenzuschreibungen unterliegen stets einem Wandel, der aber durch die Art und Weise der Interaktion und auch durch die je spezifische Reaktion auf eine Zuschreibung charakterisiert ist. Eine subkulturelle Abschottung ist in ländlichen Regionen faktisch unmöglich, die Auseinandersetzung mit dem „Exotischen des Heilers" von seiten der Bevölkerung ist zwangsläufig intensiver. Mehr Auseinandersetzung bringt auch mehr Akzeptanz und eine bessere Möglichkeit zur Konfliktlösung. Eine Heilerin meint, daß Lernprozesse viel Zeit beanspruchen:

Zu Beginn meiner Arbeit haben sich schon viele abgewendet und gesagt, die spinnt. Ich habe schon sehr viele negative Erfahrungen gemacht. Schwierig war es schon, durch die Stadt zu laufen, weil alle auf dich gezeigt haben. Ich habe daraufhin meine Tätigkeit in Vorarlberg noch eingeschränkt und mehr im Salzburger Raum, in Bad Gastein und im Schwarzwald gearbeitet. Und seit drei Jahren arbeite ich aber hauptsächlich wieder in Vorarlberg. Ich bin jetzt einfach durch diesen Prozeß hindurch. Geredet wird einfach immer, doch jetzt ist es mir total egal. Ich muß mich damit ja nicht produzieren, ich erzähle den meisten Leuten ja nicht, was ich mache, und ich habe auch einen bürgerlichen Beruf.

Ich habe als Werbetexterin gearbeitet, und das ist jetzt ein Beruf, der in der Gesellschaft anerkannt wird. Ich mache auch keine Propaganda für meine Sachen, das entwickelt sich alles über Mundpropaganda, und ich habe auch die Erfahrung gemacht, wenn genügend Zeit vergeht, dann interessieren sich die Leute sowieso dafür und stehen dem offen gegenüber. Manches Mal bekommen sie halt mit, daß Indianer da sind, aber das finden sie eher interessant, eher exotisch und aufregend.

Zwischen exotischer Neugier, Scheu, zeitweiliger Ablehnung und vorsichtiger Akzeptanz bewegen sich in der Wahrnehmung unserer Interviewpartner die Reaktionen der unmittelbaren Umwelt auf die „esoterischen Spinner". Die große Mehrheit unserer Befragten gibt an, die heilende Tätigkeit „nicht an die große Glocke zu hängen". Unangepaßtes Verhalten freilich produziert in jeder Gesellschaft Widerspruch, der sehr unterschiedlich artikuliert werden kann. Einige unserer befragten Heilerinnen und Heiler sehen sich mehrheitlich wohlwollend gesinnten Menschen gegenüber, andere wählen ihre Lebensweise so, daß sie faktisch nicht (mehr) mit Ablehnung oder Skepsis konfrontiert werden, wieder andere werden verhöhnt oder sogar tätlich angegriffen.

Angriff und Abwehr

Heilerinnen und Heiler, die aufgrund ihrer Tätigkeit angegriffen werden, betonen einstimmig, daß es die Pflicht jeder spirituellen Persönlichkeit ist, „nicht Gleiches mit Gleichem zu vergelten". Die Abwehrstrategien können Feindesliebe, Ignorieren des Angriffes oder sachliche Argumentation sein. Ein Heiler erläutert diese Strategien anhand des prominenten Falles „Olivia" – eines krebskranken Mädchens, dessen Eltern die schulmedizinische Behandlung verweigert haben – folgendermaßen:

Ich werde auch angegriffen und bekämpft. Aber man hat schon gewonnen, wenn man nicht zurückschießt. Der Hamer (der als „Wunderheiler" auftretende Arzt im Fall „Olivia") hat eine riesige Chance verpaßt. Hätte er sachlich argumentiert und gesagt: Gebt mir 20 Minuten im Fernsehen, ich entferne das Karzinom (was er kann), dann hätte man eine Diskussion führen müssen. So hat er beleidigt gespielt und gesagt: Ihr seid die Bösen, die Mörder und die Verbrecher. Und das wollten die Leute, sie wollten nichts anderes als das haben. Und so sage ich: Warum soll ich jemand angreifen?

Derselbe Heiler bringt aber auch noch ein anderes Beispiel dafür, daß „Auseinandersetzung um jeden Preis", zumal wenn ein bestimmtes Maß an Aggression überschritten wird, keine Sinn hat:

Einer Frau habe ich einmal meine Meinung gesagt über das Christentum, und die hat mir dann einen Brief geschrieben und hat mich schwer beschuldigt, ich würde mich an überhaupt nichts halten und ich würde Wildwest spielen und Amok laufen. Ich habe ihr nicht zurückgeschrieben, sie hat drei oder vier weitere Briefe geschrieben. Zuerst habe ich nicht reagiert. Dann hat es mich schon sehr genervt, und ich habe ihr einfach nur geschrieben: ‚Ich bin nicht böse auf Sie, aber ich mache Ihre Briefe nicht mehr auf, ich schicke sie wieder zurück.' Dann hat sich die Aggression gelegt. Nach einem halben Jahr hat sie mich wieder angerufen und mir einen Brief geschrieben mit der Aufschrift ‚Bitte aufmachen'. Letztes Wochenende war sie bei mir. Wir haben gut miteinander reden können.

Einige Heiler berichten von regelrechten Hetzkampagnen gegen sie. Auf den Heiler, der seine zeitweilige Arbeitslosigkeit auf eine „Verschwörung" zurückführt, ist schon eingegangen worden, ebenso auf den medienwirksamen, charismatischen Prediger, der von „Verleumdungen und satanischen Angriffen" spricht. Eine ländliche Heilerin, die sich vergleichsweise viel weniger exponiert, spricht von „äußerst schlimmen Erfahrungen, die zu grauenhaften Verleumdungen in der Regionalzeitschrift" geführt hätten. Diese emotionalisierten, schwerwiegenden Konflikte bilden freilich die Ausnahme. Häufiger erleben unserer Heilerinnen und Heiler offensive Angriffe auf ihre Person und ihre Tätigkeit in Form von Spott und Hohn. Manche von ihnen meinen auch, daß sie dem wenig entgegenzuhalten vermögen:

Was mich stört, ist ein richtig gehässiger Spott, dem weiche ich aus. Das kommt zwar selten vor, aber es stellt mir die Energie ab. Ich bin nicht empfindlich, aber so richtig gehässiger Spott, und die geistige Energie ist weg.

Ein anderer Heiler wird nicht müde, auch mit Spöttern und Skeptikern zu diskutieren, denn „wenn aus dem Saulus ein Paulus wird", dann sei dieser stärker und unanfechtbarer als alle anderen:

Die Skeptiker, sogar die Spötter, sind mir natürlich lieber als die sogenannten Leichtgläubigen. Wenn ein Skeptiker einmal überzeugt ist, dann hält er. Das ist dann eine Trutzburg an Werbung und an positivem Denken. Was Besseres kann gar nicht geschehen, als einen Skeptiker zu bekehren. Und die wirklichen Spötter, die nicht aufhören mich zu hänseln mit Bezeichnungen, wie: ‚der Geistliche', ‚der Mönch', ‚der Padre' usw., die tun mir ja nicht weh. Ich bin ja auch Personalvertreter, und ein Gewerkschaftsspruch besagt: Je mehr du angegriffen wirst, umso besser bist du, umso richtiger machst du es…

Was als Angriff erlebt wird und wie darauf reagiert wird, mag individuell verschieden sein. Heilerinnen und Heiler, die sich öffentlich stärker exponieren, sind zwangsläufig auch mehr Konflikten ausgesetzt als jene, die die Öffentlichkeit scheuen bzw. die sich in ihre „Subkultur" zurückziehen. Konfliktfreudige Heiler suchen auch die Konfrontation mit Andersdenkenden und sehen in einer offensiven Konfliktaustragung – sofern sie nicht unfair gehandhabt wird – auch etwas Positives. Ein prominenter Heiler, der auch in den Medien die sachliche Diskussion sucht, berichtet:

Man wird oft angegriffen, gerade von der medizinischen Seite. Aber ich habe eigentlich kein Problem damit, und ich glaube, daß die Leute das auch akzeptieren und daß die Austragung dieser Konflikte auch etwas bringen kann.

Akzeptanz und Achtung

Das breite Spektrum der Fremdwahrnehmung heilender Persönlichkeiten durch das soziale Umfeld wird von nahezu allen Heilerinnen und Heilern wahrgenommen. Selten fühlen sie sich nur abgelehnt oder nur positiv akzeptiert:

Die Reaktion der Umgebung ist ganz unterschiedlich. Leute, von denen ich erwartet habe, daß sie sehr skeptisch und distanziert sind, waren dann sehr interessiert. Und umgekehrt haben mir Leute, von denen ich es nicht erwartet hätte, höflich, aber eindringlich zu verstehen gegeben, daß das ein absoluter Humbug ist, was ich da mache. Der Bekanntenkreis, Verwandte, Kollegen akzeptierten es teilweise wohlwollend als Marotte von mir, weil sie halt mich akzeptieren. Ein Teil davon betrachtete es als absoluten Blödsinn. Es ist eigentlich bunt gemischt.

Nach Meinung der meisten Heilerinnen und Heiler ist die Einstellung, „nicht missionieren oder die Welt beglücken zu wollen", die Grundvoraussetzung dafür, akzeptiert und geachtet zu sein. Sie sehen ihre Tätigkeit als Angebot an ihr soziales Umfeld, das angenommen oder abgelehnt werden kann:

Ich habe einen Grundsatz beim Heilen: Ich heile niemand, der mich nicht darum ersucht. Da können Sie neben mir sterben. Es ist Ihr gutes Recht, sterben zu dürfen, und es ist auch Ihr gutes Recht, mit einer Krankheit zu leben, wenn Sie meinen, daß es für Ihre Entwicklung gut ist. Ich hab' keine Tendenz, irgend jemand zu beglücken. Es gibt Ausnahmefälle, bei Kindern, bei alten Leuten oder Behinderten, wo die Eigenkompetenz noch nicht oder nicht mehr gegeben ist.

In den Augen der meisten Heiler ergibt sich die Legitimation der Tätigkeit und damit die Akzeptanz des sozialen Umfeldes dadurch, daß hier Positives bewirkt wird und dies auch letztlich nicht verborgen bleibt. „Wahrhaftigkeit" und „Unbefangenheit" im Umgang mit dem Thema sind unerläßlich: „Ich habe gelernt, daß ich gerade auf diesem Gebiet sehr wahrhaftig sein muß, und wenn mich jemand fragt, sag' ich ihm alles, und wenn er's akzeptiert, dann ist es gut, und wenn er es nicht akzeptiert, kann ich ihm überhaupt nicht helfen." Die Außenseiterrolle kann auch von seiten des „Durchschnittsbürgers" als positiv erlebt werden, wenn dieser sieht, daß „Gutes getan" und den Menschen geholfen wird. Ein Heiler vergleicht dies mit der Tätigkeit seiner Frau als Sterbebegleiterin:

Natürlich entspricht es nicht der Norm, aber meine Frau, die einmal in der Woche ins Hospiz geht und die Sterbenden betreut, entspricht auch nicht der Norm. Sie will genausowenig wie ich, daß es an die große Glocke gehängt wird, weil das in der Bank, in der sie arbeitet, nachteilig für sie sein könnte. Aber trotzdem hat das einmal eine Frau mitgekriegt und hat sie darauf angesprochen. Da hat sie es ihr eben gesagt, und daraufhin ist sie in ihrer Achtung wahnsinnig gestiegen. Sterbebegleitung ist etwas, das positiv besetzt ist in unserer Gesellschaft, weil das eben nicht so häufig getan wird. Bei den Heilern kann man nie so sicher sein, aber trotzdem haben viele Leute Respekt und Achtung davor.

Die Verstärkung der Legitimation der heilenden Tätigkeit durch „äußere Autoritäten" kann – wie dies auch das Fallbeispiel der Maria D. zeigt[16] – aktiv gesucht und zur Festigung der Identität und der sozialen Rolle als Heiler eingesetzt werden. So ist es einem in einer ländlichen Region tätigen christlichen Heiler auch besonders wichtig, daß er ein gutes Verhältnis zu den beiden Gemeindeärzten hat:

Wir haben zwei Ärzte in der Gemeinde, der eine ist aufgeschlossen, der zweite nicht. Letzterer hat mir in einem Gespräch gesagt: ‚Ich sage Ihnen eines: Ich glaube, das ist alles Placebo.' Da habe ich ihm gesagt: ‚Wissen Sie was, Herr Doktor, mir ist egal, was hilft; und wenn das Placebo ist, dann ist das auch gut.' Der zweite Arzt war schon zweimal bei mir, hat sich das auch bei meinen Leuten angeschaut und war schließlich überzeugt. So ist auch die Meinung bei den Ärzten geteilt, aber respektieren tun mich beide.

Insbesondere im volksreligiösen, christlichen Bereich scheint ein hohes Maß an Integration und Akzeptanz gegeben zu sein. Als Teil der „ländlichen Kultur" wird dadurch zwar nicht die Außenseiterrolle des Heilers aufgehoben, aber sie wird wie bei den „heilenden Priestern" auf eine breitere Legitimationbasis gestellt. Die Volksfrömmigkeit stellt hier die Basis für den „Wunderglauben" dar, womit diese Heiler an in unseren Breiten jahrhundertelang praktizierte Traditionen anknüpfen können. So verwundert es auch nicht, daß ein auf einer abgeschiedenen Alm sehr einfach lebender Heiler die Frage nach seinem sozialen Status recht unbefangen beantwortet: „Ich bin hochgeachtet, ob das jetzt bei den Bauern ist, oder unten im Tal, bei den Leuten im Wirtshaus, in der Pfarrgemeinde, überall bin ich geachtet, sie mögen mich einfach und das, was ich tue."

DIE ZIELE DER HEILUNG

Im folgenden Kapitel werden Vorstellungen dargelegt, die die Heilerinnen und Heiler mit dem Ziel ihrer Tätigkeit verbinden. Ausnahmslos alle Befragten vertreten ein dezidiert „holistisches" bzw. „ganzheitliches" Weltbild, auch wenn diesen Begrifflichkeiten in den unterschiedlichen Sinnkontexten andere Bedeutungen zukommen. „Ganzheitlichkeit" bedeutet keine Trennung des Geistigen vom Körperlichen, des Materiellen vom Spirituellen, sondern eine gegenseitige und wechselseitige Durchdringung. In der Zuschreibung von Ursache und Wirkung spielen stets spirituelle Erklärungen eine besondere Rolle, wodurch die auf der aristotelischen Logik aufbauende Kausalität des wissenschaftlichen Weltbildes kritisiert wird. Ob dies nun das „wunderbewirkende Mysterium Gottes" oder die Annahme einer „grobstofflichen und feinstofflichen Welt" ist, oder ob hier metaphysische Prinzipien in anderen esoterischen und religiösen Bildern zum Ausdruck gelangen, hinter der „sichtbaren Welt" steht immer eine „tiefere Dimension", die der heilenden Tätigkeit Wirkung verleiht. Das Ziel einer Heilung wird niemals eingleisig definiert, denn auch die wenigen Heiler, die die physische Symptomheilung als primäres Ziel betrachten, sehen ja darin eine Voraussetzung dafür, daß die Seele gesunden kann.

Es geht also nicht in erster Linie um physische Heilung, sondern um „seelische Gesundung", wobei die körperlichen Symptome im wesentlichen als Manifestationen des Seelischen verstanden werden. Da die Konzepte und Ziele von Heilung von unseren Interviewpartnern sehr ähnlich beantwortet werden, sind die einzelnen Unterteilungen dieses Kapitels nicht – wie in den vorangegangenen – nach soziologischen Kriterien, sondern nach bestimmten, einander ergänzenden Akzenten und inhaltlichen Schwerpunkten festgelegt worden. Am ehesten lassen sich die Aussagen im Hinblick auf die Frage nach den Zielen der Heilung noch in „christlich-katholische" und in „allgemein esoterische bzw. schamanische" Antworten unterteilen. Aber auch hier sind die Grenzen fließend, da in beiden Gruppen „Spiritualität" sehr weit gefaßt wird und stets die vielen verschiedenen Wege, die zur gleichen spirituellen Einheit von „Körper, Seele und Welt" führen, betont werden. Eine Ausnahme stellen drei katholische Heiler dar, die noch eher das klassische religiöse Weltbild vertreten und in einem eigenen Kapitel („Widerstreitende Mächte ...") behandelt werden. Aufgrund der fließenden Übergänge werden bei den Zitierungen in den folgenden Unterkapiteln nicht physische Personen voneinander unterschieden, sondern vielmehr die einzelnen Aspekte der von allen geteilten „spirituellen Weltsicht" hervorgehoben.

Das Prinzip der Ganzheitlichkeit: Der Körper als Manifestation der Seele und der Schöpfung

Gleich, ob es sich nun um schamanisch oder christlich orientierte Heilerinnen und Heiler handelt, das Prinzip der Ganzheitlichkeit sieht den Körper als Manifestation der Seele, die Seele wiederum als Teil der kosmischen Ordnung oder der Ordnung Gottes. Der Mensch ist vor die „freie Wahl" gestellt – trotz kosmischer und auch horoskopischer Einflüsse –, gegen sich und das Schöpfungsprinzip zu leben und zu handeln, oder sich in dieses lernend und konstruktiv einzubinden. Das physische Leben wird in den ganzheitlichen Weltbildern als tätiges Hinwenden zu dem „Grund allen Seins" begriffen, und das Sein selbst wird auch nicht durch den physischen Tod beendet. In diesem Weltbild kann Krankheit in erster Linie einmal Erkenntnis vermitteln, wobei die Krankheit selbst keine funktionale Störung, sondern eher das „Fehlen von Gesundheit" ist. Auch physische Heilung setzt seelische Gesundung voraus bzw. zieht diese nach sich. „Wenn einer nur von körperlichen Symptomen befreit wird, und er lebt dann genauso oberflächlich weiter, dann ist das eigentlich keine Heilung!" Heilung wird als Weg begriffen, zu sich selbst zu finden, zu den anderen, zu den „kosmischen Gesetzen", zu Gott, zu der Übereinstimmung von Mensch und Welt in einem konstruktiven, spirituellen Sinn:

Es geht um das kosmische Bewußtsein. Wenn ein Mensch geboren wird und einen Körper hat, wird das innere Wesen nicht in der Lage sein, sich auszudrücken, das heißt, man begreift sehr wenig vom Leben und sehr wenig von seiner inneren Verbindung oder seiner Quelle. Ich sehe das Heilen und auch die Krankheit als einen Weg zu dieser Quelle, daß man sozusagen die Augen wieder aufmacht und bemerkt, was im eigenen Leben jetzt eigentlich der Sinn ist.

Da die Welt nicht in einzelne Teile zergliederbar ist, die unabhängig voneinander existieren, ist „Heilen etwas Ganzheitliches, das sowohl die Seele als auch den Körper und die Psyche betrifft!" Die Konfrontation mit Leid und Schmerz hilft dem Menschen, seinen Lebenssinn zu finden. Es geht dabei immer um den ganzen Menschen. Insofern ist das Ziel der physischen Heilung, „die Ursachen der Krankheit zu kurieren, die geistlichen Ursachen; erst dann ist hier und jetzt ein Leben in Fülle möglich." Das Erkennen des Seins und der spirituellen Wirklichkeit und Wirkkraft kann atheistisch, z. B. durch „kosmische Energien", oder theistisch erklärt werden: „Man muß die Tiefe schauen, die zur Begegnung mit Gott führt. Gott heilt in der Tiefe!" Wird der Körper als Manifestation der Seele gesehen, so ist die körperliche Krankheit stets auch Ausdruck einer seelischen Krise, die aber im Sinne von Erkenntnis auch positiv und konstruktiv begriffen werden kann:

Der ganze Mensch muß angeschaut werden. Ich sage zu den Leuten, daß nicht nur ihr Körper krank ist. Es gehören Geist und Seele dazu, wir sind eine göttliche Dreiheit, und wenn Geist und Seele aus irgendeinem Grunde leiden, dann wird auch der Körper krank.

Das Prinzip der Ganzheitlichkeit liegt auch dem Hexenkult zugrunde, der durch das Erkennen der Zusammenhänge, der einzelnen Teile die Lebenswirklichkeit manipulativ verändern will. In seiner historischen und ethnologischen Tradition schließt der Hexenkult nicht nur die Heilung, sondern auch die Magie der Destruktion ein, was aber nichts am zugrundeliegenden Konzept von Ganzheitlichkeit ändert. Die Verhexung selbst wird ja als sinnfälliger Beweis dafür angesehen, daß der Körper die Manifestation der Seele ist:

Heilung ist für mich nicht nur auf einen Menschen bezogen, denn das ist auch ein Aktions- und Reaktionsprinzip. Und wenn es ihm gut geht, beeinflußt er sein Umfeld. Also, ich sehe es von der rituellen Magie her oder auch vom Hexenkult. Da gibt es den schönen Ausspruch, daß alle mit silbernen Fäden miteinander verbunden sind, und es geht darum, die Fähigkeit zu entwickeln, diese Fäden zu sehen!

In einer ähnlichen Interpretation gibt ein anderer Heiler an, gemeinsam mit den Klienten ein individuelles Ziel zu vereinbaren, um es dann Schritt für Schritt zu erreichen, wobei das Ziel selbst im Zusammenhang mit einer globalen Ursache und Auswirkung steht:

Der erste und wichtigste Anspruch besteht darin, mit dem Klienten ein Ziel zu vereinbaren, und dieses Ziel gilt es dann zu erreichen. Individuell und global ist nicht voneinander zu trennen, wenn Sie ganzheitlich denken. Was wir zwei jetzt tun, das ist Reden. Wir verbreiten Schallwellen, die auch den Andromedanebel nicht unberührt lassen. Ich weiß schon, die Auswirkung läßt sich so nicht messen, aber wir beide sind letztlich die Erscheinung von ein und demselben. Das heißt, was immer sich da tut, ich spüre es überall in meinem Körper auf eine bestimmte Art. Ich kenne auch die Auswirkungen davon. Und so ist auch die gesamte Schöpfung als etwas Körperliches zu verstehen.

Das Prinzip der Ganzheitlichkeit kann identisch mit dem Prinzip der Harmonie sein. Die Welt wird darin nicht polar gedacht – wie in vielen ethnologischen Kosmologien –, sondern als sich in harmonischer Balance befindende Einheit. Die harmonische Schöpfung wird lediglich durch den negativen Einfluß des menschlichen Handelns „aus dem Gleichgewicht" gebracht. Dem Menschen obliegt es, destruktiv und gegen das Prinzip der Schöpfung gerichtet zu sein. Daraus resultiert Krankheit: „Krankheit ist die Welt, die wir erschaffen würden, wären wir der Schöpfer!" Aber auch Naturkatastrophen werden bisweilen aus dem destruktiven Potential der Menschen heraus erklärt:

Das ist alles eine Harmonie, das einzige, was disharmonisch sein kann, ist der Mensch. Und durch die gesamten disharmonischen Sachen, die ein jeder Mensch in sich hat, wenn man jetzt die gesamte Weltbevölkerung zusammennimmt, kommt es zu den sogenannten Naturkatastrophen. Das ist aber nur ein Ausdruck dafür, daß unsere Erde nicht mehr harmonisch ist, wenn wir es nicht mehr sind...

Die Vorstellung der Schöpfung als Einheit findet ihre Bestätigung in der Vorstellung, daß nach dem „menschlichen Sündenfall" – in der jüdisch-christlichen Tradition die Vertreibung aus dem Paradies – der Mensch sich nach der Geborgenheit in dieser Einheit zurücksehnt und danach trachtet, sich mit seiner eigenen Geschichte, die eine Geschichte der Destruktion ist, auszusöhnen. Spirituelle Heilung in diesem Sinne ist ein sinnfälliger Ausdruck dieses „über Zeit und Raum" stehenden Verlangens:

Es gibt oben und unten, die Schöpferkraft und die Mutter Erde, das soll eins werden und ich bin da in der Mitte, daß diese Harmonie wieder geschaffen wird. Im Letzten natürlich ist die spirituelle Heilung für den ganzen Planeten. Es ist das Ganzheitliche, was dabei angesprochen werden soll, denn eine reine Symptombehandlung nützt gar nichts.

Das Prinzip der Harmonie wird in der gängigen esoterischen Literatur stark betont, auch wenn die Begründungszusammenhänge, insbesondere wenn sie sich auf das ethnologische Feld berufen, oft verfälscht sind. Harmonische Kosmologien unterscheiden sich von „Disharmonischen" durch das Fehlen „widerstreitender, kosmologischer Kräfte". Die überwiegende Mehrheit der uns bekannten Kosmologien und Schöpfungsgeschichten baut auf konkurrierenden Mächten auf, die im Dualismus des christlichen Weltbildes nur einen ihrer unzähligen Höhepunkte finden. Mächte des Lichts und der Dunkelheit, der Konstruktion und der Destruktion sind in den Religionen der Völker gleichermaßen zahlreich wie „gute und böse Geister", „Seelenfresser" und „Himmel und Höllen".

Die Philosophie des „Wassermannzeitalters" negiert die Existenz dieser „unharmonischen" Kosmologien. Die radikalste Deutung der „Lichtphilosophie" findet sich in der Vorstellung, daß die „heile Welt" lediglich durch den „fahrlässigen Menschen" und nicht etwa durch ihre eigenen, kosmologischen Prinzipien „gestört" wird. Die Beherrschung der Natur gipfelt in einer totalen Romantisierung der Natur, wie sie seit dem Ende des letzten Jahrhunderts begonnen hat. Die Gefährdung des Menschen durch die Natur und damit durch die Schöpfung ist der Gefährdung der Natur und der Schöpfung durch den Menschen gewichen. Das Prinzip der Harmonie als ein Ausdruck des postindustriellen, ökologischen Weltbildes setzt sich sogar tendenziell dort durch, wo noch am ehesten Reste „widerstreitender Mächte" vorhanden sind: im Katholizismus. Ein katholischer Priester:

Es geht um den ganzen Menschen, ich würde es aber nicht ausschließen, daß es auch mit dem ganzen Planeten zu tun hat, aber es ist in meiner realen Arbeit nicht unbedingt die Perspektive. Ich würde sagen, bei uns geht es um die Person und ihre Begegnung mit Gott, wobei für mich das Begegnen natürlich das Universelle und Kosmische, die Einheit, mit einschließt.

Zwischen dem aus der „Lichtphilosophie des New Age" stammenden Harmonisierungsbestreben und der insbesondere im traditionellen Katholizismus verankerten dualen Weltsicht lassen sich auch in unserer Untersuchung vielfältige „Zwischenformen" finden, auf deren Integration in ein „geschlossenes" Weltbild weiter unten noch näher eingegangen wird. So gibt es gerade im Schamanismus eigenständige dämonische Wesen und Manifestationen des Bösen, die nicht an Willensakte der Menschen gebunden sind.

Die Abweichung von dem Prinzip der Ganzheitlichkeit: Widerstreitende Mächte und die „Rettung durch das Gute"

Obgleich nur drei Heiler eine dem „katholischen Weltbild" entnommene Kosmologie vertreten, wird hier in einem eigenen Kapitel darauf eingegangen, weil es die historische Genese der christlichen Heilstradition spiegelt. Im traditionellen Katholizismus tritt Heilung als Zeichen und Verherrlichung Gottes auf, wobei Krankheit und Leid nicht in die Gestaltungs- und Verfügungskompetenz des Individuums verlegt werden. Krankheit und Leid sind Zeichen einer Schöpfung, in der widerstreitende Mächte regieren, wobei es dem einzelnen und seinem freien Willen obliegt, sich Gott oder der Destruktion zuzuwenden. Durch Krankheit und Leid wird auch „geprüft". Schicksal ist nicht immer „hausgemacht" wie im esoterischen Weltbild, und die Rolle des „Opfers" ist durch die Erlösungsgeschichte „Jesu Christi" und die daraus resultierende „Weltenerlösung" heroisiert. Die „Machbarkeit von Welt" hat ihre Grenze; im Umgang mit dieser Grenze zeigt sich die „christliche Demut". Der patriarchale Gott des Katholizismus kann auch alttestamentarische Züge tragen. Er kann fordern, kämpfen, zerstören, und was noch viel wichtiger ist: Er kann auch vergeben! Im Ritual der Beichte manifestiert sich der mächtige „Einfluß dieses stark personifiziert gedachten katholischen Gottes", auch wenn er in dieser Form die meisten seiner nominellen Anhänger schon lange verloren hat. Die Hinwendung zu Gott bedeutet also Rettung, die Abwendung Verdammung. Der liebende, verzichtende, gewaltlose Gott neutheologischer Interpretation ist unschwer unter das esoterische Weltbild harmonischer Kosmologien einzuordnen, der polarisierende, trennende, Opfer und Demut abverlangende Gott des „alten Katholizismus" freilich widersetzt sich dieser Integration vehement: Er bringt neben der Liebe auch das Schwert unter die Menschen, wobei nur pazifizierte Menschen des „reichen Westens" darin einen Widerspruch sehen. Daß dies – auch in der politischen Durchsetzung – religiösen Wertekampf bedeutet, ist aus ihrem globalisierten Weltbild gewichen.

Als Zeichen der Botschaft gilt seit jeher das Wunder der Heilung. Nicht die Heilung selbst ist das Wesentliche, sondern die Akzeptanz der Botschaft im Hinblick auf die Erlösung, die die Welt individuell, kollektiv und phänomenologisch umgestalten wird. Das Prinzip der Ganzheitlichkeit beginnt in diesem katholischen Verständnis erst nach dem individuell physischen Tod, der das Ende der materiellen Welt und den Anfang der ungeteilten und unteilbaren Erlösung darstellt. In der „alten Theologie" freilich trennt auch diese Eschatologie die Welt in zwei polare Sphären:

Für mich ist nicht die Heilung im Vordergrund, sondern das Evangelium, denn das Evangelium ist die Kraft Gottes, die jeden rettet, der daran glaubt. Das ist für mich das Wichtigste, daß die Seele dieses Menschen gerettet wird. Wenn aber jemand sein Leben nicht Jesus übergeben will, bete ich trotzdem für ihn, wenn er das möchte.

Rettung bedeutet Entscheidung und Hinwendung. Heilung kann gleichermaßen wie Vergebung diesen individuellen Akt der Lebensveränderung positiv beeinflussen. Ein katholischer Heiler berichtet demgemäß über eine Frau, die er angeblich von einem schweren Leiden befreit hat:

Sie liest jetzt regelmäßig die Bibel. Sie hat sich bekehrt zu Jesus Christus, denn was nützen achtzig bis hundert Jahre auf dieser Welt, wenn du dann eine Ewigkeit verlorengehst. Von Gott getrennt, keine Freude, Liebe, kein Frieden, sondern genau das Gegenteil: Not, Zerstörung, Leid, Schmerz. Das ist viel wichtiger für mich als jede Heilung, das beschreibt auch die Bibel.

Not, Leid, Zerstörung sind hier Symptome einer möglichen metaphysischen Verdammung – die letztlich kein Erbarmen und keine Rückführung in die Harmonie kennt:

Es gibt viele Ziele. Daß Not, Leid, Tränen, Schmerz, Krankheiten, Elend, Hoffnungslosigkeit ein Ende haben, denn ich habe viel Erbarmen und Mitleid mit diesen Menschen, daß wieder Hoffnung, Freude, lebendiger Glaube in das Leben dieser Menschen einkehrt und in das ihrer Familien und Angehörigen. Damit – wie die Schrift sagt – alle Werke des Teufels, der Sünde und der Unwissenheit zerstört werden, restlos. Denn die Bibel sagt, Jesus Christus ist gekommen, um die Werke des Satans zu zerstören. Das ist mir sehr wichtig, daß viel mehr Menschen ihr Herz öffnen, für diesen wunderbaren Jesus und dieses wunderbare Evangelium.*

Heilung in diesem Sinne ist aber nicht nur Zeichen möglicher Erlösung, sondern auch ein Gottesbeweis:

Denn wenn Heilung, Zeichen und Wunder geschehen, dann ist es klar, daß dieser Gott real ist, oder wenn ein Zahn plombiert wird ohne Zahnarzt oder wenn Blinde wieder sehen, oder Tote wieder zum Leben erweckt werden, oder sterbende Menschen geheilt werden, dann – existiert Gott wirklich. Auch Jesus sagt: Wenn ihr meinen Worten nicht glaubt, so glaubt doch meinen Taten, das gehört zum Evangelium unbedingt dazu. Ein Evangelium ohne Zeichen und Wunder ist kein normales Evangelium.

Die Folge dieses durch Heilung und Wunder fundierten Gottesbeweises – der auch eine Erfüllung der Prophetie darstellt – ist die Verherrlichung des Religionsstifters:

Es ist mir ganz wichtig, daß Jesus Christus die Ehre kriegt, verherrlicht wird, mein König, mein Erretter, mein Erlöser, mein Herr, oh, das ist mir wichtig. Ich sage immer, vergeßt meinen Namen, der nützt euch nichts, aber seinen Namen dürft ihr nie vergessen, das ist dieser herrliche, wunderbare, großartige, heilige Name Jesus. In seinem Namen ist Rettung, Befreiung und Sieg. Haben Sie schon einmal einen Menschen so reden gehört? Das ist der Heilige Geist – daher die Begeisterung.

Oder in den Worten eines anderen katholischen Heilers, der sich in die Bergwelt zurückgezogen hat und dort vorwiegend bäuerliche Klientel betreut:

Es ist meine Hauptaufgabe, aus euch allen und auch aus mir einen besseren Menschen zu machen. Daß wir uns auf höheren Ebenen wiedersehen. Das Ziel der Heilung ist, daß es irgendwann einmal lauter gute Menschen gibt.

Individuelles Lernen, persönliche Veränderungen

Ein von den meisten Heilerinnen und Heilern genanntes Ziel der spirituellen Heilung ist Selbstbewußtsein bzw. dessen unmittelbare und mittelbare Auswirkung auf die persönliche Lebensführung. Negatives soll erkannt und abgebaut werden. Gemäß dem stark individualistischen Menschenbild der meisten Befragten geht es dabei auch um das Motiv der persönlichen Befreiung aus „krankmachenden" Strukturen. Den Abhängigkeiten, Ängsten und Schuldgefühlen sollen Kraft, Lebensfreude und positive Energien entgegengehalten werden:

Es ist mir ein Bedürfnis, die Menschen zu motivieren, daß sie wieder mehr Lebensfreude entwickeln und daß aus der Freude und aus der Ruhe die Kraft kommt. Und daß sie ihre Verhaltensmuster erkennen und dem Negativen entgegenwirken können, den Schuldgefühlen, Ängsten...

Einige Heiler vertreten den Standpunkt, daß die Heilung selbst durch den Klienten erfolgt.[17] Insofern sei es wichtig, die Lebensumstände an das anzupassen, was der Mensch erkannt hat, und demgemäß das Leben zu verändern:

Mein Ziel ist nicht, die Krankheit zu beseitigen, das muß der Patient selbst tun. Er muß lernen. Ich kann ihm das Wohlbefinden nicht zurückgeben, wenn die Umgebung nicht paßt. Er muß eine gewisse Anpassung an den Lebensumstand, die Lebenskreise, in denen er sich befindet, vollziehen.

Ein anderer Heiler betont, daß auch durch spirituelle Heilung kurierte Krankheiten wieder auftreten, wenn die Heilung nicht mit einer prinzipiellen persönlichen Veränderung einhergeht:

Wichtig ist mir, den Menschen in die Lage zu versetzen, selbst daran zu arbeiten, also nicht etwas wegzunehmen, sondern zu verwandeln. Wenn ich schon eingreife, dann will ich verwandeln, damit wirklich etwas anderes daraus wird und der Mensch auch selbst mit sich umgehen kann. Eine Krankheitsenergie z. B. kann man wegnehmen, dann ist einmal der Schmerz weg, gut. Aber die Krankheit kommt wieder, wenn nicht grundlegend ein Wandel stattfindet.

Die persönliche, spirituelle Veränderung muß aber nicht unbedingt an den physischen Erfolg der Heilbehandlung gebunden sein: „Ich habe schon erlebt, daß jemand einen wichtigen spirituellen Entwicklungsschritt gemacht hat, obwohl die Symptome der Krankheit geblieben sind!" Gerade chronische Krankheiten, auf die sich ein Patient rigoros einzustellen hat, können zu einer bedeutenden spirituellen Reife führen. Das „Annehmen der Krankheit" und ihre Integration in das Leben ist gleichermaßen das Ziel der spirituellen Hilfe wie die „Annahme des Todes" und das „Akzeptieren der physischen Endlichkeit" im Zuge der spirituellen Sterbebegleitung. Wie unterschiedlich der persönliche Umgang mit einer schweren chronischen Krankheit sein und welche Auswirkungen dies auf die Umwelt haben kann, erläutert ein Heiler anhand zweier Beispiele:

Ich kenne eine Frau, die an multipler Sklerose leidet, und zwar seit vielen Jahren. Deren

Sohn hat sie gepflegt, der hat seine ganze Jugend vertan mit der Pflege der Mutter. Der Frau ist es zeitweise sehr schlecht und dann wieder besser gegangen. Sie hat einen eisernen Willen. Sie ist zwar an den Rollstuhl gefesselt, aber sie ist geistig ungeheuer klar. Und sie hat viele Jahre lang in einer Gruppe gearbeitet, wo Aidskranken geholfen wurde. Auch in der letzten Phase, da sterben natürlich viele von denen, und sie hat da wirklich etwas Gutes geschafft. Sie ist krank, aber sie kann damit wunderbar umgehen. Sie kann es sozusagen sublimieren, daß sie anderen damit hilft. Und das finde ich eigentlich schlichtweg großartig. Diese Frau gibt sehr vielen Hoffnung. Aber dann haben wir einen anderen Kranken gehabt vor ein paar Wochen, der unter Protest gekommen ist. Der Arzt habe ihm gesagt, er könnte multiple Sklerose haben, aber er wollte es nicht wahrhaben. Aber der ist schon auf Krücken gekommen und hat schon alle typischen Begleiterscheinungen, die es da gibt, Inkontinenz usw. gehabt. Also das ist ganz schrecklich. Der Mann ist eigentlich schon in einem fortgeschritteneren Stadium und akzeptiert sie nicht, die Krankheit. Da haben wir auch ihm die Wahrheit sagen müssen, und der war dann zu Tode beleidigt und hat mir in einem wütenden Brief geschrieben, nicht einmal der Arzt hätte es gewagt, ihm zu sagen, das, was wir uns herausnehmen.

Neben der rituellen Rolle, die spirituelle Heiler durch die Praxis der Heilung einnehmen, sehen sich die meisten auch in der Rolle des Lehrenden, des Vermittelnden. Die Klienten sollen zu sich selbst geführt werden. Erfahrung, Selbsterkenntnis und persönliche Veränderung sind dabei die primären Ziele, die sich implizit aus der Hinwendung zur Spiritualität ergeben. Oder anders ausgedrückt: „Mir geht es darum, daß man wirklich aus dem Wissen, durch Handauflegen, Weisheit macht!" Dabei könnte man sich „schon einmal die Finger verbrennen", wesentlich aber sei, daß man aktiv lernt und das Lernen in Gang bleibt. Aus vielen spirituellen Konzepten läßt sich ein stark emanzipatorisch geprägtes Selbst-Bild herauslesen.[18] Die Biographien der Heilerpersönlichkeiten und die Analyse der Initiationsschritte belegen ja auch die enge Verknüpfung von selbstbefreienden Handlungen gegenüber dem sozialen Umfeld und dem je eigenen Entdecken der Spiritualität. Dieser Zusammenhang wird auch von den Heilern in den Klientenbiographien gesehen, denn Erkenntnis und Selbstbewußtsein öffnen den Raum für alle möglichen Beziehungen und Erfahrungen. Die gewohnten Pfade werden verlassen, Neuland wird betreten. Für die meisten Heiler ist die spirituelle Tätigkeit viel zu weit gefaßt, als daß sie ein eng definiertes Ziel ihrer Rolle als Lehrer, Vermittler, Begleiter angeben könnten: „Als man die Blume fragte, wieso lehrst du?, sagt sie: Wieso blüht eine Blume?". Die spirituelle Verwirklichung des Heilens selbst hat eine ausstrahlende, eine verändernde Wirkung: „Mir geht es darum, das zu verwirklichen, wozu ich ‚Ja' gesagt habe: mein Selbst, um das geht es mir!"

Wichtig ist, daß „die Energie fließt", daß man sich spirituell öffnet, daß die Dinge nicht verhindert werden, sondern ihren Lauf nehmen können. Das individuelle Lernen erscheint so als aufregende Reise in eine andere Dimension und als Abschied von konventionellen Denk- und Reaktionsmustern. Bis auf wenige Ausnahmen erfolgt eine generelle Absage an den „Daseins-Kampf", der die Menschen von sich selbst wegführt und das ganzheitliche Prinzip, das ja auch gegenseitigen Respekt beinhaltet, negiert. Bei diesem Prozeß sehen sich die Heilerinnen und Heiler mehrheitlich als unterstützende Begleiter:

Ich verrichte eine Art von Lehrtätigkeit, Vermittlung von Wissen und Sehen, was sich im Außen tut. Vermitteln, daß es um Energie geht, vermitteln, daß für jeden genug da ist. Diesen Kampf um die Energie auf dieser Welt, wie oft kämpfen wir den? Es ist für jeden genug da, ich brauche mit niemandem zu kämpfen. Mein Ziel ist es, wunschlos zu sein, und meine Aufgabe ist es, dies zu vermitteln.

Gesellschaftliche Auswirkungen

Individuelles Lernen, persönliche Veränderung, spirituelle Hinwendung haben einerseits eine praktische Auswirkung auf die unmittelbare familiäre bzw. soziale Umgebung der betroffenen Personen, andererseits aber auch eine gesellschaftliche Auswirkung im „metaphysischen Sinn": Denn im „ganzheitlichen" Denken beeinflußt der individuelle Wandel des Bewußtseins das Kollektive und damit das gesellschaftliche Bewußtsein:

Wenn man dem Klienten helfen kann und er sich selber auch in eine neue Position bringt, dann hilft er, verändert wesentlich auch die ganze Situation seiner Familie. Das heißt, er hilft indirekt auch seinen Eltern, seinen Großeltern, seinen Kindern. Das ist immer so, wie im Großen, so im Kleinen. Da besteht eine Wechselwirkung. Der Kreis ist sozusagen ein Mikrokosmos, ein Abbild vom großen Kosmos und was im kleinen Kreis passiert, hat ganz sicher wesentliche Auswirkung aufs Große.

Der Mikrokosmos des individuellen Bewußtseins wird auf den Makrokosmos der Gesellschaft und des Planeten überhaupt übertragen:

Das ist eine ganzheitliche Kraft. Das geht nicht nur auf etwas Einzelnes. Die Auswirkung ist halt, daß die Krankheit verschwindet, aber das ganze Umfeld wird geheilt. Um das nachzuvollziehen, brechen wir von dem persönlichen Umfeld auf. Wenn wir uns auf globale Dinge einstellen, dann spüren wir aber, daß jede Heilung darauf eine Auswirkung hat. Aber wie schnell das geht, das ist Glaubenssache.

Oder in Worten eines anderen Heilers:

Wenn die Erkenntnis eines Menschen ganz wird, dann strahlt er wirklich auf die gesamte Umgebung aus und hat eine ungeheure Breitenwirkung. Ich merke es in den letzten Jahren sehr stark, es gibt einen Bewußtseinswandel, alles verändert sich, noch nicht stark genug, aber die Veränderung ist da!

In diesen Konzepten gibt es zwischen Mikro- und Makrokosmos noch ein vermittelndes Medium – den spirituellen, sich verändernden, tätigen Menschen. In anderen freilich wird eine direkte gesellschaftliche Veränderung kraft spiritueller Tätigkeit oder, kulturanthropologisch ausgedrückt, magischer Manipulation angesprochen. Auch hier ist das Spektrum weit. Es reicht von der Funktion des Gebetes für andere im Katholizismus bis hin zur Ritualmagie im Hexenkult. Beiden gemeinsam ist die Tatsache, daß die manipulierenden Personen an die Effizienz ihres Tuns glauben, ungeachtet des individuellen Bewußtseins der betroffenen „Empfänger". Nicht nur für einzelne Sünder kann gebetet, auch für ganze Kollektive kann magisch manipuliert werden. Daß dieses Konzept weitgehend in Vergessenheit geraten ist, empfindet ein Heiler als generelle Verdummung:

Die Gesellschaft paßt mir nicht, aber was soll ich machen? Wo man lebt, da muß man leben, da muß man durchkommen, das ist das Rattenprinzip. Die Gesellschaft ist sicher schuld, daß der Mensch blind ist, die Gesellschaft blendet, verdummt den Menschen. Die Gesellschaft, diese Kombination von Hochreligion, vor allem von christlicher Religion und Aufklärung, ist eine Verdummungsaktion, nicht in jede Richtung, aber im Hinblick auf die spirituellen Zusammenhänge; jetzt sind die Menschen alle blöd. Ich mache auch politische Arbeit, aber wie für einen Patienten. Ich habe kein Recht zu bestimmen, welche Gesellschaftsordnung dort sein soll, aber ich mache Heilungen für Länder, vor allem für Österreich, fallweise für andere Regionen. Ich gebe Hoffnung. Es ist nicht meine Hauptbeschäftigung, aber es hat mich immer interessiert. Doch die politische Ordnung einer Gesellschaft zu verändern ist dem einzelnen Menschen nicht anheim gegeben. Ich wünsche mir eine Gesellschaft, in der der Schamanismus und die Berücksichtigung spiritueller Zusammenhänge in aller Interesse liegen. Dafür arbeite ich, für verschiedene Regionen, je nachdem, was die Geister wollen. Regionen kann man nicht rein politisch sehen, im spirituellen Bereich sind die Regionen anders…

Im katholischen Kontext steht zwischen der magischen Handlung (dem Gebet) und der Auswirkung (der Heilung) natürlich die Gnade und die Kraft Gottes. Der Heiler oder Priester tritt als vermittelndes Medium für eine gesellschaftliche Veränderung auf:

Ja, ich würde sagen, die Geheilten sollen erst einmal dem Herrn danken für das, was er ihnen getan hat. Das hat eine gesellschaftliche Auswirkung. Wenn ich jetzt nur an die drei Frauen denke, die inzwischen von multipler Sklerose geheilt wurden, das hat Auswirkungen: auf die Krankenkasse, auf den familiären Kreis, auf die ganze Umgebung, die ganze Gesellschaft, das strahlt weiter. Es ist einfach wieder mehr Hoffnung bei den Menschen. Es ist heute so viel Schwermut und Depression unter den Menschen. Die Gesellschaft heute braucht vor allem Hoffnung. Das ist wohl die christliche Tugend.

In all diesen spirituellen Konzepten und Zielen von Heilung geht es letztlich um die Umkehrung des materialistischen Paradigmas, daß nicht das Sein das Bewußtsein, sondern das Bewußtsein das Sein bestimmt. Die Grenze der Auswirkung der spirituellen Tätigkeit mag vor dem Hintergrund divergierender Systeme je individuell festgelegt sein, wobei die Tendenz, der Spiritualität eine wichtige gesellschaftsverändernde Funktion zuzugestehen, klar hervortritt. Abschließend soll ein prominenter Heiler zu Wort kommen, der früher selbst Marxist und auch in der sozialistischen Bewegung engagiert war. Die Beschäftigung mit dem Schamanismus hat ihn zu einer totalen Revision seiner philosophischen und damit gesellschaftspolitischen Grundlagen veranlaßt:

Ich sehe das jetzt ganz anders als noch vor 40 Jahren, wo ich ein orthodoxer Marxist war. Wo der Marxismus uns eben erklärt hat oder erklären wollte, daß die Gesellschaft an allem Schuld hat, ob es dem jetzt gut geht oder schlecht geht, ob das ein Verbrecher ist oder ein Säufer. Das ist absolut falsch. Für mich war es einfach damals das Glaubwürdigste, und ich habe zum Volk geredet – bei großen Versammlungen. Ich mache jetzt halt Agitation für den Schamanismus. Aber jetzt lasse ich die Tatsachen sprechen und versuche nicht, die Leute irgendwie zu indoktrinieren... Es hat grundsätzlich schon einen Sinn, wenn man geistige Aktivitäten setzt, um dem Planten zu helfen, man soll sich aber nicht überschätzen. Oft ist die kleine Arbeit, die Detailarbeit schwieriger, aber effektiver, wenn man einem Mensch helfen kann. Oder, was das gleiche ist, wenn man ihm beibringt mit seiner Krankheit zu leben, dann hat man sehr viel getan. Dann ist sozusagen, wenn auch nur ein kleines, so doch ein Problem gelöst, und das ist für das Ganze nicht unwesentlich.

DIE WIRKKRÄFTE DER HEILUNG

Die meisten der von uns befragten Heilerinnen und Heiler sehen sich als „Mittler, Kanal, Werkzeug", wobei sie Wirkkräfte „bündeln, kanalisieren, dirigieren, zentrieren", die je nach dem religiös-spirituellen Hintergrund unterschiedlich benannt werden. Auch hier erweist sich die Teilung in „christlich-katholische" und „schamanische" Heiler als sinnvoll, denn bei den ersteren ist es „Gott" oder „der Heilige Geist" oder „die göttliche Kraft und Liebe", die die Heilung bewirken, während die anderen eher die kosmischen Kräfte, die Kräfte der Natur, die Naturwesen bzw. die Geister als Quellen der Wirkkraft hervorheben. Zudem sehen sich alle Befragten, abgesehen von der Fähigkeit, spirituelle Energie zu kanalisieren, auch als praktische Lebenshelfer, die ihre Patienten begleiten und auch rituelle Anleitung erteilen, wie diese sich im praktischen Lebensvollzug besser zurechtfinden bzw. Selbstheilungspotentiale aktivieren. Nur einige glauben, daß die Kraft eine ihnen gegebene, eine aus ihrem Inneren kommende ist und daß diese „interne Kraft" in Kombination mit einer „externen" metaphysischen Kraft wirkt. Nur zwei Heiler sehen sich als reines Medium in dem Sinne, daß ein oder mehrere Geistwesen durch sie wirken. In einem Fall ist es die Adeptin eines schon vor längerer Zeit verstorbenen Wunderheilers, der sich in Medien manifestiert und mittels „göttlicher Energie" heilt, im anderen Falle sind es schamanische Geister, die vom Medium Besitz ergreifen und ihre heilenden Wirkkräfte auf diesem Weg entfalten. Im allgemeinen sind die Grenzen freilich fließend und auch – wie im folgenden Zitat zum Ausdruck gelangt – von der jeweiligen Sprachregelung abhängig:

Teilweise seh' ich das wie verschiedene Sprechweisen. Wie verschiedene Sprachen mit gleichem Inhalt. Weil rein nach westlicher, psychologischer Sicht benützt man sein Unbewußtes, also den Reichtum des eigenen Unbewußten, um Effekte hervorzurufen. Aus schamanischer Sicht sind es die Geister, die durch den Schamanen arbeiten. Nach Reikis Sicht ist es auch die göttliche Energie und nicht etwas Privates. Ich weiß auch gar nicht, wie ich das ausdrücken soll, denn je nachdem, in welchem Kreis ich mich bewege, spreche ich auch dessen Sprache.

Energetische Kreisläufe

Viele Heilerinnen und Heiler bedienen sich der „frei fließenden Energien". Die Unterscheidung in innere und äußere Welt, auch die Differenz zwischen Subjekt- und Objektwelt sind darin aufgehoben. Diese Energien sind gleichermaßen im Individuum wie in der Natur vorhanden, die unterschiedlichen rituellen Techniken stellen bloß unterschiedliche Zugänge zur Aktivierung derselben dar:

Es ist ganz egal, wie man das ausdrückt: universelle Energie, Lichtenergie, Licht und Liebe, Lichtarbeit, göttliche Energie... Also ich persönlich fühle mich eigentlich als Transformator, als Werkzeug, als Instrument dieser Energie und bitte auch darum, immer Werkzeug sein zu dürfen, daß die Energie in mir durch mich hindurchfließt.

Eine gängige Technik der Aktivierung ist die Visualisierung der Energie, die vom Handauflegen bis hin zur Materialisation von Geistwesen reichen kann:

Die Dinge passieren im Mentalbereich, durch Visualisierung, indem ich mir vorstelle, daß ich sie aus der Einheit herausnehme, nehme ich Energie auf und behalte sie. Ich sehe das als weißes oder gelbliches Licht, das durch mich hindurchfließt, und das gebe ich weiter. Also, es fließt über den Kopf, über das siebente Chakra in mich ein und von meiner Herzenergie lasse ich es über meine Arme ausfließen, einfließen in den anderen Körper. Die Menschen spüren das als Kribbeln, als Wärme, daß auf einmal irgend etwas anfängt, zu fließen.

Oftmals wird betont, daß diese Energien „frei fließend" sind, daß man sie nicht „halten" könne, sondern daß sie sich in einem steten Kreislauf befänden, von dem die Klienten profitieren können: „Die Energie, die fließt, das ist eine freie Energie, ich kann keine Energie weitergeben, das geht nicht; ich kann jedoch Informationen weitergeben, daß die Klienten mehr Energie aufnehmen." Das Prinzip der frei fließenden Energie schließt auch den Machtanspruch des Heilers aus, der zur Abhängigkeit und zum Mißbrauch magischer Befähigung führen kann: „Ich kann nicht sagen, ich kann heilen, wir leben in einem geistigen Universum!" Das „geistige Universum", charakterisiert durch „frei fließende Energien", kann auch christlich interpretiert werden. Die Verantwortung gegenüber einem personal gedachten Gott wird „empfänglich" sein für dessen Liebe und Licht. Ein heilender Priester dazu:

Wir sind ein Kanal für die Liebe Gottes, wir müssen schauen, daß wir durchlässig sind. Natürlich geht es um die persönliche Beziehung zu Jesus, um die persönliche Gottesbeziehung, das ist der wesentliche Unterschied zu Alternativen, z. B. zu Reiki. Aber der Pati-

ent, der keinen Zugang zu Jesus hat, und es sind gar nicht so wenige, die irgendwo kirchlich geschädigt sind – ,ekklesiogene Neurosen' nennt man das –, der kann sich einen Zugang zu Gott über andere Möglichkeiten, die Gaben in der Schöpfung, die Schönheit der Natur usw. schaffen. Gott, seine Liebe, die Energie heilen und nicht der Helfer. Wir sind nur Helfer für den Patienten, daß er zu Gott, zu dem Licht kommen kann.

Das „geistige Universum" wird als „feinstoffliche Welt" gedacht. Eine Welt, deren Zusammenhänge und deren Kausalität nicht den Wirkgesetzen der materiellen Welt entsprechen. Die materielle Welt ist „Erscheinung" der „feinstofflichen Welt". Die Aufgabe des Heilers, des Helfers und auch natürlich des Schamanen ist es, sich diesen „anderen Wirklichkeitsbezügen" zu öffnen:

Ich sehe mich als Kanal, als Werkzeug, als Mittler. Die Aufgabe des Heilers ist es, ein guter Kanal zu sein, sich meditativ zu öffnen, nicht blockiert zu sein, damit diese Energien und Ströme fließen können, einen Zugang zur feinstofflichen Welt schaffen! Das sind alles nur Beschreibungen und Bilder!

In dem Prinzip der „frei fließenden Energien" kommt die heilende Kraft jeweils von außen, von der Umgebung, aus der Schöpfung, nicht vom Heiler selbst:

Man hat eine gewisse eigenständige Kraft. Ich muß ja sensorisch höher entwickelt sein, unter Anführungszeichen natürlich, aber die große Kraft, die die Heilung eigentlich bewirken sollte, die kommt aus der Umgebung, aus dieser positiven Gesamtkraft.

Der energetische Kreislauf wird als reziprokes Prinzip gedacht, einen Verlust von Energie gibt es darin nicht. Die Bandbreite der Aktivierung von „energetischen Flüssen" ist groß. Deshalb sollen auch Synthesen zwischen unterschiedlichen spirituellen Behandlungsmethoden gefunden und praktiziert werden, betont eine schamanisch arbeitende Heilerin:

Die Kombination aus allen Möglichkeiten ist gut, die ganze Bandbreite offen. Ich denke, das ist ein Kreislauf. Und manche Leute sind vielleicht, wenn man so will, aus dem Energiekreislauf ausgeschlossen, und ich habe vielleicht die Gabe, daß ich denen wieder reinhelfe. Das ist auch der Grund, warum ich den Schamanismus nicht als Glaubenssystem verstehe, sondern als Methode.

Das Prinzip der frei fließenden Energie wird in zwei Richtungen konkretisiert. Für die eher schamanisch orientierten Heilerinnen und Heiler ist die Energie wesentlich in der natürlichen Schöpfung und in der „feinstofflichen Welt" angelegt, für die eher christlich orientierten in der „alles umfassenden Liebe Gottes". Es sind unterschiedliche Sprachbilder für ähnlich gedachte Manifestationen, wobei die Bedeutung, die der Harmonie zugeschrieben wird, besonders hervorsticht. Harmonie wird auch hier nicht als Balance polarer Kräfte, sondern als Einheit analoger Kräfte interpretiert. Die im „alten Schamanismus" anzutreffenden „dämonischen" Kräfte der Natur sind aus diesem „positiven Naturverständnis" teilweise gewichen.

Die Natur und deren Wesen

Im romantischen Naturverständnis scheint der Mensch mit großer Regelmäßigkeit der natürlichen Ordnung entfremdet, denn meistens geht es darum, daß er das „Natürliche", „die natürlichen Muster" und die „natürliche Harmonie" „einlassen" bzw. „annehmen" soll. Der Mensch als Teil der Natur hat in diesem Konzept seine „natürliche Unschuld" verloren, kann gegen die natürlichen Gesetze denken und handeln. Heilen und Gesunden heißt dann, die Harmonie wieder herstellen und Teil des „großen Ganzen, der Natur" werden. Ein Heiler dazu:

Es gibt Gedankenmuster, diese Muster sind in der Natur zu sehen. Die Spirale, das goldene Rechteck, der Kreis, die Kugel. Das sind nur einige ganz einfache Muster, und es liegt an uns, die Harmonie, diese Muster und die Harmonie der Natur anzunehmen. Das Heilende ist, die Natur anzunehmen. Was will ich die Natur verbessern? Ich muß den Kopf beugen und sagen, es gibt eine Ordnung, die da ist, die der Mensch nicht erfunden hat.

Wenn Harmonie als Totalität begriffen wird, vor der sich der Mensch demütig zu beugen hat, dann erscheint jede Abweichung von dieser Totalität als Illusion. Der dem östlichen Denken entnommene illusionäre Charakter menschlicher Unvollkommenheit läßt sich bei einigen Heilern wiederfinden. Die Krankheit selbst wird dann zu einer illusionären Erscheinung, zur puren Metaphorik des spirituellen Entwicklungsweges:

Die Harmonie ist die einzige Realität. Es gibt alles andere nicht. Alles andere inklusive Krankheit ist nach dem geistigen Prinzip eine Illusion. Ich weiß, daß uns das betrifft, daß das Schmerzen bereitet, ich weiß, daß es unser Weg der Entwicklung ist, aber im Prinzip ist alles, was nicht Harmonie ist, eine Illusion. Die Harmonie kennt kein Gegenteil, das gibt es nicht.

Der Übergang zwischen dem esoterischen Konzept der kosmischen Harmonie, die sich in der Natur finden läßt, und der Beseelung der Natur, die sich auch durch die Existenz ganz bestimmter Naturwesen ausdrückt, ist fließend und stellt auch eine Verbindung zwischen schamanischem Denken und der volksreligiösen Tradition im Katholizismus her. Denn in dieser Tradition ist die Natur sehr wohl beseelt und bevölkert mit konkreten Wesenheiten:

Unsere ganze Natur würde nicht leben, wenn es nicht solche Heilkräfte geben würde. Ich war zum Beispiel im Urlaub, und meine Familie glaubte, ich komme schon früher; und sie haben am Mittwoch Blumen hineingestellt. Ich kam erst am Sonntag, und als ich kam, hingen sie hinunter; zu meinem Erstaunen sind sie eine Stunde später wieder aufgestanden. Das heißt, die Natur lebt aus solchen Kräften, und diese Kräfte können eine unterschiedliche Dichte haben, können fast physisch werden oder hochspirituell sein, da gibt es eine ganze Skala von Schwingungsfrequenzen.

Genauso wie der Schamane seine erd- und naturverbundenen Krafttiere anruft und sie um Hilfe bittet, werden im volksreligiösen Katholizismus auch heilige und gütige Verstorbene als Mittler zwischen der jenseitigen und der diesseitigen Welt bzw. zwischen Mensch und Gott angerufen. Geistwesen entfalten ihre eigene Aktivität. Sie sind in der Natur beheimatet, Teil der sichtbaren und der unsichtbaren Welt:

Wenn jetzt jemand um Heilung bittet, sei es ein Heiler oder ein Patient, öffnet sich im Bewußtsein ein Tor und er kann teilhaben, in verschiedener Intensität natürlich. Eine solche Bitte ist gleichzeitig aber auch etwas, was unter Umständen von jenseitigen Wesen oder von Naturwesen gehört wird. Da kann es sein, daß die automatisch damit etwas tun, so wie wenn ich an jemand vorbeigehe, und das berührt mich plötzlich und ich merke, der ist total traurig. Dann kann es schon sein, daß ich einfach Sympathie oder Liebe einfließen lasse. So kann es zu einer Verbindung mit den helfenden Geistern der Natur kommen.

Wunder vollbringende Verstorbene haben eine lange Tradition nicht nur im volksreligiösen Katholizismus.[19] Sie lassen sich in ethnischen Religionen ebenso finden wie in Hochkulturen – bei Religionsstiftern etwa, die aus dem Jenseits weiterwirken. Auch die „universelle kosmische Energie" kann durch Verstorbene kanalisiert und zum Zwecke der Heilung eingesetzt werden. Bruno Gröning[20] ist ein prominentes Beispiel hierfür:

Gröning ist ein Vermittler. Er selbst definierte es so. Es ist nicht er, der Kraft produziert, sondern er nimmt sie auf. Er nimmt die universelle kosmische Energie auf. Er hat immer gesagt: Es bin nicht ich, der heilt, sondern es ist die universelle Kraft, die heilt.

Auch der Übergang zwischen den Heilkräften der Natur und der Manifestation von Naturwesen in rituell geschulten Medien und Vermittlern ist fließend. Entgegen der christlichen Tradition treten im klassischen Schamanismus freilich

Die Wirkkräfte der Heilung

benennbare Wesenheiten, Geister auf, die ihre Kraft durch den Schamanen verfügbar machen:

Ich bin nicht sehr kräftig. Ich bin zwar körperlich kräftig, weil ich immer darauf geachtet habe, und ich bin auch spirituell nicht schwach, weil ich meine Methoden habe, aber im Grunde bin ich ein schwacher Mensch. Ich könnte keine zwei Menschen behandeln, wenn es nach mir ginge, das machen die Geister, ich bin nur ein Kanal für die spirituellen Kräfte.

Der große Heiler: Jesus Christus

In der christlich-katholischen Tradition sind es nicht die Geister, die Heilung verursachen, sondern immer der letzte Urgrund des Seins, die göttliche Kraft:

Ich sage überhaupt nicht, was man heilen kann und was nicht. Was heilt, ist diese göttliche Kraft. Ich kann nicht sagen: Ich heile dich jetzt, so anmaßend bin ich nicht. Ich gebe die Energie, das ist alles. Die Energie geht durch mich durch, die göttliche Kraft braucht mich nur als Kanal, die macht das.

Durch Jesus Christus, der als Religionsstifter ja auch Wunderheiler war, hat die Heilung von Krankheiten als Symbol für die Erlösung einen besonders hohen Stellenwert. „Nicht ich heile, sondern Jesus Christus heilt", sagt auch ein anderer gebetsheilender, katholischer Priester. Eine in ländlichen Regionen tätige Heilerin betont die Demut, die nötig sei, um gottgefällig mit der Fähigkeit des Heilens umzugehen:

Das Wichtigste dabei ist die Demut. Die Demut vor der Schöpfung und vor dem Schöpfer, das ist das Um und Auf. Wenn ich die verliere, dann kann ich versichert sein, daß diese Kräfte zwar nicht verlorengehen, aber daß sie so verschleiert werden, daß ich nicht mehr damit arbeiten kann. Es ist diese göttliche Urkraft, die heilt und in jedem Menschen vorhanden ist.

Heilung durch Gottes Kraft und Gnade wird von einem katholischen Priester nicht in erster Linie als physische Heilung verstanden. Das Geschenk, die Sünden vergeben zu bekommen, sei letztlich die viel fundamentalere Gesundung als das Verschwinden eines körperlichen Leidens. Die Wirkkraft aber sei dabei dieselbe: Gottes Liebe zu den Menschen! Im Sakrament der Beichte sieht er gleichermaßen ein Angebot wie in der spirituellen Gebetsheilung:

Auch da ist es so, ich biete das an und sage, für dich wäre es vielleicht gut, einmal zu beichten. Aber das ist nie Bedingung, und ich komme auch, wenn du nicht beichtest. Überlege es dir. Und irgendwann sagt der vielleicht, jetzt ist es soweit.

Nicht einmal der Glaube, nur die Bereitschaft, Gottes Gnade zu empfangen, sei die Voraussetzung dafür, daß die göttliche Wirkkraft physisches Leid beendet:

Nicht wir sind es, die heilen, sondern es ist Jesus Christus. Durch die Kraft seines heiligen Geistes, durch seine heilende Kraft, durch seine wunderwirkende Kraft. Wenn wir Hände auflegen, sage ich immer, schau' nicht auf mich. Es ist die Kraft des Herrn Jesus Christus, die durch unsere Hände strömt. So beschreibt es die Bibel, und das mußt du empfangen. Offen mußt du sein und diese Kräfte empfangen. Du brauchst nur sagen: Danke, ich empfange.

Dieser christliche Heiler wird gleichsam zu einem Kanal, durch den die Kraft Gottes fließt:

Ich bin ein Kanal. Jesus sagt: ‚Wer glaubt, wie die Schrift sagt, aus dessen Innerstem, aus dessen Leib werden Ströme lebendigen Wassers fließen.' Diese Ströme fließen tatsächlich. Viele Menschen erleben das auch körperlich, die fangen an zu schwitzen. Ich habe ein Video von der Heilung eines Epileptikers, der war auf der Stelle befreit, der hat vibriert und war dann sofort geheilt. Aber nicht durch mich, sondern durch Jesus, er ist der Heiler und der Befreier.

Ein anderer christlicher Heiler, der in kritischer Distanz zum Klerus steht, sieht seine Rolle durch eine Bibelstelle gerechtfertigt: denn die Wunder und Zeichen Gottes folgen nicht unbedingt den Priestern, sondern jenen, die bedingungslos glauben und an dem Wort Gottes festhalten. Insofern sieht er das Potential, Heilungen dank Gottes Gnade durchzuführen, in jedem aufrechten Christen angelegt:

Jesus hat in jede lokale Gemeinde Apostel, Evangelisten und Lehrer gesetzt. So einen Dienst habe ich. Wenn man die Bibel betrachtet, so versteht man diesen Dienst, der von Heilungen, Zeichen, Wundern, Befreiungen begleitet ist und davon, daß Menschen in übernatürlicher Weise von Gottes Liebe und Gnade berührt werden. Wenn ich das Evangelium predige, spüren die Menschenherzen, daß es die Wahrheit ist. Die Bibel sagt, wer glaubt und getauft wird, der wird gerettet, wer nicht, der wird verdammt werden. Diese Zeichen werden denen folgen, die glauben. Johannes 14, Vers 12. Das Wort Gottes ist Maßstab. Jesus sagt da: ‚Wahrlich, ich sage euch, wer an mich glaubt, der wird dieselben Werke tun, die ich tue, und der wird noch größere Werke als ich tun, denn ich gehe zum Vater.' Die Bibel sagt also, jeder kann es. Und es sollte schon der Dienst jedes normalen Christen sein.

Prinzipiell ist auch für viele nicht katholische Heiler die „Kraft Gottes" ein erklärendes, gültiges Bild für die Ursache der eintretenden Heilung. Nur sei eben aufgrund der spezifischen Rolle, die der Katholizismus in der Gesellschaft spielt, und auch durch den damit verbundenen „Schuldkomplex" dieses Bild für den letzten Grund aller Spiritualität nicht mehr selbstverständlich und nicht für alle Menschen anwendbar. Die Verweltlichung der Gesellschaft wollte die Menschen aus religiösen Abhängigkeiten führen, habe aber oft zu einem oberflächlichen Atheismus geführt. Gottesliebe und Glaube an Gott hätten aber gerade in einer rationalistischen Gesellschaft wenig mit konfessionellem Zwang zu tun:

Grundsätzlich glaube ich natürlich an eine Kraft oder auch an ein Bewußtsein, oder, wenn Sie religiös sind und nicht durch die Religionserziehung verdorben, um es mit Ringel zu sagen, an einen Gott oder an die Kraft Gottes. Ohne diese Kraft wäre Heilung nicht möglich.

Selbstheilungskräfte

Die Aktivierung von selbstheilenden Kräften durch den Heiler kann mit den kosmischen Energiekreisläufen oder der göttlichen Urkraft in Zusammenhang gebracht werden. Für gut ein Drittel der Geistheilerinnen und Geistheiler ist die Aktivierung der selbstheilenden Kräfte primär Ziel der heilenden Tätigkeit. Die Wirkkraft kann dabei in der Person des Klienten selbst angelegt sein oder als Information bzw. Energie von außen durch ihn hindurchfließen. Selbstheilung ist auch der Glaube an die Effizienz der spirituellen Heilung, wobei dieser Glaube aber von den meisten nicht als Voraussetzung für das Eintreten des Heilerfolges gesehen wird. Glaube ist ein begünstigender Faktor. Für christlich orientierte Heiler kann in jedem Menschen die Gnade Gottes wirken, wobei die Selbstheilungskräfte dann letztlich den göttlichen Kräften entsprechen:

Ihre Selbstheilungskräfte werden mobilisiert, und das ist auch der Sinn und Zweck der ganzen Energiearbeit, daß die Selbstheilungskräfte des Erkrankten aktiviert werden. Mit Hilfe dieser göttlichen Urkraft, die ja in jedem Menschen drinnen ist; und diese Urkraft wird geweckt...

Selbstvertrauen und das Bewußtmachen der eigenen heilenden Energien sind wichtige Motive. Im christlichen Weltbild kann auch die Artikulation des Wunsches, die Bitte um Heilung – die ja eine ganz spezielle Form des Gebetes darstellt – heilend wirken:

Für mich gilt der Wunsch und der Bittgedanke. Das ist für mich das Höchste, daß sie sagen, was man sich wünscht, in klarer und kurzer Form, ohne langes Drumherum. So kann man sich selbst helfen. Das versuch' ich immer meinen Patienten mitzugeben, daß sie Selbstvertrauen bekommen, damit sie mit der Krankheit umgehen können und auch geheilt werden.

Von einer christlichen Heilerin wird scharf kritisiert, daß der ärztliche Umgang mit den Patienten für diese demotivierend ist, und nicht dem Prinzip des „positiven Denkens" folgt, das doch für die Aktivierung der Selbstheilungskräfte so zentral ist:

Man ist ein Kanal, aber die Person muß die Selbstheilungskräfte aktivieren. Im Gespräch kann man die sicher wecken, indem man sagt: So dürfen Sie nicht denken, denn das kann es nicht gewesen sein. Die Ärzte machen diesen Riesenfehler, wenn sie sagen: ‚Was wollen Sie denn, reißen Sie sich einmal zusammen, Sie haben jetzt diese Krankheit.' Die Patienten werden von den Ärzten in den Keller geschickt und können überhaupt nicht mehr herausschauen. Wenn sie sagen: ‚Ich bin so krank, der Doktor sagte, da hilft nichts mehr und ich muß damit leben', dann sind die Selbstheilungskräfte gleich Null. Wenn die Patienten hier hinausgehen sagen sie: ‚Sie haben mir wieder Hoffnung gegeben, daß es vielleicht doch wieder besser wird.'

Diese Heilerin betont, daß es sich hierbei nicht um Einzelfälle handelt, sondern daß sich die Mehrzahl der Patienten emotional von den Ärzten im Stich gelassen fühlt. Eine Wahrnehmung, die von vielen Heilerinnen und Heilern geteilt wird.

Die liebevolle Begegnung

Wie auch die Klienten selbst betonen, wird in der emotionalen Hinwendung, in dem Gefühl des Vertrauens, Verstehens und Aufgehobenseins eine starke heilende Wirkkraft wahrgenommen. Auch für viele Heilerinnen und Heiler aktiviert die liebevolle, verständnisvolle Zuwendung und Begegnung heilende Energien:

Ich würde sagen, das eigentlich Heilende ist die geglückte, liebevolle Begegnung. Und die setzt alles von dem voraus: Beide müssen sich öffnen, beide haben etwas zum Hergeben, wenn das zusammenkommt, dann passiert etwas.

Die Begegnung muß offen und „unbegrenzt" sein, darf keinen festgelegten Mustern und keinem kategorischen Denken folgen. Dieser katholische Heiler sieht durch die liebevolle Begegnung die göttliche Kraft fließen. Je unvoreingenommener Patient und Heiler aufeinander zugehen, desto heilsamer wird sich diese Begegnung auswirken. Für ihn ist Begegnung zweifellos ein religiöses Erlebnis:

Wenn Menschsein in irgendeiner Form funktioniert, wenn das glückt, dann geschieht etwas Göttliches. Ich persönlich sehe keinen Gewinn darin, durch Erklärungen zu trennen, weil man es dann wieder instrumentalisiert. Wenn ich jetzt jemanden vor mir sitzen habe, will ich nicht quasi gedanklich in einer Kartei blättern: Wann haben wir denn so einen Fall zum letzen Mal gehabt, und was machen wir jetzt und welches Gebet ist dran. Ich erwarte eigentlich auch von Gott oder meiner Religiosität, daß intuitiv alles zugelassen wird, was kommt.

Begleitung, Sensibilität, Verständnis, emotionale Hinwendung, die seelische und körperliche Berührung – all dies wird als Wirkkraft der Heilung interpretiert. Die Einsamkeit und Lieblosigkeit sei eine „weitverbreitete epidemische Krankheit", aus der viele, nicht nur physische Leiden resultieren. Die von uns befragten Heilerinnen und Heiler sehen sich nicht nur als Medium, Kanal, rituelle Lehrer, sondern vor allem als Begleiter durch die schwierigen Phasen des Lebens. Dies macht auch für die Klienten eindeutig die große Attraktivität der spirituellen Heilung aus, da das große Bedürfnis, im wahrsten Sinne des Wortes „die Hände aufgelegt zu bekommen", von der Schulmedizin nicht erfüllt werden kann:

Ich denke mir, Gespräch und Berührung sind ganz wesentlich. Früher hat man gesagt, die Ärzte ‚be-hand-eln'. Heute hat kaum einer noch Zeit dafür, zu ‚be-hand-eln' oder zuzuhören. Und ich denke, daß das ein ganz wesentlicher Teil ist, der zu einem Heileffekt gehört.

Die wundersamen Dinge

Die Frage nach den Wirkkräften der Heilung führt zur Frage nach den Wirkkräften sogenannter Wunder oder übernatürlicher Phänomene, da zumindest einige Heiler eine enge Verbindung zwischen möglicher Heilung und möglichen paranormalen Phänomenen und Vorkommnissen sehen. Das Forschungsteam ist immer wieder mit den erstaunlichsten Berichten, aber auch mit erstaunlichen Erfahrungen aus eigener Anschauung konfrontiert worden. Auf paranormale Phänomene wird in diesem Buch nur dort eingegangen, wo dies für die Erhellung von Zusammenhängen nötig ist. Für alle Heilerinnen und Heiler sind paranormale Phänomene ein außer Zweifel stehender Teil der „anderen Wirklichkeit". Spirituelle Heilung ist – in einem materialistischen Weltverständnis – ja auch ein paranormales, weil sich der naturwissenschaftlichen Erklärung entziehendes Phänomen. Egal, ob diese Phänomene Wunder, Telepathie, Telekinese, Materialisation von Geistwesen, Okkultismus, Zauberei oder Hexerei genannt werden, sie sind für die Befragten Teil der Lebenswirklichkeit und eine Begleiterscheinung ihrer Heiltätigkeit.

Für die kultursoziologische Beschreibung der „subjektiven Wirklichkeit von spirituellen Heilern" sind insbesondere paranormale Phänomene im Bereich der schwarzen Magie bedeutsam, auf die in einem gesonderten Kapitel eingegangen wird. Wenn in diesem Kapitel nun von einigen „wundersamen Dingen" berichtet wird, dann deshalb, weil sie von den Heilerinnen und Heilern selbst auf die Frage nach den Wirkkräften der Heilung genannt worden sind. Nach dieser Auffassung begleiten paranormale Phänomene – die im Rahmen dieser Studie nicht überprüft werden können – entweder die Heilung, oder die für die Heilung verantwortlichen Wirkkräfte lösen paranormale Phänomene aus. Die fließende Energie und die spirituelle Kraft lassen sich nicht immer exakt auf eine Person, auf ein Ziel hin bündeln. Im spirituellen Universum herrscht eine generelle Sensibilität für Erscheinungen der außeralltäglichen Wirklichkeit, die sich in verschiedensten Formen manifestieren kann. Von Poltergeisterscheinungen über materialisierte Verstorbene bis hin zu den bereits angesprochenen Blumen, die verwelkt sind und sich wieder aufrichten, reicht das Spektrum der „wundersamen Dinge", die mit den Wirkkräften der Heilung in ursächlichem Zusammenhang stehen können. Einige wenige Beispiele aus einer langen Reihe der berichteten mögen dies illustrieren.

So erzählt ein Heiler, der sich als Katalysator von „außeralltäglichen Kräften und Wesenheiten" begreift, auch von negativen, von ihm unbeabsichtigt ausgelösten Vorkommnissen:

Wie die Trommel bin ich eine Art Katalysator, wo etwas durchgeht, auch im negativen Sinn. Als beispielsweise jemand den Schamanismus einmal verhöhnt hat, ist seine Videokassette grau geworden. Das war sicher nicht ich, der die Videokassette ruiniert hat, sondern da tritt etwas Numinoses, eben etwas Unbegreifliches ein, und es passiert. Und wenn jemand sagt, es wird ihm kalt, oder es wird ihm warm, oder er fühlt sich wie im Wasser – dann sind das sicher Zustände, bei denen ich wie eine Sendestation vermittle. Ich sehe mich nur als der Vermittler einer Botschaft, und manchmal kann ich das auch nicht beeinflussen.

Eine christliche Heilerin berichtet von einer Frau, die durch ihre Fähigkeit zu „zaubern" so eitel und anmaßend geworden ist, daß sie diese mit einem Schlag verloren hat. Erst durch die Kraft der Bibel und die „gelebte Demut" habe sie diese Kraft wieder zurückerlangt:

Ich kenne eine Frau, die hat die Fähigkeit gehabt zu erkennen, an welchem Organ ein ihr unbekannter Mensch einen Defekt hatte. Die hat viele Karzinome und Gebärmuttermyome ‚weggezaubert'. Die Betroffenen haben gar nichts davon gewußt. Heute weiß ich, daß so etwas möglich ist. Die ist wochenlang in der Straßenbahn gefahren und hat Leute behandelt. Das macht man in der ersten Begeisterung. Diese Frau kam dann zu einem Punkt, wo sie eitel sagte: Das gelingt mir und das auch, und schlagartig war es vorbei! Sie hat Jahre gebraucht, bis sie wieder von neuem mit der ganzen Sache beginnen konnte. Sie hat es mit der Heiligen Schrift versucht. Ich sagte: ‚Wenn du das wirklich wieder möchtest, dann setz dich einfach hin, bitte darum, daß du die richtige Stelle kriegst, die schlägst du auf und du wirst sehen, das ist richtig.' Ich habe bis heute noch niemanden erlebt, der nicht die Stelle bekam, die er in dem Moment gebraucht hat. So atheistisch ist ja niemand, und wenn einer wirklich atheistisch ist, dann ist er ja schon wieder ein gläubiger Mensch.

Ein anderer christlicher Heiler ist manchmal selbst erstaunt, wie stark und irrational die Wirkkräfte des Wunders walten:

Es wurden Menschen geheilt, denen konnten die Ärzte nicht mehr helfen, zum Beispiel jemand mit einem verletzten Knie. Gott berührt das Knie und gibt ihm ein neues. Oder eine Frau hatte ein Loch im Zahn, und ich bete, daß die Karies verschwindet im Namen Jesu und daß Gott ein schöpferisches Wunder tut. Viele haben sich gefragt, wie das geschehen soll. Die Frau sagte nur: ‚Ja Herr!' Und sie hat eine richtige Plombierung erlebt, der Zahn ist perfekt!

Eine durch den verstorbenen Wunderheiler Gröning medial arbeitende Frau berichtet, daß sie eine frappierende Heilung erlebt habe, bei der sich jemand anderer als das heilende Medium auf die betroffene Person eingestellt und sie damit geheilt hat. In ihrem Beispiel haben die spirituellen Energien der Nachbarn, die die Mutter des kranken Jungen materiell unterstützt haben, die Wirkkräfte der eintretenden Heilung ausgelöst:

Erich S. kam mit einer angeborenen Krankheit zur Welt: Erweiterung der Lymphgefäße im Darmbereich. Dadurch verlor er viel Eiweiß. Die Erkrankung würde lebenslange strengste Diät erfordern. Die Mutter bekam von der Krankenkasse Geld, wurde aber auch von den Nachbarn finanziell unterstützt. Die Nachbarn haben sich spirituell auf die Mutter und das Kind eingestellt, ohne daß diese es wußten. Dem Buben ging es immer besser. Er wurde normal ernährt, konnte sogar Leberwurst essen. Irgendwann hat dann der behandelnde Arzt gesagt: ‚Wunderbar hat er die Diät eingehalten.' Die Mutter sagte: Er hat gar nichts eingehalten. Dann erst erfuhr die Mutter von Gröning, daß er durch die Nachbarn geheilt hat.

Es werden auch Beispiele geschildert, wo die spirituelle Heilung nicht den erwünschten Erfolg beim betroffenen Klienten, sondern – unbeabsichtigt – in dessen unmittelbarer Umgebung erzielt hat. Im spirituellen Universum sind die Wirkkräfte der Heilung frei fließende Energien, die sichtlich nicht immer funktionalisierbar sind. Abschließend soll – stellvertretend auch für ähnlich gelagerte Fälle – ein schamanisch arbeitender Heiler zu Wort kommen:

Eine Frau rief mich aus Wien an, sie hatte Hüftprobleme, ich sollte mir den Bettplatz anschauen. Ich habe festgestellt, daß ihr Mann nicht an diese Sache geglaubt hat. Dieser Mann war 82, zuckerkrank und mußte zweimal in der Woche zur Dialyse gefahren werden. Er kam zu mir und nächtigte drei Tage bei mir. Zu Weihnachten vorigen Jahres wurde er vom Arzt entlassen. Er sagte: ‚Es ist ein Weihnachtswunder, Sie müssen nicht mehr in die Dialyse kommen; an und für sich ist das eine unheilbare Sache.' Für die Frau, die eigentlich erwartete, daß ich ihr helfe, konnte ich nichts tun. Sie war sehr gläubig, ihr Mann nicht. Doch er erkannte, daß es eine höhere Macht gibt, die ihn gesund gemacht hat.

DIE BEGEGNUNG MIT DEN DUNKLEN MÄCHTEN

In den meisten uns bekannten Magiesystemen ist die Befähigung zu heilen eng an die Befähigung, Schaden anzurichten, gekoppelt. In der vor- und außerchristlichen Welt sind Heilung und Verhexung zwei Seiten ein und derselben Medaille: der magischen oder schamanischen Kraft. Diese Kraft ist ethisch neutral, kann in die eine oder in die andere Richtung oder auch in beide Richtungen eingesetzt werden. Die Trennung in weiße und schwarze Magie durch das Christentum hängt direkt mit dem Aufkommen und der Durchsetzung eines ethischen Universalismus zusammen. In dieser Sichtweise werden alle Erscheinungen nach denselben Kriterien in Gut und Böse eingeteilt. Schwarzmagisches Handeln wird in einem christlichen Kontext zur Manifestation des Bösen, wohingegen der schamanische Kosmos von Wesenheiten und „Spirits" (Geistern) bevölkert ist, die sich der geübte Magier auch zur destruktiven magischen Manipulation zunutze machen kann.[21] Im ursprünglichen schamanischen Kontext, insbesondere in seinen „naturvölkischen" Traditionen, wird eine solche schwarzmagische Handlung jedoch nicht nach den Kriterien Gut oder Böse bewertet. Sie ist auch Teil der normativen Ordnung, weil durch diverse Formen von Verhexung immer auch bestraft wird, wodurch eine konfliktregelnde, gesellschaftliche Funktion erfüllt wird.

Ein traditioneller Nganga (Hexer, Heiler) wird in einer afrikanischen Region, wo es keine christliche Missionstätigkeit gibt, stolz verkünden, daß er die Befähigung zum Heilen, aber auch zum Töten hat. Derselbe Nganga wird in einem Gebiet, wo die christliche Mission starken Einfluß ausübt, sagen, daß er neben der Heilung mitunter auch töten könne, dies aber nicht tue, da er an Jesus Christus glaube und das Töten des Teufels sei. Die magische Handlung, die Magie der Destruktion werden in die christlich-ethische Bewertung mit einbezogen; der duale christliche Kosmos, aufgespalten zwischen Himmel und Hölle, Tod und Teufel, findet auch hierin seinen Ausdruck.

Das Christentum verbietet jene magischen Manipulationen, die es selbst als schwarze Magie bezeichnet. Am Ende dieser universal-ethischen Verweltlichung[22] bleiben nur mehr Heilerinnen und Heiler, die alle nur Gutes tun und heilen wollen und schwarzmagisches Handeln strikt ablehnen. Obgleich die schwarzmagische Praxis von der überwiegenden Mehrheit der in Österreich tätigen Heiler eindeutig abgelehnt wird, haben bis auf eine einzige Ausnahme alle Heilerinnen und Heiler einschlägige Erfahrungen mit schwarzmagischen

Phänomenen und auch Anfechtungen gemacht, wobei für die überwiegende Mehrheit die Begegnung mit den dunklen Mächten nicht die Ausnahme, sondern die Regel darstellt.

Schwarze Magie als Projektion

Die stärkste Rationalisierung schwarzmagischer Kräfte findet in der Gruppe jener Heilerinnen und Heiler statt, die schwarzmagische Phänomene als Projektionen psychischer Konflikte, starker Ängste oder heftiger Aggressionen interpretieren:

Immer dann gibt es Schwarzmagie, wenn ich mit Angst arbeite. Wenn ich in Leuten Angst erzeuge, wenn ich die Angst verfestige, oder wenn ich Projektionsbilder nicht auflöse. Ein Beispiel: Eine Frau wurde vor zehn Jahren vergewaltigt, und eine Therapeutin oder Helferin, oder wie immer sie sich genannt hat, hat dieser Frau gesagt, sie soll sich mit Elektroschock und Gaspistole ausrüsten, damit das nicht mehr passiert. Wenn ich jetzt zum Beispiel diesen Elektroschock an mir trage, dann heiß das, es kann wieder passieren, es kann mir vielleicht im Moment eine gewisse Sicherheit geben, aber die wirkliche Lösung dieser Geschichte ist eine ganz andere. Der Schwarzmagier projiziert seine Angst auf den Klienten.

Ziel der Heilung ist Befreiung; das Erzeugen von Abhängigkeit und Angst wird mit dem Einsatz von Schwarzmagie verglichen, die in dieser Sichtweise einen symbolischen Stellenwert hat. Auch manche Sekten, die den Menschen blockieren, anstatt ihn zu sich selbst zu führen, sollen mit diesen negativen Energien arbeiten. Ein anderer Heiler räumt zwar prinzipiell ein, daß schwarzmagische Kräfte existent sind, weist aber darauf hin, daß es sich bei der überwiegenden Mehrzahl der Fälle um Projektionen handelt, um die Verantwortung für die eigene Krankheit und Leidensgeschichte abzuschieben. Gerade im ländlichen Bereich glauben die Menschen häufig an Schadenszauber und sind dadurch projektiven Einbildungen ausgeliefert:

Besonders hier in Vorarlberg, in den Bergtälern, gibt es den Schadenszauber. Die Menschen kommen zu mir, weil sie glauben, verhext worden zu sein. Natürlich muß ich dann im Gespräch aufklärend wirken, weil ich solche Vorstellungen klar relativieren muß. Ich möchte das nicht generell negieren, es gibt gerade im Schamanismus viele Dinge, die an der Grenze des Erklärbaren sind, aber meine Erfahrung zeigt, daß es sich oft um eine Einbildung handelt.

Die Einbildungen werden insbesondere in ländlichen Gebieten und in einem stark katholischen Umfeld durch volkstümliche Heiler geschürt, die dann mitunter Schuldzuweisungen treffen. Diese dem archaischen Schadens- und Abwehrzauber ähnelnde Vorgehensweise ist für unseren Gesprächspartner freilich unverantwortlich:

Einmal hat mich eine Frau mit starker Migräne aufgesucht. Die war bei einem Heiler gewesen, der im katholischen Umfeld tätig war, und der hat ihr gesagt: ‚Das ist von einer Frau, die gegen Sie schwarzmagische Behandlungen durchgeführt hat.' Er hat ihr auch gesagt, daß diese Frau etwa 150 Meter von ihrem Haus entfernt wohnt ... Wenn der Heiler schon annimmt, daß das ein schwarzmagischer Einfluß ist, dann soll er beten und keine Schuldzuweisung treffen! Ich habe dann versucht, diese Frau zu beruhigen und sie aufzuklären.

In ähnlicher Weise kommentiert ein anderer Gesprächspartner die Dämonisierung psychischer oder psychosomatischer Symptome:

Jemand hat irgendein Problem und da kommt dann einer und sagt: ‚Das ist wahrscheinlich der Dämon XY, der dich da quält.' Das halte ich für ein Verbrechen. Das hebt es total ins Irrationale, denn gegen einen Dämon kann man sich nicht wehren, und das legt eine Schiene in eine riesige Abhängigkeit. Du mußt immer wieder kommen, zu dem großen Guru, der dir sozusagen die Decke darüber legt, damit du einen Schutz hast. Der ist dann total eingesperrt, wenn er das glaubt!

Die Vorstellung, daß die Projektion von negativen Gedanken auf andere tatsächlich deren Befindlichkeit nachhaltig beeinflussen kann, zeigt den Übergang von einer rein symbolischen zu einer magischen Interpretation des Phänomens an:

Solche Kräfte sind schon da. Manchmal haben sie Schmerzen, und man findet gar nichts. Denn Gedanken haben Kräfte, nicht wahr? Und bei Haß, Neid schadet es oft schon, daß jemand solche negativen Gedanken losläßt, von denen der andere gar nichts weiß.

Eine schamanisch praktizierende Heilerin sieht starke Parallelen zwischen psychischen Konflikten und existierenden dunklen Wesenheiten. Ob es sich nun im konkreten Fall um eine Projektion oder tatsächlich um einen Einfluß negativer Kräfte handelt, ist – wie unsere Gesprächspartnerin meint – oft schwer auszumachen:

Wenn Menschen mit irgendwelchen Krankheiten oder seelischen Problemen kommen, da entstehen dann auch Energien, die nicht sehr hell sind. Diese Energieformen oder Wesenheiten sind den psychischen Problemen nicht unähnlich.

Abgesehen von einer Ausnahme steht für alle Heilerinnen und Heiler die Existenz schwarzmagischer Kräfte und Beeinflussungen außer Zweifel, auch wenn sie die Aspekte der oftmals stattfindenden Projektion betonen. Nicht immer werden diese Erscheinungen mit den Begriffen Gut und Böse definiert, denn „im Prinzip gibt es nichts Positives, was nicht auch Negatives beinhalten würde; sonst würde ja das Ying-und-Yang-Prinzip nicht stimmen oder der Ausgleich der Kräfte: Ein Küchenmesser kann töten, aber auch Brot schneiden." Die ethische Polarisierung findet stärker im christlich-katholischen Denken, denn im schamanischen statt, obgleich sich auch dort mitunter die Macht des Schwarzmagiers als vehemente und bedrohliche Anfechtung von außen finden läßt.

Die Hexen und die Teufel kommen

Ein christlich inspirierter Heiler ist überzeugt, daß „alle Mächte der Dunkelheit" durch Gottes Kraft gebannt werden können, obwohl man auf der Hut sein müsse, da „der Okkultismus, die Zauberei oder andere Flüche die Hintergründe für Krankheit sein können". Auch sind ihm die Materialisationen des Bösen schon leibhaftig gegenübergetreten:

Ich hatte schon Konfrontationen mit einer Hexe, mit einem Pendler und mit einem Wünschelrutengeher. Und alle haben sich dann zu Jesus bekehrt, weil sich die Dämonen aufgrund meines Gebets offenbaren mußten. So sind die Menschen überführt worden. Der Pendler wußte sofort, das war vom Teufel, das sagte er selber. Der hat sich davon getrennt. Der Wünschelrutengeher ebenso. Die Hexe hat auch ein ganz großes helles Licht gesehen, das ist die Salbung, das ist der Heilige Geist. Denn ich bete im Namen Gottes, da müssen sich diese Dämonen offenbaren.

Für diesen Heiler sind okkulte Praktiken viel zu sehr verbreitet. Dämonen treten als Heiler auf, und wahre Heiler werden dämonisiert.[23] Der Heiler, der sich gerne medial präsentiert, sucht deshalb die offene Konfrontation mit diesen „falschen Propheten":

Ich bete darum, daß ich im Fernsehen eine Gelegenheit bekomme für eine richtige Konfrontation mit Hexen, mit Spiritisten, mit Zauberern und Okkultisten, mit Pendlern und Wünschelrutengehern. Damit den Leuten einmal die Augen aufgehen, wo wirklich die wahre Kraft Gottes ist. Darum bete ich, weil da so viel Unkenntnis und so viel Verwirrung ist. Die Bibel sagt: Zeichen deuten oder das Befragen ist für den Herrn ein Greuel.

Ein katholischer Priester, der Heilgottesdienste praktiziert, kennt Fälle von Besessenheit aus eigener Erfahrung. Schwere Fälle seien selten, leichte, z. B. „Verwünschungen", häufig – „da habe ich fast jede Woche einen!" Entsprechende Gebetsformen würden meistens ausreichen, durch Besessenheit induzierte Angstzustände würden dann in der Regel rasch vergehen:

Ich erzähle ein Beispiel eines mittleren Falles: Da ist eine junge Frau mit furchtbaren Angstzuständen gekommen, die traute sich nicht mehr in die Arbeit. Was mich nachdenklich machte, war, daß sie es auf einmal in der Kirche nicht mehr aushielt. Wenn das ein normaler Angstzustand ist, wäre es eher umgekehrt. Der Hintergrund war, daß sie im Alter von 14 Jahren einmal beim Tischerlrücken dabei war, und das ist natürlich ein Öffnen in diese Welt hinein, auch wenn es von vielen als harmlos hingestellt wird. Aber das ist nicht so harmlos, wie es aussieht, denn es ist auch nicht jeder gleich sensibel; dem einen macht es nichts, und bei ihr war es halt so. Es hat ein dreiviertel Jahr gedauert, bis die Angst freigeworden ist. Gebet um Befreiung, Krankensalbung und Beichte und so weiter. Da spielen dann verschiedene Dinge zusammen.

Im katholischen Bereich wird das Böse in der Gestalt des Teufels personifiziert. Ein im Tiroler Bergland praktizierender Heiler berichtet von zwei teuflischen Gestalten, die ihn um die Gesundheit bringen wollten, damit er nicht mehr dem „Guten dient" und nicht länger Gutes an den Menschen verrichten kann.[24]

Nicht immer treten Satan oder dessen Boten derart spektakulär in Gestalt realer Personen auf. Einige Male wird das biblische Motiv der Versuchung Jesu zitiert und mit eigenen Erfahrungen gleichgesetzt:

Die Dämonen haben mich angegriffen, sie haben mich gewürgt. Ich habe gewußt, etwas ist da, etwas Unheimliches. Ich habe fast nicht mehr atmen können, bis ich endlich den Namen Jesu habe aussprechen können: ‚Im Namen Jesus, Satan, geh'!'

Im Weltverständnis des traditionellen Katholizismus hat das Kreuzopfer Christi freilich den Weltenfürsten ein für allemal in die Schranken gewiesen:

Zum Beispiel steht im Kolosserbrief: Gott hat durch Jesus Christus am Kreuz die Mächte, die Fürsten und die Gewalten, den Satan völlig entwaffnet. Das war ein totaler Sieg: Entwaffnet, besiegt und den Triumphzug zur Schau gestellt. Satan ist der ewige Verlierer!

In der Verführung des Menschen zum Bösen bediene sich Satan besonders trickreicher und bösartiger Strategien. So sprechen zwei Heiler das Motiv des „Seelenverkaufes" an. Dies kann auch durchaus unbewußt stattfinden, zum Beispiel wenn Schmerzen gelindert oder Krankheiten geheilt werden sollen. Die „Heilung" durch Satan fiele in schlimmer Weise auf die Seele des Klienten zurück; Seelenraub oder Selbstmord würden die Folge sein. Speziell Okkultismus und Schwarzmagie praktizierende Satansgruppen würden auf diese Weise kurzfristig effektvolle „Heilungen" erzielen, den Menschen aber letztlich zerstören. Ein heilender Priester berichtet:

Einmal kam eine Frau daher und fragte, ob ich nicht mit ihr um Heilung beten würde. Ich weiß jetzt nicht mehr, welche Art von Schmerzen sie hatte. Sie sagte dann, mit mir hat schon einmal so eine Gruppe gebetet und die Schmerzen sind auch verschwunden. Aber die haben gesagt: ‚Jetzt müssen Sie vorsichtig sein, Sie dürfen kein ‚Gegrüßet seist du Maria' mehr beten. Wenn Sie das wieder tun, dann werden die Schmerzen wieder da sein.' Dann sagte sie: ‚Ich habe mich eine Zeitlang an das gehalten und dann dachte ich, warum soll ich nicht, als Katholikin habe ich das immer getan. Ich habe das erste ‚Gegrüßet seist du Maria' gebetet, und die Schmerzen waren wieder da.' Ich vermute, daß das eine Gruppe war, die das Satanische anbetet. In allen Bundesländern Österreichs gibt es das. Entweder ist es mit Hypnose gegangen, mit diesem Codewort: kein ‚Gegrüßet seist du Maria', daß das Schmerzempfinden ausgeschaltet wurde, oder es war eine Heilung auf satanischer Basis. In dem Augenblick, wo ihre Bedingungen nicht mehr erfüllt werden (die der satanischen Gruppe), haben die Menschen wieder die Not. Es gibt auch Heilung auf satanische Weise.

Ein anderer christlich praktizierender Heiler hat ähnliche Erfahrungen gemacht:

Auch Satan hat ohne Zweifel dämonische Mächte und eine gewisse Kraft. Jeder Mensch, der diese Kraft unwissend annimmt, kommt aus dem Schutz Gottes heraus und unter die Räder. Er öffnet sich für dämonisches Wirken. In der Regel ist es so, daß dann seine Seele total gefangen wird, wenn er auch körperlich geheilt scheint. Ich habe es schon sehr oft bei Gesprächen erlebt, daß dann Depressionen kommen, Selbstmordgedanken und Selbstmord, das ist ja das Ziel Satans.

Aufgrund der offiziellen Religiosität, die Begriffe und Bilder für schwarzmagische Phänomene bereithält, scheint das Sprechen über und die Auseinandersetzung mit den dunklen Mächten auf dem Land weniger tabuisiert zu sein als in der Stadt. Im folgenden wird der Ausschnitt eines Dialogs zwischen einem katholischen Priester und einem Gemeindearzt ungekürzt wiedergegeben, um zu veranschaulichen, mit welcher Selbstverständlichkeit Fragen der Besessenheit in einem bestimmten, durch den Katholizismus geprägten, ländlichen Milieu behandelt werden können:

Der Arzt: *Ich kenne Leute, die vollkommen zerstört bei uns gelandet sind, die mit schwarzer Magie geschädigt wurden. Wenn man sich auf solche Sachen einläßt, begibt man sich auf gefährliches Gebiet, und man sieht, wie leicht jemand zerstört werden kann.*

Der Priester: *Der war vorher bei einem Hexer, der sich als Heiler ausgegeben hat. Ich kenne seinen Namen, will ihn aber nicht nennen. Der hat ihm ein Amulett verkauft, ein Dreieck für 12.000 Schilling. Wir haben uns erkundigt, das kostet normalerweise 138 Schilling. Mit verschiedenen Zeremonien ist dieses Amulett eingeweiht worden, und dann war der Patient vollkommen zerstört.*

Der Arzt: *Dieser Patient hatte mit schwarzer Magie Kontakt. Er ist manisch-depressiv geworden, und da hat er sich zeitweilig stark gefühlt, aber dann ist er wieder ins totale Nichts abgestürzt. Und das wieder herauszubekommen war sehr schwierig. Der hatte ja auch schon jahrelang vorher alle möglichen Therapien durchgemacht; in seiner Not ging er dann zu dem Hexer.*

Der Priester: *Es ist schon sehr schwierig, etwas zu machen, wenn schwarze Magie im Spiel ist. Wenn er sich darauf einläßt, braucht das Zeit. Es dauert zehn Heilsitzungen. Vor der Gebetsheilung hat er gesagt: Mir rennen alle Leute weg! Dann kommt er und sagt: Die Leute sind auf einmal so nett. Wenn er jetzt nur rein intellektuell wieder etwas ausprobiert, dann ist es schwierig, das kostet viel Mühe.*

Der Arzt: *Die Problematik besteht darin, daß es meistens Wunden sind, und erst nachher kommt der Einfluß von den negativen Kräften. Da geht es zuerst darum, die Wunden zu heilen, damit die negativen Kräfte nicht mehr wirken können.*

Der Priester: *Man muß sehr genau schauen, wo das entstanden ist und dann Befreiungsgebete sprechen, aber sehr behutsam, daß er das nicht hört. Sonst wird er wieder... Es kommen da Leute, mit denen man stundenlang um Befreiung gebetet hat, aber die waren am Boden zerstört.*

In der volksreligiösen Dämonologie wird zwischen der Besessenheit eines Opfers und den Materialisationen des Bösen unterschieden. Besessenheit kann man „heilen", Teufel, Hexen, Dämonen – insbesondere wenn sie in konkreter physischer Gestalt auftreten – kann man nur vertreiben. Sie sind keine Opfer, sie sind Manifestationen der dunklen Mächte, die sich gegen Gutes und gegen Heilung stellen und die auch immer wieder versuchen, den Lauf der Dinge an sich zu reißen:

Einmal ist eine Hexe zu mir gekommen, die hat der Satan geschickt. Sie setzte sich zu mir, und dann habe ich Anbetungsmusik eingeschaltet. Sie sagte: ‚Schalten Sie das schnell aus.' Da wußte ich, da stimmt was nicht. Ich fragte: ‚Was wollen Sie?' Sie sagte: ‚Jesus lebt nicht. Sie dürfen nicht mehr beten für die Kranken, das ist verboten.' Da sagte ich: ‚Entschuldigen Sie, ich denke wir sind auf einer anderen Ebene, würden Sie so nett sein und die Wohnung und das Haus verlassen.' Da begann sie zu schreien: ‚Sie müssen jetzt diese Steine anschauen.' Sie hatte da einen Zauberstein. Ich sagte: ‚Ich schaue nicht auf diesen Stein. Ich sage Ihnen nur eines, in Liebe: Sie sind jetzt des Hauses verwiesen, Sie müssen jetzt gehen, sonst muß ich die Polizei holen.' Sie begann zu toben und zu schreien, aber dann ging sie.

Entgegen diesen schwarzmagischen Phänomenen im volksreligiösen Kontext meint jene Heilerin, die angibt, keine Erfahrungen damit zu haben: „Diese negativen Energien sind für mich kein Thema, und ich habe auch keine Erfahrungen damit; denn es kann keine Kraft so negativ sein, daß sie nicht durch die göttliche Kraft ausgeglichen werden könnte." Generell läßt sich für die christlich-katholischen Heilerinnen und Heiler sagen, daß die Grenze der Beeinflussung durch schwarzmagische Praxis oder externe Dämonen durch den rechten Glauben und das Vertrauen in Gott angezeigt ist. Eine Integration dieser dunklen Mächte in das eigene Selbstverständnis, wie dies teilweise im Schamanismus erwünscht ist, ist weder denkbar noch möglich: Es muß aktiv geheilt oder ausgegrenzt werden. Die Gnade Gottes und der aufrechte, durch Gebet gefestigte Lebenswandel bieten hierfür die geeignete Voraussetzung. Wird dieser rituelle Schutz vernachlässigt, so besteht die Gefahr, daß Satan selbst, oft auch unerkannt, von den Betroffenen Besitz ergreift, von der Seele und letztlich auch vom Körper – in Gestalt einer Krankheit.

Die Macht der Schwarzmagier und der Toten im Schamanismus

Der offenen Struktur des Schamanismus entsprechend gibt es eine Vielzahl von Interpretationen und Umgangsformen mit schwarzer Magie. Schwarze Magie ist in der schamanischen Perspektive ein gewisser Widerspruch in sich, da die Mehrzahl der schamanisch praktizierenden Heiler – in Übereinstimmung mit der Sichtweise ihrer Vorläufer und Vorbilder im außereuropäischen Feld – die dunklen Mächte als gegebene, komplementäre Erscheinungen des Lichtes und der Heilung interpretieren. Daraus ergeben sich mögliche Formen einer Integration, wie sie weiter unten eingehender behandelt werden. Die zwei Seiten der einen Medaille müssen nicht unbedingt gegeneinander ausgespielt und in einem polaren Denken gegeneinander verrechnet werden.

Ungeachtet dieser Integrationsformen ist die schwarze Magie im schamanischen Denken mitunter mächtig und gefährlich besetzt. Auch in den außereuropäischen Kulturen gibt es diesbezügliche Spezialisierungen: Dem hochangesehenen, starken Heiler steht der mächtige, allseits gefürchtete Hexer gegenüber, den man im persönlichen Umgang eher meidet, außer man muß seine Dienste in Anspruch nehmen. Eine schamanisch praktizierende Heilerin versucht Bilder für diese Energien zu finden:

Magische Weltbilder sind Denkformen, die zusammenspielen mit Fühlformen und darin untrennbar sind. Die Macht des Magiers, die Macht dessen, was man innerhalb des abendländischen Weltbildes ‚negative Kräfte' nennt, stellt man sich am besten so vor, daß etwas berührt werden kann, das sich extrem stark elektrisch geladen anfühlt. Das geht energetisch auf die Art, daß man einfach weggestoßen wird. Die traditionellen Bilder helfen da wenig. Ich denke mir, daß es sich dabei eben um Anziehung von Naturkräften auch im physikalischen Sinn handelt. Es gibt außer unserer Welt, der sichtbaren, auch noch andere Welten – gestaltete Bilder. Das wäre eine Möglichkeit, die Geisterwelt zu benennen und auch die sogenannten dunklen Mächte.

Diese Erklärung läßt sich durch ein Beispiel illustrieren, in dem eine Vorarlberger Heilerin Bekanntschaft mit der extrem destruktiven Magie eines südamerikanischen Schwarzmagiers gemacht hat. In einer kultursoziologischen Interpretation illustriert dieses Beispiel – ungeachtet des Wahrheitsgehaltes – die drastische Vehemenz, mit der schwarzmagische Intervention erlebt werden kann. Geht der Feldforscher diesem Problem nach, so wird er tatsächlich mit einer Vielzahl von Erzählungen konfrontiert, die den magischen Tod bzw. dessen unterschiedliche Varianten zum Inhalt haben.[25] Exotisch oder sonderbar erscheinen Ausführungen wie die folgende, speziell in einem Umfeld, in dem die Macht der Magier im gesellschaftlichen Konsens nicht nur nicht vorhanden, sondern auch durch die offizielle Lesart von Schicksal und Zufall gebrochen ist. Denn magisches Denken negiert den Begriff des Zufalls, wohingegen empirisch-rationales Denken den Begriff Zufall als Erklärung für Unvorhersehbares einführen muß.[26] Jedenfalls war es für eine Vorarlberger Heilerin kein Zufall, daß sich an ihren Konflikt mit dem mächtigen Magier entsetzliche Geschehnisse anschlossen:

Ich habe geglaubt, daß ich ganz stark bin. Ich bin halt in dem europäischen Glauben groß geworden. Ich war auch ein bißchen hochmütig, als ich mich mit einem Schwarzmagier angelegt habe. Ich habe ihn vorerst belächelt, und wir haben auch einen Streit gehabt. Der Schwarzmagier war ein Südamerikaner, und wenn man sich dann dagegen auflehnt, dann können wilde Kräfte entfacht werden. Das ist schon verrückt, was mir dabei alles passiert ist. Ich habe starke Schmerzen bekommen. Ich war dreimal beim Notarzt, und die haben nichts gefunden. Wir haben einen Kanarienvogel gehabt; ich bin einmal heimgekommen und der Vogel hat den Kopf vollkommen verdreht gehabt. Der ist immer im Kreis gelaufen. Das war so grausam, und ich hab' nicht gewußt, was ich tun soll. Ich habe meine Nachbarin angerufen, ob sie kommen und den Vogel töten kann, weil er mir so leid getan hat. Dann sind noch entsetzlichere Dinge passiert. Innerhalb von zwei Monaten ist meine beste Freundin gestorben und dann das Kind einer anderen Freundin. Auch die Mutter einer anderen Freundin ist innerhalb dieser zwei Monate ge-

storben. Da habe ich das unbedingte Gefühl gehabt, weil sie schwächer waren als ich, hat sich das an ihnen entladen. Sie haben daran glauben müssen. Ich habe mich noch nicht selber schützen können. Es war auch niemand da, an den ich mich hätte wenden können.

Ein anderer schamanisch praktizierender Heiler, der in Notfällen, zum Beispiel bei „unmittelbaren Angriffen", selbst schwarzmagische Praktiken einsetzt, sieht eine große Gefahr in der zunehmenden Attraktivität des Okkultismus, die durch einen kommerzialisierten Bücher- und Medienmarkt noch verstärkt wird. Er weiß, daß insbesondere außereuropäische schwarzmagische Praktiken ein hohes Destruktivitätspotential beinhalten, und warnt vor dem spekulativen und laienhaften Umgang, der folgenschweren Schaden bis hin zu kriminellen Handlungen anrichten kann:

Ich habe beispielsweise in Peru und in Mexiko Brujos, also schwarzmagisch Arbeitende von hohen Graden, kennengelernt, die wirklich viel Schaden anrichten können. Und es hat sich in den letzten Jahren gezeigt, daß auch hier in Europa im Zuge von Voodoo, Hexenkult und Satanismus sehr viele Leute Taschenbücher über diese Themen kaufen und damit herumpfuschen. Es kommen Geister, aber meist nicht die, die im Buch stehen. Und es passieren dann auch Dinge, die nicht angestrebt werden. Es führt dann zu sehr großen, ich würde sagen, spirituellen Unfällen, und besonders beliebt sind da Spielereien im sexualmagischen Bereich, wo ich dann immer merke, wie schrecklich es ist, wenn man das zum Beispiel mit Kindern macht, oder mit Unmündigen, denn die seelischen Schäden, die gehen durchs ganze Leben.

Schweren schwarzmagischen Angriffen kann nur mit schwarzmagischem Abwehrzauber begegnet werden,[27] wohingegen leichte Fälle mit herkömmlichen Mitteln der Reinigung gelöst werden können. Ein Heiler lehnt es ab, sich in die Logik der schwarzen Magie einzufinden, denn er kennt zwar die „reellen schwarzmagischen Geschichten", will aber damit nichts zu tun haben. Denn auch dies sei „Schubladendenken": „Ich erkenne sie als ein anderes, und so kann ich sie – meistens – auch wieder anders wegbringen, anders mit ihnen umgehen!" Aber auch dieser Heiler räumt ein, daß es schwarzmagische Angriffe gibt, die allein mit Anders-Denken und positiver Energie nicht abzuwehren sind:

Ich habe eine 22jährige gehabt, die gesagt hat: ‚In dem Zimmer kann ich nicht mehr schlafen, in der Nacht sehe ich dauernd Fratzen an der Wand.' Da ist für mich klar, es ist sehr wohl etwas da, aber ich gehe dem gar nicht nach, denn da müßte ich wieder auf die andere Schiene umspringen. Ich könnte das wieder magisch bekämpfen, aber das ist nicht meine Sache und dann funktioniert es genauso gut mit Räuchern und mit Ausras-

seln usw. Man bringt da schon sehr viel weiter, aber Orte, die wirklich negativ besetzt sind, bei bösen Voodooangriffen, dort ist das natürlich schwierig, oft unmöglich.

In der Praxis des Schamanismus kommt dem medialen Arbeiten ein bedeutender Stellenwert zu. Dabei wirken externe Wesen, die auch Verstorbene sein können, durch den physischen Körper des Mediums. Ein christlich orientierter Heiler, der aber auch viel Erfahrung mit der schamanischen Praxis hat, meint, daß medial arbeitende Heiler viel eher schwarzmagischen Gefährdungen ausgesetzt sind, als Heiler, die nur mit positiven Energien, also nicht mit „Wesenheiten" arbeiten:

Ich habe immer nur mit dem höheren oder tieferen Bewußtsein gearbeitet, mit der einen Kraft: Es ist ein Bewußtsein, es kann daran teilhaben. Negative Kräfte können es aber nicht besetzen. Dagegen ein Medium, das läßt auch andere Wesen herankommen, und diese haben auch ungute Seiten an sich. Automatisch schwingt das Medium dann auch in die dunklen Bereiche, die nicht so rein sind. Kaum jemand weiß, daß er sich dann vor diesen dunklen Seiten der Wesenheiten wirklich schützen kann. Wesen hängen sich an persönliche Schwingungen an, aber nicht an kosmische, lichte, leichte. Da können sie nichts erben...

Die Wesen, die sich durch Medien materialisieren können, übertragen also „persönliche Schwingungen"; wenn man hingegen mit den „kosmischen Kräften" arbeitet, wäre man in der Regel vor einer Übertragung negativer Energien geschützt, außer man hat Angst:

Besessene kamen schon in Behandlung. Da ist es so, daß großes Vertrauen dazu gehört. Weil man sich einschwingt, schwingt man natürlich auch da mit. Aber bei mir ist es dann so, ich merke die dichte Atmosphäre, aber ich bin geöffnet, daß ich das klären kann. Irgendwann wird das klar, dann ist es schon leichter, mit Menschen umzugehen. Würde man in so einer Situation Angst bekommen, da wäre es schon möglich, daß man irgend etwas aufschnappt. Durch Angst zerreißt man sein Energiefeld, und dadurch können die „Wesenheiten" leicht herankommen.

Ein damit in Verbindung stehendes zentrales Motiv im Schamanismus ist der Umgang der Lebenden mit den Toten und umgekehrt. Dieses Konzept der „unsterblichen Seelen" kommt aus einer ursprünglich archaischen Jenseitsvorstellung, in der das Reich der Toten noch nicht – wie später in den zentralisierten und hierarchisierten monotheistischen Religionen – in weite Ferne gerückt ist. Das Reich der Toten schließt unmittelbar an das der Lebenden an, beide Bereiche können sich überschneiden, einander ergänzen. In den afrikanischen Religionen z. B. haben Verstorbene die Funktion zu schützen – auch vor magischem Zauber –, Rat zu erteilen und tatkräftig den Lebenden zu helfen. Regelmäßige Rituale, deren kultisches Ziel die Wiederkehr der Toten in die Gemeinschaft der Lebenden ist, verfestigen und regeln die Beziehungen zwischen den beiden Bereichen.

Doch gibt es auch in diesen Religionen definierte Totenreiche, die zwar von den Räumen der Lebenden nicht weit entfernt sind, in denen man aber die Verstorbenen auf einem sicheren Platz aufgehoben wissen will. Denn Tote ängstigen immer auch – zu jeder Zeit, in jeder Kultur! Und deshalb sind auch die ritualisierten Totengedenkfeiern – auch als Rationalisierung dieser Angst – von so großer Wichtigkeit.[28] Das Motiv, daß unglückliche, boshafte, übelwollende oder schlicht koboldische Tote sich an die Lebenden „anhängen" und für diese zu einer Last werden, manchmal auch zu einem Unglück, kennen wir auch aus den archaischen Religionen. So ist es auch dort eine wichtige Aufgabe des Schamanen, die Seele des Verstorbenen von seinem Körper zu trennen und ihn sicher zu seinem Platz – im Totenreich – zu geleiten. Auch bei den von uns befragten Schamanen spielt diese schamanische Trennung als Teil der Sterbebegleitung eine wichtige Rolle. Das volksreligiöse, christliche Pendant dazu ist das „Beten für die Seelen jener Verstorbenen" (Allerseelen), die ihren definitiven Platz zwischen Himmel und Hölle noch nicht gefunden haben.

In der industrialisierten Welt ist das Reich der Toten – auch in schamanischer Perspektive – in weitere Ferne gerückt als in einem afrikanischen Dorf. In den allermeisten Fällen wird die Besetzung eines Menschen durch einen Toten als sehr negativ interpretiert:

Es ist immer nur negativ, wenn sich Tote an Lebendige anhängen. Sie fürchten sich einfach. Schauen Sie, wievielen Menschen ist heute noch bewußt, daß es ein Leben danach gibt? Einige sagen: ‚Ja sicherlich gibt es noch was danach.' Die meisten sagen: ‚Das ist ein Blödsinn! Gestorben ist gestorben und aus.' Und wenn sie dann aber plötzlich nicht weg sind, dann sind die so erdbezogen und wissen vor lauter Angst nicht, wohin. Sie sind deswegen nicht schlecht, schlecht gibt es überhaupt nicht, sie können sich nur nicht lösen und fürchten sich und hängen sich halt dann irgendwo dran aus Angst.

Die spirituelle Unfähigkeit, mit dem Tod umzugehen, setzt sich in diesem Konzept fort. Erdverbunden seien Tote dann, wenn sie sich aus dem Kontext der Lebenden nicht lösen können, wenn sich die Orientierungslosigkeit des irdischen Lebens nach dem Tod fortsetzt. Eine katholische Heilerin berichtet von einem Geschehen in einer brasilianischen Kirche, das, insbesondere im synkretistischen Kontext – z. B. Macumba –, häufig anzutreffen ist. Dabei besetzen erdverbundene Tote einen Lebenden mit dem Ziel, dessen Körper völlig in Besitz zu nehmen, schließlich dessen Seele zu vertreiben bzw. aufzuessen, um anstelle von ihm weiterleben zu können:

Bei einer Heilmesse in einem kleineren Ort in Brasilien hat ein Arzt die armen Leute in Trance behandelt, und unter anderem haben sich auch diese Besetzungen gelöst. Da war zum Beispiel eine Frau, die hat schon jahrelang unter so was gelitten. Die war von einem Mann belastet, der hat ihren Körper nicht nur total besessen, sondern der war richtig in ihr drin und hat ihr diktiert, was sie zu tun hat. Sie war nicht mehr sie selber. Und da hat das Medium zu dem Verstorbenen gesagt, er soll endlich diesen Körper verlassen, denn es ist nicht sein Körper! Das ist mein Körper, hat er geschrieen und war sehr böse, bis das Medium zu ihm gesagt hat, daß die Betroffene ja eine Frau und er ein Mann ist; so hat er sich überzeugen lassen, daß er gehen muß.

Verhexung und Liebeszauber: Zur Legitimität der schwarzmagischen Kräfte

Die meisten Heilerinnen und Heiler lehnen den Einsatz schwarzmagischer Praktiken zur Abwehr von schwarzmagischen Angriffen ab. Sie vertreten eine „Lichtphilosophie", glauben also, daß Gebet, positive Aura, Stärkung des Guten etc. hinreichend Schutz gewähren[29] und daß auch die von schwarzmagischen Attacken Betroffenen zu einer positiven Stärkung des Selbst geführt werden müssen, um negative Beeinflussung zu überwinden. Die Mehrheit dieser Heilerinnen und Heiler ist überzeugt, daß der Einsatz schwarzmagischer Kräfte in besonders destruktiver Weise auf den Sender zurückfällt:

Ich weiß, daß es bei Naturvölkern üblich ist, zum Beispiel in Kriegssituationen die Seelen der Gegner zu rauben. Ich finde, daß jeder Versuch, ob das jetzt Rache ist oder etwas ähnliches, auf den Sender zurückfällt. Also allein schon aus egoistischen Gründen wäre es schon sehr fragwürdig, so etwas zu tun.

Der Sender wird durch seine Absicht zu schädigen bestraft:

Wir werden es hundertfach zurückbekommen, wenn wir irgend jemand verfluchen, wenn wir etwas Negatives wünschen. Jeder negative Gedanke ist schlecht und kommt zu uns zurück...

Das karmische Prinzip spielt auch in der Interpretation eines anderen Heilers eine wichtige Rolle. Er meint, in einem früheren Leben schwarzmagisch tätig gewesen zu sein:

Magische Kräfte wurden mir schon geschickt, die sind sicher in der Vergangenheit zu su-

chen, wo ich vielleicht gar nicht der mit dem Heiligenschein war, sondern vielleicht sogar Täter, das kann ich nicht sagen. Gott sei Dank wissen wir das nicht, aber irgendwie spüre ich, daß ich im früheren Leben sicherlich nichts Gutes gemacht habe.

Abgesehen von der persönlichen Schädigung wird die moralische Verantwortlichkeit des Heilers betont, die die Legitimation des Einsatzes schwarzmagischer Praktiken ausschließt. Schwarze Magie sei immer Manipulation, selbst wenn sie noch so gut gemeint ist, wie zum Beispiel beim Liebeszauber. Auch wenn er beschimpft oder der Unfähigkeit bezichtigt werde, müsse der Heiler den Einsatz ablehnen:

Daß ich für jemand etwas Schwarzmagisches tun würde, der selber in Gefahr oder in Not ist, das kommt gemäß meiner Prinzipien überhaupt nicht in Frage, denn das wäre das Zurückschicken. Dann würde ich ihm zwar kurzfristig helfen, ich würde das Problem aber nicht aus der Welt schaffen. Denn das Zurückschicken ist das Schlimmste von allem: Wie du mir, so ich dir! Da muß sich der Heiler eben sagen: Gut, ich nehme halt auf mich, daß gegnerische Energien auf mich losgelassen werden, daß ich beschimpft oder verflucht werde. Oder ich muß mir nachsagen lassen, ich bin feige, nachlässig, dumm oder unfähig. Das alles ist schon passiert. Mein Gewissen ist in diesem Punkt eisern, das ist meine Leitlinie, und wenn ich mein Gewissen nicht hätte, dann könnte ich diese Arbeit nicht machen, und ich weiß auch, daß die Geister, meine Verbündeten, das so wollen. So kriege ich die Hilfe, die ich brauche.

Einige Heilerinnen und Heiler jedoch, bis auf einen alle schamanisch orientiert, vertreten explizit die Auffassung, daß der „Lichtphilosophie" im Umgang mit der destruktiven Magie Grenzen gesetzt sind und schwarze Magie nur mit ihresgleichen beantwortet werden könne:

Zur Abwehr von einem unmittelbaren Angriff, aus einer Notwehr heraus, beispielsweise, wenn ein Haus von irgendwelchen Kräften gezeichnet, man könnte fast sagen besetzt ist, rufen mich dann immer die Leute an und sagen: ‚Jetzt hab' ich schon so viel Vaterunser und Rosenkranz gebetet, und es ist noch immer unmöglich, in dem Haus zu bleiben.' Ich kann bei bestimmten Phänomenen nicht glauben, daß ich mit einem Gebet und mit gutem Willen und reinem Herzen Dinge in Schach halten kann, gemäß der im New-Age-Zeitalter so beliebten Leitlinie: ‚Ich transformiere alles in Licht und Liebe!' Eine Sache, die massiv kräftig ist, von einer schwarzmagischen Struktur durchsetzt, kann ich nicht in Licht und Liebe transformieren. Das ist ein totaler Irrglaube. Da ist man als Schamane froh, wenn eine Art spirituelles Unentschieden erzielt wird, daß zumindest kein Schaden entsteht, aber mehr...? Wenn ein Mensch behauptet, die dunklen Mächte in Licht und Liebe verwandeln zu können, dann ist er ein Dummkopf.

Abwehrzauber wird befürwortet, Angriffszauber nur in zwei Fällen nicht explizit abgelehnt. Aber auch in diesen Fällen könne eine schwarzmagische Handlung nur als vorbeugende Maßnahme, als Selbstschutz in Frage kommen:

Ich muß einmal vorausschicken, daß für mich der Einsatz von schwarzmagischer Magie nicht aktuell ist. Das heißt, es lebt in mir im Schatten und wartet nur darauf, bis es herauskommt. Ich glaube es eher nicht, ich denke, das habe ich schon alles erlebt. Ja, natürlich, zum Selbstschutz kann es schon angewandt werden, auch im großen Maßstab. Ich habe, Gott sei Dank, zur Zeit keinen Bedarf.

Besondere Vorsicht will der sich als Hexer bezeichnende Interviewpartner beim Umgang mit schwarzer Magie gewahrt wissen. Er sei fortwährend auch mit schweren Fällen konfrontiert:

Die Leute kommen besonders gern zu mir. Ich gehe langsam und vorsichtig damit um. Ich bin kein sehr mutiger Typ, aber ich setze die Sachen durch, die ich mache. Ich habe noch alles gemacht, auch die sehr gefährlichen Sachen, aber vorsichtig und langsam.

Trotz der gebotenen Vorsicht vertritt dieser Gesprächspartner noch am nachdrücklichsten die Auffassung, daß der Einsatz von schwarzer Magie im Kampf gegen das Böse legitim sei. Tausendfaches Leid, das aus neurotischen Gründen oder aus Gründen der Besessenheit über andere Menschen gebracht werde, müsse verhindert werden:

Das Böse geht fast immer vom Menschen aus, und da bin ich draufgekommen, daß die Menschen, die Böses machen, meist schwerst neurotisiert sind, um einmal wissenschaftlich zu bleiben. Ein Mensch, der einigermaßen zufrieden ist, der ist nicht böse. Er kann einmal einen Zorn haben, aber mehr nicht. Das sind alles schwerste Neurotiker, und das hemmt mich, diese Leute zu hassen. Ich versuche sie magisch einzusperren, das kann man machen. Wir haben allerdings ein Gesetz in der Hexerei. Wenn jemand andere Menschen durch seine geistige Macht versklavt, dann hat man die Verpflichtung, diesen Menschen zu beseitigen, weil er tausendfaches Leid über alle seine Mitmenschen bringt. Egal, ob das aus neurotischen Gründen geschieht oder weil er vom Teufel besessen ist. Solche Leute gibt es. Ich habe bisher auch immer versucht, es durch Aussperren zu erreichen. Wobei man eines sagen muß: Wenn einer einmal wirklich so weit ist, und die Kirche sagen würde, der Teufel steht hinter ihm, dann ist dem kaum beizukommen; dann ist es besser, es gibt irgendeiner hin und erschlägt ihn. Denn die haben so starke Kräfte und sind so in einer Art Schutzwall, daß man ihnen in Wirklichkeit nicht beikommen kann.

Letztlich sei der Urgrund für jedwede schwarze Magie die Angst und die eigene Lebensunfähigkeit, trotz einflußreicher spiritueller Kräfte:

Er könnte genausogut heilen, aber er setzt sein Potential im negativen Sinn ein, weil er im Grunde von Ängsten und Paniken getrieben ist in seinem Leben. Er hat Löcher in sich, er ist eigentlich ein armes Schwein. Ich bin draufgekommen, daß fast alle Menschen, die Schwarzmagier sind, ob sie es jetzt zugeben oder nicht, große Lebensängste haben, vor dem Kommunismus, vor den Juden, vor dem Faschismus, vor irgend etwas. Leute, die sich immer fürchten und sich magisch betätigen, sind Schwarzmagier. Aber die sagen das nicht. Ich kenne ein paar solcher Leute, die tun immer etwas gegeneinander. Die haben nichts anderes im Kopf als den Gegner, sie haben eine Art Verfolgungswahn. Mag sein, daß sie ihm etwas schicken, und dann schickt er wieder etwas zurück, und dann wieder der andere, dazu brauchen sie zwei Drittel ihrer Kraft. Aber das wirklich große Böse, wenn es sich manifestiert, dem ist kaum beizukommen nach meiner Erfahrung. Wenn ich Jesus Christus wäre, dann könnte ich's vielleicht, aber ich kann es nicht, bisher jedenfalls ist es mir nicht gelungen, diese Leute zu beseitigen, aber ich kann sie einsperren, ich kann sie unterdrücken, kann sie abwehren ...

Oft, räumt ein anderer Schamane ein, sei es nur eine Frage der Sichtweise, ob es sich nun um Angriff oder um Abwehr handelt. Für ihn entscheidet die Motivation des Betroffenen über die Frage nach der Legitimität magischer Manipulation. Im folgenden Beispiel ändert sich die Motivation der Betroffenen und damit die Reaktion des Heilers – aus einem intendierten Liebeszauber wird Schutz für die hilfesuchende Frau:

Dämonen und schwarzmagische Erfahrungen sind sozusagen mein täglich Brot. Es kommen genügend Leute, weil es auf dem Gebiet ja wenig gibt. Wenn man die Zeitungen anschaut, da findet man schon hie und da komische Inserate. Es gibt esoterische Zeitschriften, in denen man auch inserieren kann. Da kann man schon erkennen, daß ein großer Bedarf da ist. Und ich bekomme manchmal auch Anrufe, wo eine Frau zum Beispiel sagt: ‚Mein Mann ist mir davongelaufen, zaubern sie mir den wieder zurück.' Dann sage ich: ‚Tut mir leid, ich bin nicht zuständig dafür.' Aber dann ruft sie wieder an, drei Tage später, und dann formuliert sie dasselbe anders: ‚Mir ist so schlecht und ich kann nicht mehr. Ich brauche Hilfe, kann ich kommen?' Dann sage ich ihr, sie soll kommen, denn das ist jetzt eine andere Voraussetzung. Jetzt geht es nicht darum, den Mann zurückzuzaubern, sondern aktive Hilfe für die Frau zu leisten. Was hat sie unter Umständen falsch gemacht, wie kann sie sich schützen, auch vor Angriffen der Nebenbuhlerin oder auch vor den Angriffen des fremdgehenden Mannes. Das ist aber dann schon wieder etwas anderes, das ist sozusagen unser täglich Brot.

Auch im ethnographischen Feld spielt neben der Verhexung der Liebeszauber – die Bindung eines geliebten Menschen gegen seinen Willen – eine wichtige Rolle. Doch ist der Liebeszauber weitaus seltener an die Hilfe eines Spezialisten gebunden, denn er wird von Frau und Mann vorwiegend als Alltagsmagie betrieben. Nur in hartnäckigen Fällen sucht man einen Spezialisten auf. In der industrialisierten Welt, in der derartige Alltagsrituale verlorengegangen sind, werden Schamanen und Heiler oft mit dem Wunsch konfrontiert, in die Brüche gegangene Beziehungen auf magischem Wege wiederherzustellen. Bis auf eine einzige Ausnahme lehnen alle Befragten den Liebeszauber ab, weil er in dem stark individualisierten Weltbild einen unverantwortlichen Eingriff in den freien Willen des einzelnen darstellt. Diese Manipulation würde über die Befugnisse des Heilers hinausgehen, wie dies ein Interviewpartner anhand eines ihn persönlich betreffenden Beispieles erläutert:

Ich würde den Liebeszauber nicht einsetzen. Ich könnte es auch bei mir selbst, denn meine große Liebe und ich haben uns im September getrennt, aber ich tue es nicht. Es unterliegt ja dann nicht mehr ihrem freien Willen, ich würde ihr den Weg sozusagen absichern, das heißt, sie könnte dann nicht mehr frei entscheiden, ob sie hinunterspringt in die Grube oder nicht. Und das ist das, was ich nicht darf und nicht will. Wenn sie zurückkommt und sagt: ‚Du, ich hab' Blödsinn gemacht', dann ist das ganz was anderes, aber sie hat sich anscheinend anders entschieden. Ihre Entscheidung habe ich zu respektieren, obwohl ich sie mit dem Liebeszauber zurückgewinnen könnte, diese Techniken sind mir bekannt. Oder ich könnte auch meinen großen Schamanen in Amerika anrufen und ihn bitten, das für mich zu tun. Aber ich komme gar nicht auf die Idee, denn ich darf einen anderen nicht beeinflussen, der muß sein Leben führen, wie er will...

Dennoch stößt man bei der Beschäftigung mit diesem Themenbereich immer wieder auf Beispiele, in denen die bestrafende Funktion schwarzmagischer Praxis erhalten geblieben ist. Verhexung bedeutet ja nicht nur Destruktion, sondern auch immer Sanktion für abweichendes Verhalten, wobei die Heilung dann zu einem kollektiven Ritual wird, das die alte Ordnung, durch Bestrafung und schließlich erfolgende Einsicht des Missetäters, wiederherstellt. Soziale und auch psychische Konflikte werden so über den Umweg magischer Sanktion und Aufhebung dieser Sanktion sinnfällig gelöst. Dieser Aspekt schwarzmagischer Praxis ist z. B. im Motiv des Vorarlberger „Brünslimannes" erhalten geblieben. Eine Vorarlberger Heilerin berichtet:

Es gibt auch Heiler, die einem drohen: Ich häng' dir den ‚Brünslimann' an. So ist mir mal von einem gedroht worden. Der Brünslimann ist hier in Vorarlberg ein schwarzmagisches Ritual, das bewirkt, daß man nicht mehr aufs Klo gehen kann. Wenn nun irgend jemand was geklaut hat oder er sich sonst irgend etwas zuschulden hat kommen lassen, dann macht man halt das Ritual. Und dann kann der andere nicht mehr aufs Klo gehen, bis er sich entschuldigt hat. Dann erst hat er den Zauber aufgelöst. Ich meine, das gibt es alles, ich habe auch beim Heilen magische Kräfte kennengelernt, die sind da, die wirken.

Ein anderer Aspekt, der zwar nicht den Einsatz schwarzmagischer Rituale legitimiert, ihm aber eine positive Seite abgewinnen kann, ist der der psychischen Entlastung. Ob es sich nun um eine rein psychische Projektion handelt oder ob der Betroffene tatsächlich einem bösen Zauber zum Opfer gefallen ist – die Tatsache, daß nicht immer der einzelne für alles verantwortlich gemacht werden kann, hat auch durchaus Gutes und therapeutisch Heilsames, wie eine christlich orientierte Heilerin meint:

In dieser Situation kann es sehr befreiend sein, wenn im richtigen Rahmen gesagt wird, daß es auch negative Zusammenhänge gibt, für die du nicht verantwortlich bist. Das ist die positive Botschaft an der sogenannten Besessenheit, und die ist sehr wichtig.

Inwieweit sich negative Kräfte personalisieren und welchen Einfluß schwarzmagische Phänomene schließlich auf Menschen ausüben, hängt von der persönlichen Erfahrung der Heilerinnen und Heiler ab. Es gibt Heiler, die tief in der Erfahrungswelt der Dämonologie verankert sind, und auch andere, für die solche Phänomene nur Randerscheinungen ihrer spirituellen Tätigkeit darstellen. Für alle bis auf einen Gesprächspartner stellen schwarzmagische Kräfte freilich Realitäten dar, mit denen behutsam umzugehen ist und vor denen man sich besonders schützen muß. Denn ein schwarzmagischer Angriff „kann dann passieren, wenn man am wenigsten damit rechnet, wenn man glaubt, man ist fit, und es kann einem nichts anhaben."

Schutz vor den dunklen Mächten

Der beste Schutz vor den dunklen Mächten ist die aufrechte Lebensführung, die tägliche Übung, das Gebet, die rituelle Reinigung:[30]

Wenn die negativen Kräfte aus dem Nichts kommen und Besitz von Körper und Seele ergreifen, so hat der Heiler meistens selber schuld daran, denn dann hat er seine täglichen Übungen vernachlässigt. Es ist sicherlich so, daß Leute in solchen Berufen, das können auch Mediziner sein, die ständig angegriffen und geschwächt werden, besonders gefährdet sind. Das kann einem jeden passieren, der auf dem Feld der Heilung arbeitet.

In der christlich-katholischen Interpretation bietet die Verbundenheit mit Gott und auch die regelmäßige Teilnahme an den Sakramenten den besten Schutz gegen die Anfechtungen des Bösen: „Ich schütze mich dann mit der Kraft des

Blutes Jesu: Herr, versiegle mich mit deinem Blut, das Blut Jesu ist der beste Schutz." Oder mit den Worten eines anderen Heilers:

Primär ist der christliche Glaube an sich der Schutz dagegen, aber nicht das richtige Gebet zur rechten Zeit, sondern das Sakrament an sich, die Gemeinschaft, das Gebet, die Messe, die Kommunion. Da möglichst weit aufzumachen und zu sagen: Das kann ich jederzeit haben.

Das Gebet wird aber auch von schamanisch orientierten Heilerinnen und Heilern in der Konfrontation mit den dunklen Mächten eingesetzt:

Wenn ich mit einer Art von Gebet anfange, dann hilft mir allein schon das Gefühl, ich werde geführt in Gedanken, Worten und Werken. Und nachdem ich auch die Wohnung immer wieder reinige, mit Weihrauch und Salbei, sagt jeder, er fühlt sich wohl hier.

In dem dualen Weltbild von dunkler Macht und lichter göttlicher Energie herrscht ein Grundkonsens: „Die schwarze Kraft ist mächtig, die andere allmächtig!" Die Bitte um die „göttliche, geistige Energie, die den besten Weg zur Lösung weist", entspricht einem heilsamen, befreienden Gebet:

Wenn jemand weggeht, und ich habe das Gefühl, vielleicht ist ein böser Geist um mich herum oder in mir, dann spreche ich spontan ein Gebet. Ich würde es nicht laut sagen, da müßte ich den betroffenen Menschen schon sehr gut kennen.

Neben dem Gebet und den allgemeinen Formen der magischen Reinigung, die weiter oben schon behandelt wurden, werden spezielle Rituale, die den Schutz verstärken oder schwarzmagische Angriffe abwehren sollen, durchgeführt. Dem „Hausschutz", der negative Energien abprallen läßt und sie gleich einem Spiegel reflektiert, kommt eine besondere Bedeutung zu:

Mit Licht schütze ich das Haus. Für mich ist Licht einfach das Höchste. Ich bitte zuerst um die Reinigung, wo auch die göttliche geistige Energie immer zuständig ist. Dann bitte ich um Hausreinigung, vor allem von störenden Einflüssen. Das ist dann erfüllt mit Liebe, Harmonie und Frieden, mit dem, was der Mensch sich wünscht. Und dann bitte ich um ein starkes, und das stark muß betont werden, göttliches Schutzlicht ums Haus. In jede Himmelsrichtung, wo alles Negative abprallt. Das Schutzlicht ist stärker als ein Spiegel, der alles ableitet.

Die Metapher des reflektierenden Spiegels findet auch in dem Beispiel eines schamanisch arbeitenden Heilers Verwendung, der mit Hilfe einer „Psychoblockade" die negativen Energien an ihren Herkunftsort zurückzuschicken versucht:

Wenn jetzt Personen kommen, die Befindlichkeitsstörungen in diesem Bereich haben, zum Beispiel durch magische Verwünschungen, dann versuche ich mit den Mitteln der Psychoblockade, durch Kräfte, die mir verliehen worden sind, eine Schutzmauer aufzubauen. Ich versuche das zu bündeln, die negativen Strahlen also dorthin wieder zurückkehren zu lassen, woher sie gekommen sind – eine Art Spiegel also, der reflektiert. Ob das zerstörerisch für die dritte Person ist, weiß ich nicht, vermutlich ja. Die Indianer heilen dadurch, daß man immer sich selbst isoliert. Man muß einen gewissen Selbstschutz aufbauen. Jedesmal, wenn man die sogenannte schwarze Magie anwendet, gibt man ein Stück von sich selbst her, das ist eine Regel. Ich bin ja nicht dafür auf der Welt, daß ich jemand anderen zerstöre, daher tue ich es nicht von mir aus, auch wenn ich es könnte.

Die Integration der lichten und der dunklen Mächte

Einige Heilerinnen und Heiler, insbesondere jene, die in der Tradition des Schamanismus stehen, sehen positive lichte und negative dunkle Energien nicht nur als widerstreitende Prinzipien, sondern als einander synergetisch bedingende und ergänzende Kräfte:

Im Schamanismus sind beide Kräfte, die schwarze und die weiße Magie. Es ist gut, daß wir diese Methode einsetzen, um zu heilen. Zum Heilen gehören auch die dunklen und die hellen Kräfte zusammen, geheilt ist man ja dann, wenn ein Gleichgewicht zwischen den beiden besteht. Wenn man nur mit Licht arbeitet und nur Licht hineinbringen will, erzeugt man das Gegenteil, nämlich daß die Gegenkräfte umso stärker werden. Ein Übergewicht des Dunklen ist auch nicht wünschenswert. Aber es geht nicht darum, das Dunkle auszuschalten.

Die Akzeptanz der dunklen Mächte hat eine Integration und nicht eine Aussonderung zur Folge. Dabei geht es nicht darum – moralisch bewertet – „böse" zu werden, sondern zu lernen, mit den in jedem Individuum vorhandenen Schattenseiten so umzugehen, daß die Destruktivität – nach innen und nach außen – minimiert wird. Im moralischen Denken ist die Akzeptanz des Bösen eine Herausforderung für den Menschen, sich für Gutes zu entscheiden bzw. die Bereitschaft zu entwickeln, „Gutes in sich aufzunehmen, an sich heranzulassen":

Der Mensch steht zwischen Gut und Böse, und er muß dann erkennen lernen, was er für sich nutzt, was er an Gedanken in sich aufnimmt. Es soll einem bewußt werden, daß wir nicht selber die Gedanken erzeugen, sondern daß wir Gedanken aufnehmen: Es gibt gute, aufbauende Gedankenquellen und genauso die negativen, bösen. Man muß erken-

nen lernen, was baut mich auf, was baut mich ab. Das wird schon in vielen Heilungsberichten deutlich.

In diesen Konzeptionen werden die dunklen Mächte nicht gebannt, sondern es wird versucht, mit ihnen konstruktiv umzugehen. Dieser Umgang hat viel mit der Einstellung und den Bedürfnissen des einzelnen zu tun. Angst zieht jedenfalls immer negative Energien an:

Ich bin mir sicher, daß es Gut und Böse gibt. Es sind zwei Seiten unserer Existenz. Der Teufel ist nur ein Symbol – für das Böse, für das Einflößen von Angst. Ich glaube, daß man das wirklich nur aus einem Angstschema heraus anzieht. Ich habe keine Angst, daß irgend etwas Böses in mich hineinkommt. Ich kenne das von früher: Man ist dann besessen, Fremdenergien sind in einem drin, die selber noch keinen Frieden gefunden haben. Das gibt es, und ich habe auch schon damit gearbeitet. Wir alle brauchen einen Lernprozeß.

Die Folge des Lernprozesses sei der tendenzielle Abbau von Angst und damit der Aufbau einer starken spirituellen Persönlichkeit, die die negativen Energien integrieren kann. Selbst im Umfeld starker und lichter Persönlichkeiten existiere der Einfluß der dunklen Mächte, nur können sie den durch diese Persönlichkeit beschützten Menschen wenig anhaben. Eine schamanisch praktizierende Heilerin erzählt:

Erst vor kurzem war im Zimmer von der Tochter einer Freundin ein Geistwesen. Das Kind hat geschrieen und gesagt: ‚Mama, da sitzt so ein Grausiger, der stinkt und der will sogar mit mir schlafen.' Es gibt solche Sachen, das ist kein Blödsinn. Ihre Mutter hat nur gesagt: ‚Komm halt zu mir und laß meine Tochter in Ruhe.' Dann hat das Geistwesen geantwortet: ‚Du hast mir schon zu viel Licht, zu dir mag ich nicht kommen.' Für den Menschen, der besetzt ist, ist das ein Lernprozeß.

Eine andere Interpretation, die das Lernmodell favorisiert, wird von einem auch psychotherapeutisch arbeitenden Heiler vertreten. Für ihn sind negative Energien „verirrte" positive Energien:

Ich gehöre zu denen, die behaupten, daß es wahrscheinlich etwas wirklich Negatives gar nicht gibt, sondern daß es eine verirrte positive Energie ist. Was auch deutlich wird in der christlichen Tradition. Luzifer heißt noch immer Lichtträger. Auch in der Bibel gibt es verschiedene Traditionen: Heulen und Zähneknirschen und ewige Verdammnis, Hölle und Fegefeuer. Ich vertrete die Idee des verirrten Lichtes.

Verwandlung des Zerstörerischen in Konstruktivität bei sich und bei anderen sei das Ziel, das dieser Heiler wie folgt veranschaulicht:

Ich verstehe mich zum Beispiel politisch als links; es kann aber auch sein, daß ein Nazi zu mir kommt, der sich auch so deklariert. Der wird hergeschleift, meistens von seiner Frau. Ich kriege schon alle Zustände, wenn sie sagt, daß sie dauernd von ihm geschlagen wird und wie er über Ausländer denkt und redet. Aber wenn ich dann, was ich ja bei Therapien auch mache, mich entspanne, auf tiefere Ebene gehe, dann ist das weg. Dann tut er mir leid, dann spüre ich, welche schlimmen Zusammenflüsse da waren, daß er die Not hat, es so zu sehen. Also, was ist das Böse dann? Darum erlebe ich das meistens so, daß es um eine Verwandlung geht. Das sind ja auch die zwei Hauptformen im Schamanismus: der Kriegerschamanismus, der extrahiert und ausmerzt, oder, wie das in Hawaii genannt wird, der Abenteurerschamanismus. Die meisten Verirrungen sind grundsätzlich heilbar. Ich finde aber beides wichtig, denn es gibt auch in der schamanischen Arbeit Situationen, wo es richtig ist, wenn jemand in die Knie gezwungen wird. Aber oft brauchen die sogenannten Bösen etwas, und wenn sie das kriegen, dann verwandeln sie sich. Das entspricht auch meiner psychotherapeutischen Erfahrung.

Nach Auffassung eines anderen schamanisch tätigen Gesprächspartners sei die Begegnung mit den dunklen Mächten durch die Liberalisierung der Diskussion über weltanschauliche Fragen einerseits erleichtert worden – weil Tabus weggefallen sind und die Leute besser informiert sind –, andererseits sei sie auch erschwert worden, weil viele Phänomene der Dämonologie zugeschrieben werden, die mit ihr nichts zu tun haben. Auch dieser Gesprächspartner tritt für eine Integration dunkler und lichter Energien ein, wobei dies eine scharfe und vorurteilsfreie Beobachtung voraussetzt:

Das Bewußtsein der Menschen ist leider oder Gott sei Dank, je nachdem, wie man das sehen will, durch das Aufbrechen der weltanschaulichen Fronten geschärft. Früher einmal unter dem Katholizismus hat man darüber gar nicht reden dürfen, oder wenn, nur hinter vorgehaltener Hand, wie über Sex. Das ist jetzt aber alles liberalisiert. Früher, als ich jung war, war das alles strikt tabuisiert, natürlich auch die Dämonengeschichten, und man hat sich hinter vorgehaltener Hand erzählt, wer ein Exorzist war und so weiter. Heutzutage redet eigentlich jeder darüber und glaubt auch, daß es passieren kann. Das hat einen Vor- und einen Nachteil. Der Vorteil ist, daß die Menschen bewußter mit dem Thema umgehen. Und wenn man den Gegner kennt, kann man natürlich viel besser gegen ihn operieren. Der Nachteil ist, daß natürlich sehr viel Abergläubische, Labile glauben, daß das halt einfach so ist, und dann fallen sie noch mehr in sich zusammen, obwohl nichts ist. Sie kommen in einen Teufelskreis hinein.

DIE GEFAHR EINER MÖGLICHEN SCHÄDIGUNG DES KLIENTEN

Abgesehen von den Schädigungen, die durch den Einsatz schwarzmagischer Praktiken hervorgerufen werden können, wird eine Reihe von Faktoren angeführt, die den Klienten gefährden können. Knapp ein Drittel der Befragten meint, daß spirituelle Heilung grundsätzlich keinen Schaden anrichten kann. Natürlich können Konflikte und Probleme überall dort auftauchen, wo Menschen auf einer intensiven, seelischen Ebene miteinander kommunizieren:

Heiler können keinen Schaden anrichten. Es ist in Ordnung, wenn die zwei zusammenkommen. Ich werde auch nicht Opfer von einem Heiler. Das einzige, was er vielleicht machen kann, ist, meinen Entwicklungsprozeß zu verlangsamen.

Zwei Drittel der Befragten hingegen sehen konkrete Schadenspotentiale gegeben, die mit der Möglichkeit des Mißbrauchs von Heilkräften zusammenhängen. Das Schaffen von Abhängigkeitsverhältnissen, das Ausspielen magischer Macht und Stärke, das Ausspielen der spirituellen Heilung gegen die Schulmedizin, die Gier nach Macht und nach Geld, der Einsatz von falschen oder unqualifizierten Methoden, die Überbewertung des Ego des Heilers – sie werden als häufigste Quellen des Mißbrauchs angeführt. Freilich beziehen sich all diese geäußerten Faktoren jeweils auf hypothetische, andere Heiler; nur ein einziger Gesprächspartner sieht seine Arbeit selbstkritisch:

Natürlich habe ich schon Schaden angerichtet. Wenn ich zum Beispiel einen Rat erteile und mich darin irre, wenn ich Sätze von mir gebe, die Menschen in sich hinein nehmen und die blanker Unsinn sind, die einfach jeweils abhängen von meinem eigenen Entwicklungsstand. Es kann sein, daß einfach einmal meine Geduld endet und ich zu wenig achtsam bin, zu wenig liebevoll, und daß ich die Menschen ganz einfach falsch anpacke.

Abhängigkeit und Machtmißbrauch

Als größter Schaden wird meistens das Schaffen von emotionaler und psychischer Abhängigkeit genannt:

Der größte Schaden entsteht dann, wenn Leute von anderen Personen abhängig gemacht werden; und wenn die dann Informationen weitergeben, die diesem Menschen Angst oder

Unsicherheit einflößen, oder wenn sie vielleicht bestimmte Vorgaben geben, die die Freiheit dieses Menschen einschränken.

Mit den Worten eines anderen Heilers: „Das Grundprinzip eines jeden sollte sein: Ich freue mich, wenn du mir sagst: jetzt kann ich auf eigenen Beinen stehen!" Abhängigkeit und Freiheitseinschränkung basieren auf der Manipulation des Klienten, seiner Emotionen und Gedanken. Unredliche Heiler manipulieren in der Regel, um ihr eigenes Ego aufzuwerten, und um Macht auszuüben. Diese Manipulation kann unbeabsichtigt oder beabsichtigt stattfinden:

Besonderen Schaden fügen jene zu, die erkannt haben, wie sehr sie über Emotionen die betroffene Person manipulieren können, und die das dann bewußt zu ihrem Vorteil einsetzen. Vielleicht sollte man jene, die helfen wollen und die halt ungeschickt agieren, von jenen unterscheiden, die bewußt ihre Macht mißbrauchen.

Generell herrscht die Vorstellung, daß „die Leute dem Heiler umso mehr Macht verleihen, je größer die Heilkräfte sind, und da hängt es davon ab, was er jetzt damit macht!" Demut im Umgang mit der zugeschriebenen sozialen und spirituellen Macht müsse oberstes Gebot für den Heiler sein. Der unbewußte Mißbrauch dieser Macht resultiert aus einer Überbewertung des Ego, denn das Ich ist nicht die Quelle der Heilkraft, sondern wesentlich Kanal und Medium. Wenn im Selbstverständnis des Heilers das Ego zu stark betont wird, so impliziert dies schon den Anfang eines möglichen Machtmißbrauches.

Vielleicht klingt das jetzt ein bißchen hochgeschraubt, aber in dem Moment, wo der Heiler sagt, ich muß das zusammenbringen, dann liegt die Betonung immer mehr auf dem Ich, und dann wird es heikel. Wenn er so denkt, dann kann er einen Fehler machen. Ich glaube, wir sollen die Krankheit nicht ausschalten, sondern wir sollen die Lernaufgabe, die sich stellt, also die Heilungsaufgabe, nachvollziehen, dann überwinden wir die Krankheit, dann machen wir sie überflüssig. Und wenn der Heiler sagt, ich muß nur schauen, daß ich zu einem Erfolg komme, daß ich dem die Schmerzen wegnehme, dann mißbraucht er seine Macht auf Kosten des Klienten.

Eine andere Heilerin, die eine ähnliche Auffassung vertritt, merkt an, daß die Gefahr einer Schädigung des Klienten tendenziell gering ist, wenn der Heiler „guten Herzens unter einer weisen Aufsicht und Führung steht". Diese Führung gelte es anzunehmen und ihr das eigene Ich unterzuordnen:

Alles, was nützen kann, kann auch schaden. Wenn man arbeitet, führen dich die Helfer aus der anderen Wirklichkeit. Nur wenn jemand aus dem Ego heraus, aus dem eigenen Willen heraus arbeitet, dann passieren Fehler. Der kurbelt zum Beispiel an den Chakren herum, und dem armen Klienten wird speiübel. Wobei das auch noch nicht dramatisch ist, dann wird ihm halt schlecht, hat er halt eine Erfahrung mehr gemacht. Ich glaube nicht, daß man irgendwelche grobe Sachen anstellen kann, außer wenn man es absichtlich will, das ist ja wieder ein anderer Bereich.

Mehrmals wird auch darauf hingewiesen, daß es sehr wohl viele Heiler gäbe, die den Patienten bewußt in eine Abhängigkeit führen und ihm dadurch großen Schaden zufügen. Insbesondere starke Magier wären der Versuchung ausgesetzt, durch spektakuläre Aktionen ihr Können und ihre Macht zu demonstrieren. Auch wenn keine Schädigung beabsichtigt sei, könne dies negative Konsequenzen für die betroffenen Menschen haben. Heilung, dies wird immer wieder betont, sei die Führung in die Selbständigkeit und hätte nichts mit der erzwungenen Ehrfurcht vor magischen Sensationen zu tun:

Wenn irgend eine Machtkomponente im Vordergrund steht, dann will der ja, daß sich etwas verändert! Der hat große Freude, wenn er etwas materialisieren kann, der will irgendwelche Sensationen erzeugen, und da schwingt aufgrund seines Willens sein ganzes Wesen mit hinein, und wenn er jetzt ein Machttyp ist, dann kann es sein, daß andere darunter leiden müssen.

Neben der unbeabsichtigten Schädigung des Klienten wird auch – insbesondere in paranormalen Bereichen – eine Reihe von Fällen geschildert, die auf gezielte Manipulation und damit Schädigung des Klienten hinauslaufen:

Ich kenne einen Fall, ein Meister-Schüler-Verhältnis, wo ein Heiler die Person durch die Kraft seiner Gedanken magisch abhängig gemacht hat, durch Traumtelepathie, Traumlenken usw. Im Bereich der paranormalen Erscheinungen können diese Dinge natürlich stark mißbraucht werden.

Kriterium für die Legitimität des Einsatzes zum Beispiel telepathischer Praktiken sei die Mündigkeit bzw. die Einwilligung des Betroffenen:

Wenn eine Frau für eine Fernheilung mit einer Fotografie zu mir kommt, weil sie zum Beispiel die Alkoholprobleme ihres Mannes beklagt, und wenn diese Frau verlangt, daß ich diesen Menschen fernheile, dann ist das für mich problematisch. Erstens muß die Person damit einverstanden sein, sie muß es selber wollen, denn die Spiritualität der heutigen Zeit fordert die Mündigkeit des einzelnen. Zweitens möchte ich selbst auch nicht, daß mich irgendwer manipuliert, ohne daß ich es weiß. Das ist für mich ein Eingriff in die Bahn eines Menschen, obwohl das natürlich funktioniert. Für mich ist das ein moralisches Problem. Ausnahmen sind Menschen, die zum Beispiel nach einem Verkehrsunfall im Koma liegen, wo sich ein Angehöriger von dem einsetzt. Für mich ist geistiges Heilen kein manipulatives Wirken, keine Erziehung durch Zauber!

Scharlatanerie: Geldgier und Unwissenheit

Keineswegs wird bestritten, daß das Feld der Geistheilung auch von Scharlatanen besetzt ist, die entweder kein geeignetes Wissen und keine oder die falsche rituelle Erfahrung haben oder denen es einzig um Gelderwerb geht. Besonders schädigend für den Klienten und auch imagegefährdend für die „seriösen Heiler" sei es, wenn beide Faktoren zusammenfielen. Diese Fälle von Scharlatanerie werden dann regelmäßig in den Medien hochgespielt, was einer vorurteilslosen Diskussion über Grenzen und Möglichkeiten der spirituellen Heilung keinesfalls förderlich sei. Aufgrund dieser – zurecht – kriminalisierten Einzelfälle werde die Mehrzahl der „seriösen Heiler" in Mißkredit gebracht. Von der einfachen Gier nach Geld – „es ist falsch, immer wieder und wieder die Leute kommen zu lassen, um mehr und mehr zu kassieren" – bis hin zu betrügerischen Praktiken reicht das Spektrum der Fälle von Scharlatanerie, die unseren Befragten zu Ohren gekommen sind. So erwähnt eine Heilerin ein prominentes Beispiel, das zu einem Strafprozeß geführt hat[31]:

Der Heiler hat in den Pantoffeln Batterien gehabt, die eine elektrische Aufladung zusammenbringen. Er heilt ja mit den Händen, es geht in die Aura, in die äußersten Schichten, und man spürt das dann schon. Es sind zwei Minuten pro Patient, und das kann es wohl nicht sein. Und da hat er sich dann die Batterien einlegen lassen. Ich kenn' sogar den Typ, der ihm das gemacht hat. Der ist dann ausgestiegen, es ist zu einem Prozeß gekommen. In erster Linie werden solche Dinge getan, um Geld zu verdienen.

In einem anderen Beispiel wird einem „Scharlatan" nachgesagt, durch Placebo-Spritzen, vor allem bei krebskranken Patienten, ein Vermögen ergaunert zu haben. Obgleich man diese Geschichte sehr ablehnend kommentiert, wird auch dem Opfer eine Mitschuld unterstellt, denn es habe ebenso aus unredlichen Motiven heraus diese Art von „Therapie" gewählt:

Scharlatane, das sind Leute, die sich ein falsches Mäntelchen umhängen und die Leute in die falsche Richtung führen. Ich habe einmal hautnah erlebt, wie jemand eine Frau, die 28 Jahre alt war und Dickdarmkrebs hatte, ein dreiviertel Jahr lang gequält hat. Der hat gesagt: ‚Du mußt jeden Tag zu mir kommen, ich mache dich gesund.' Die hat jeden Tag Spritzen bekommen, 1500 insgesamt, und eine Dreiviertel Million Schilling dafür bezahlt. Man hat aber an dem Gedankenmuster der Frau erkannt, daß es kein Zufall ist, daß sie den gehabt hat. Die kann nicht gesund werden. Die hat zum Beispiel gesagt: ‚Ich mag meinen Mann nicht mehr, aber ich habe kein Geld, um gesund zu werden. Jetzt hat er noch meine Therapie zu bezahlen, und wenn ich gesund bin, dann verlasse ich ihn.' Das war eine hübsche Frau... Ich habe gesagt, so geht es nicht!

Es werden auch jene Heiler als Scharlatane angesehen, die keine Grenze anerkennen, sei die nun finanzieller oder auch spirituell-magischer Natur, und die nicht mit spiritueller Reife, sondern mit einem naiven Bedürfnis nach Selbstbestätigung an die Arbeit gehen:

Pseudoheiler, das sind jene, die mit einem Buch im Kopf an die Arbeit gehen und geistig nachblättern. Die zum Beispiel Symptome erkennen und wissen: Das kann ich nicht! Und dann aber trotzdem den Patienten gegenüber keine Grenzen anerkennen und weitermachen, es nicht eingestehen können, weil es schlecht für das Geschäft ist. Das ist ein Hauptmerkmal: Heile ich jetzt gratis, denn unser Herrgott verlangt ja auch nichts dafür, oder heile ich, um mich selbst finanziell zu heilen?

Als verantwortungslos wird von der Mehrheit bewertet, „wenn zum Beispiel jemand sagen würde, ich bete jetzt mit dir um Heilung, und du brauchst nicht mehr zum Doktor zu gehen. Das wäre sicher kein guter Rat. Da könnte Schaden angerichtet werden." Ein weitverbreiteter Vorwurf, der gegen spirituelle Heiler erhoben wird, bezieht sich auf das Erzeugen von ungerechtfertigten Hoffnungen – insbesondere bei schwerkranken Patienten. Heilungsversprechen werden von den meisten Heilerinnen und Heilern nicht gegeben, obwohl – wie das nächste Kapitel zeigt – die meisten von ihnen überzeugt sind, daß den Möglichkeiten der spirituellen Heilung selbst in den allerschwersten Fällen prinzipiell keine Grenzen gesetzt sind. Der Glaube an die Metaphysik der Heilkraft setzt die rational bestimmbaren Grenzen außer Kraft. Es ist nicht der Heiler, der das Wunder bestimmt, sondern das Wunder, das Unglaubliche kann sich unabhängig von für Menschen ergründbaren Faktoren ereignen. Obgleich die Geistheiler also weder Heilung expressis verbis versprechen noch selbst im Einzelfall davon ausgehen, daß „die Gesetze der Schwerkraft außer Kraft gesetzt werden", schließen sie dennoch nicht die Möglichkeit aus, daß „alles" geschehen kann. Die Projektion dieses Denkens setzt Hoffnung frei, die natürlich leicht als „Versprechen" mißverstanden werden kann. Interessant ist die Tatsache, daß kein von uns befragter Heiler in diesem „Prinzip Hoffnung" – sofern es kein betrügerisches Versprechen ist – eine mögliche Schädigung des Patienten sieht, vielmehr bildet es die Grundvoraussetzung der Interaktion zwischen Klient und Heiler. Der umgekehrte Fall tritt ein, wenn dem Klienten die Hoffnung genommen, wenn er „fallengelassen" wird. Dann wird derselbe nachhaltig psychisch geschädigt, denn die Aufgabe des Heilers ist es, in aller Zuversicht zu begleiten – wenn nötig, über den individuellen Tod hinaus:

Es sind vor allem psychische Schäden, die der Heiler anrichten kann. Oft suchen die Leute bei uns die letzte Hoffnung, und wenn wir sie einfach fallen lassen oder wenn wir ein-

fach kein Interesse zeigen oder wenn wir glauben, wir können nicht helfen, dann fühlt er sich so richtig verlassen – und das ist schrecklich für den Betroffenen.

Die Krise des Übergangs:
Schmerz und emotionale Erschütterung als heilsame Schritte

Die Frage nach der Gefahr und dem Ausmaß einer möglichen Schädigung des Klienten durch den Heiler wird von einem Drittel unserer Befragten insofern auf einer höheren Ebene beantwortet, als zeitweilige Verschlechterung der Befindlichkeit oft als notwendige Erfahrung auf dem Weg zur Selbstfindung und der Heilung interpretiert wird. In dieser Perspektive kann spirituelle Heilung nicht schädlich sein, denn der Schmerz, die Krankheit oder die heftige emotionale Konfrontation sind – gleich einer „Initiation" – Stufen des Erfahrungs- und Lernprozesses:

Die geistige Heilung kann keinen Schaden anrichten. Heilen hat den Inhalt, daß das Bewußtsein, daß das, was wesentlich ist, zur vollen Selbständigkeit gelangt und der Klient in diesem Bewußtsein einfach wach wird und sich dadurch selbst heilen kann. Ich habe es noch nie erlebt, daß es etwas gegeben hätte, was nicht richtig war; es kann andererseits schon Reaktionen des Körpers geben, nach Behandlungen kann es schlechter werden. Es kann sein, daß es ein, zwei Stunden schlechter wird oder eine Krankheit herauskommt, die schon lange da war. Aber das ist dann eine Heilungsreaktion, da geht diese Person wieder in diesen Zustand ein, in dem sie damals im Leben war und erlebt es nochmals. Aber weil sie schon Zugang hat zu diesem anderen Bewußtsein, wird es gereinigt und verändert und sie kommt nach einer gewissen Zeit wieder heraus.

Krisenhafte Erscheinungen im Zuge des Heilungsprozesses sind den meisten Heilerinnen und Heilern bekannt. Diese können sich physisch oder psychisch oder durch eine ganzheitliche Irritation manifestieren. Der Heiler hat durch diese Krisen, die er ja „indirekt" ausgelöst hat, zu führen und auch eine gewisse Kontrolle auszuüben, was dem Klienten zumutbar ist und was nicht. Eine unserer Interviewpartnerinnen ist immer wieder erstaunt, welch heftige körperliche Reaktionen auch „einfache" Behandlungen auszulösen vermögen:

Mir sind schon Leute kollabiert. Die Energie fängt zu arbeiten an, und es kommt wieder Sauerstoff dorthin, oder das Blut fließt wieder dorthin, wo es vielleicht länger nicht war – so wie man im Gehirn spürt, daß man auf einmal schwindlig wird, wenn man verstärkt atmet. Auch im feinstofflichen Bereich kann es solche Auswirkungen haben.

Die meisten Befragten geben an, sehr vorsichtig mit etwaigen körperlichen Reaktionen ihrer Klientel umzugehen; lieber wird „dreimal nachgefragt", als einmal die Erfahrung gemacht, daß der Klient physisch oder vielleicht auch psychisch überfordert ist. Es gibt aber auch im Schamanismus Strömungen, die eine „harte Konfrontation", eine sogenannte „Schocktherapie" bevorzugen. Dabei geht es regelmäßig um ein radikales In-Frage-Stellen der Alltagswirklichkeit und der sogenannten „normalen" sinnlichen Erfahrung:

Bei einem bestimmten Menschentyp ist das nötig. Das weiß man auch im Schamanismus. Im Schamanismus ist ja die Schocktherapie bekannt. Ein bekannter Schamane hat selber erzählt, wie ihn ein anderer Schamane in Lappland angefallen und zu Boden geworfen und ihn angebrüllt hat. Das hat der drei Mal hintereinander gemacht, und er hat das über sich ergehen lassen und sich gefragt, was das für einen Sinn hat. Dann ist ihm gesagt worden: Das ist Schamanismus. Ich reiße deine Vorstellungen der alltäglichen Wirklichkeit mit dir nieder.

Zeitweilige krisenhafte Erfahrungen im Laufe einer schamanischen Therapie oder einer anderen spirituellen Heilung werden von den Befragten freilich nicht als Schädigung, sondern als Reinigung des Klienten interpretiert. Einige Male wird auch betont, daß es – bei redlicher Handhabung der spirituellen Kräfte – prinzipiell unmöglich sei, den Patienten zu schädigen, da der Schamanismus nur funktioniert, wenn er rituell richtig angewandt wird. Die Geister selbst würden ja eine gewisse Kontrollinstanz für den Heiler darstellen:

Der Schaden ist für mich durch Abhängigkeit gegeben. Aber das funktioniert auch nur eine Zeitlang, weil in dem Moment, wo ich das betreibe, entziehen sich die Geister, dann ist es aus. Dann geht das nicht mehr.

Gefährdung des Patienten durch Unausgeglichenheit des Heilers

Wenn der Heiler mit sich selbst „nicht im Reinen ist", wenn er seinen „rituellen Schutz" vernachlässigt, wenn es „ihm nicht gut geht", dann können Übertragungen negativer Energien stattfinden – unbewußt und vom Heiler gar nicht beabsichtigt. Die Grenzen der persönlichen Verantwortung des Heilers seien dennoch fließend, denn wenn zum Beispiel „Alkohol beim Heilen getrunken wird und der Heiler dadurch für Krankheiten offen wird, dann kann das schädigend auf den Patienten zurückwirken, oder es kann ein Unfall passieren". Die Achtsamkeit des Heilers sich selbst gegenüber wird zu einer Verpflichtung gegenüber dem Klienten: „Ich muß sehr vorsichtig sein, daß meine Kräfte nicht geschwächt sind, daß ich fit bin, sonst kann ich nicht helfen, womöglich sogar Schaden anrichten!" Der verantwortliche Umgang mit sich selbst und damit die Minimierung möglicher Schadenspotentiale für den Klienten wird oft als Qualitätskriterium für die Bewertung eines Heilers angegeben. Demütig sein, Grenzen erkennen und die Fähigkeit, negative Energien nicht auf den Klienten zu übertragen, sind dabei wiederkehrende Motive:

Wenn es dir selber gut geht, dann kannst du anderen helfen, wenn nicht, dann geht es zwar auch, aber es paßt nicht, weil dann sind auch die unguten Gefühle dabei, die dort in die Energie fließen. Der kriegt dann einen ordentlichen Patzen hinüber und wird geschädigt. Die Qualität des Heilers ist ausschlaggebend, er muß seine Grenzen erkennen!

DIE GRENZEN DER GEISTIGEN HEILUNG

So sehr im Selbstverständnis der Heilerinnen und Heiler die Demut im Umgang mit den spirituellen Kräften und die Grenzen der individuellen Macht festzustehen scheinen, so „grenzenlos" werden von der Mehrheit der Befragten die prinzipiellen Möglichkeiten der Geistheilung angesehen. Wer an die Allmacht der Metaphysik, wer an das „Wunder" glaubt, der „weiß", daß nichts unmöglich ist, auch wenn er selbst letztlich nur „Werkzeug" ist, das zur Verwirklichung desselben in aller Bescheidenheit beitragen kann bzw. von „höheren Mächten" dafür auserwählt wird. Demzufolge sehen mehr als zwei Drittel der Befragten den Möglichkeiten der Gesundung prinzipiell keine Grenzen gesetzt – auch in schweren Fällen wie Krebs in fortgeschrittenen Stadien oder bei Aidserkrankung. Die natürliche Grenze scheint der Tod zu sein, der freilich von der Mehrheit der Heilerinnen und Heiler als eine mögliche Form der spirituellen Erlösung bzw. Heilung und als spirituelles Übergangsstadium beschrieben wird. Auf die „Gesichter des Todes" und die Grenze, die er für das physische Leben markiert, wird im nächsten Kapitel eingegangen.

Nachfolgend werden „Erklärungen" dargestellt, die das Nicht-Eintreffen des Unerklärbaren – der Heilung – zu beschreiben versuchen. Für alle Heiler stellt das Eintreffen des Heilerfolges – insbesondere bei schweren Erkrankungen – ein Mysterium dar. Es gibt keine direkte Kausalität zwischen ritueller Handlung und erfolgender Heilung. Eine Vielzahl begünstigender Faktoren muß zusammenwirken, und selbst wenn die besten Voraussetzungen gegeben sind, muß es nicht zu einer Heilung kommen. Heilung ist ein „Geschenk", eine „Gnade" – etwas, was sich zwar oft ereignet, aber nicht versprochen werden kann. So gesehen, sind die folgenden Zitate „Erklärungsversuche", die dem Ausbleiben des gewünschten Erfolges einen Sinn geben wollen und sich nicht scheuen – trotz der „prinzipiellen Unbegrenztheit der Möglichkeiten" – die oftmals empfundene Begrenzung im Einzelfall klar auszusprechen. Für viele Heilerinnen und Heiler ist ein Fehlschlag gleichermaßen ein Mysterium wie der Erfolg der Heilung selbst, denn beides ist ein unerklärliches Geheimnis des Schöpfungsplans. Ein katholischer Heiler, der einmal von jemandem gefragt wurde, warum die einen geheilt werden, andere aber nicht, antwortete darauf: „Das wird wahrscheinlich meine erste Frage sein, wenn ich einmal in der Ewigkeit bin, das ist ein Geheimnis Gottes."

Gott setzt die Grenze

Im katholischen und volksreligiösen Kontext stehen einander zwei Interpretationen gegenüber. Die eine sieht das Ausmaß der Heilung durch Gott gegeben, „Gott gibt, Gott nimmt", „Gott vollbringt Wunder, aber wo und wann und bei wem, entscheidet er"; die andere sieht Gottes Willen zur Heilung unbegrenzt: „Es ist der Mensch, der seine eigene Gesundung verhindert!" Für beide Gruppen hat die spirituelle Heilung Vorrang vor der physischen, denn es ist besser „in der Nähe zu Gott zu sterben, als fern von ihm zu leben". In diesem Sinne erfahren Menschen oft Läuterung, die sich vorerst etwas anderes, nämlich rein physische Heilung, erwartet hatten:

Die wenigsten Kranken, die nach Lourdes kommen, werden so geheilt, wie sie es sich zunächst vorstellen..., aber eine andere Form der Heilung wird den allermeisten geschenkt. Ich würde sagen, daß aus ihrem Leiden ein erlöstes Leiden wird. Das heißt, daß der Kranke auf einmal zu seiner Krankheit ja sagen kann, daß er mit ihr leben kann und nicht mehr verzweifelt ist. Das ist auch eine Form von Heilung. Und was der Sinn einer Krankheit ist? Wir werden in der Ewigkeit einmal draufkommen, was da verborgen gewesen ist, auch wenn man es jetzt nicht versteht, warum muß das oder das jetzt sein.

Die Grenze der physischen Heilung ist in diesem Sinne durch den nicht nachvollziehbaren Entschluß Gottes aufgezeigt oder, wie es ein schamanisch praktizierender Heiler ausdrückt, der sich stark in der christlichen Tradition verhaftet sieht:

Es gibt eine Instanz außerhalb von uns – Gott, oder wie immer Sie sie nennen wollen –, die darüber entscheidet, und da können wir uns nicht einmischen. Der Tod ist keine Kritik. Menschen sterben, und wenn es uns gelingt, ihnen das Sterben leichter zu machen, dann können wir sagen, gut, da ist was Positives passiert.

Wollte man negieren, daß Gott es ist, der die Grenzen setzt, dann würde man Gott selbst Grenzen setzen. Ein christlicher Heiler warnt vor dieser Überheblichkeit:

Kannst du Gott Grenzen setzen? Ich glaube nicht. Wir sind alle abhängig von seinem Segen und seiner Gnade. Ich kann nicht sagen, Gott hat Grenzen. Der Mensch hat Grenzen. Geistheiler, die sich aufspielen und sagen: Ich bin der und der, hütet euch vor denen. Um die kann man nur einen weiten Bogen machen.

Andere christliche Heiler sprechen von einem subtilen Heilsplan, der zwar von den Menschen nicht nachvollzogen werden kann, der aber stets bestimmte Ziele – auch im irdischen Dasein – verfolgt:

Die andere Ebene ist, daß Gott immer, natürlich mit einem bestimmten Plan, diese Heilungsgaben und Wunderwirkungen freisetzt, und er hat auch mit jeder Gabe ein bestimmtes Ziel. Man hat auch keine Verheißung, daß es jedesmal wirkt.

Dieser Sichtweise steht die Auffassung gegenüber, „daß im Prinzip jeder geheilt werden sollte". Wenn der Mensch die „grenzenlose Allmacht und Gnade Gottes" nicht annehmen kann, so „steht er sich selbst im Wege", so setzt er selbst die Grenze seiner physischen Gesundung:

Vom Wort her sind alle Krankheiten heilbar, Jesu Macht kennt keine Grenzen. Matthäus 10: ‚Das Reich Gottes ist nahegekommen, weckt die Toten auf, treibt die Dämonen aus, heilt die Kranken, reinigt die Aussätzigen und sagt ihnen, das Reich Gottes ist nahegekommen, umsonst habt ihr empfangen, umsonst gebt weiter.' Jesu Macht ist grenzenlos, doch wir müssen uns öffnen und diesen grenzenlosen Gott wirken lassen, und das ist nicht immer leicht.

Der Mensch setzt die Grenze

Die Hindernisse, die der Mensch nach Auffassung obigen Heilers dem grenzenlosen Wirken Gottes entgegensetzt, sind folgende:

Erstens: Stolz. Die Bibel sagt: ‚Wie könnt ihr glauben, die ihr noch Ehre vor den Menschen sucht?' Zweitens: Realismus. Ich glaube nur, was real ist, was ich mit meinen fünf Sinnen erfassen und was ich verstehen kann. Drittens: Materialismus. Nur was ich berühren kann, ist wahr. Aber das ist zu wenig, Gott ist übernatürlich.

„Unglauben und Unversöhnlichkeit" sind in den Worten eines anderen christlichen Heilers die stärksten Grenzen, die der Mensch gegenüber Gott geltend macht. Darüber hinaus hätten insbesondere intellektuelle Menschen oft Schwierigkeiten, sich der Gnade zu öffnen: „Wenn einer stark intellektuell ist, dann ist es sehr schwierig, das braucht dann sehr viel Zeit. Wenn er bereit ist, dann versuche ich die Heilung sehr gerne."

Als psychische Schranke, als bewußtseinsbedingtes Hindernis für das mögliche Eintreten des Heilerfolges wird von der Hälfte der Befragten der mangelnde Wille des Klienten, die Angst, der Zweifel und mangelndes Selbstvertrauen angegeben. Der Mensch setzt sich selbst die Grenze, indem er sich innerlich gegen die Befreiung entscheidet:

Gegen den Willen kann man überhaupt nichts tun, oder wenn jemand blockiert ist oder seine Krankheit braucht. Dem Geist sind keine Grenzen gesetzt, und wir Heiler können sie auch nicht setzen, Gott sei Dank. Jeder einzelne Mensch tut es.

Verweigerungshaltungen können bewußt oder unbewußt eingenommen werden. Es sei auch eine Entscheidung des freien Willens, Grenzen nicht überschreiten zu wollen, sich bewußt in die eigene Begrenzung zu fügen und nicht mehr weiter lernen zu wollen. Die Entscheidung für oder gegen eine spirituelle Erweiterung des Bewußtseins könne niemandem abgenommen werden. Im reinkarnativen Denken hat jeder auch das Recht, zu der eigenen „spirituellen Entgrenzung" nein zu sagen, wie dies auch ein christlicher Heiler ausdrückt: „Die Grenzen sind dann gesetzt, wenn derjenige nicht mehr lernen will, wenn er sagt: Ich habe den freien Willen. Ich will jetzt nicht lernen – wie in der Schule."

Angst, mangelndes Selbstbewußtsein und Unsicherheiten setzten gleichermaßen der spirituellen Heilung Grenzen: „Dort, wo einfach der Mut fehlt, dort, wo man sagt, das ist mir zu steil, davor fürchte ich mich!" Bewußtseinsveränderung setzt das „Sich-Einlassen" auf neue, unbekannte, vielleicht auch vorerst bedrohliche Erfahrungen und Zusammenhänge voraus. Der emotionale Zweifel werde häufig rationalisiert, wobei dies wiederum die Möglichkeiten der spirituellen Heilung beschränkt:

Solange der Klient zweifelt, wird er natürlich auf einem Wartebankerl sitzen, dann dauert es eine bestimmte Zeit bis der Prozeß so recht in Gang kommt, wenn er überhaupt in Gang kommt. Oder er kann auch sagen: Ich will das nicht mehr! Dann sitzt er halt auf seiner alten Krankheit, dann kann er Symptome schulmedizinisch unterdrücken, aber dann wird er die Krankheit nicht loswerden.

Insbesondere bei schweren und lebensbedrohenden Krankheiten setzt eine Panik ein, die zu einer großen Verunsicherung und natürlich zu einer Zerstörung des Selbstvertrauens führen kann. Aufgrund des oftmals breitgefächerten und unübersichtlichen Therapieangebotes hetzen schwerkranke Menschen dann oft in ihrer Not von „einem letzten Rettungsanker zum nächsten" und verlieren dabei jedes Vertrauen in sich selbst und in ihre mobilisierbaren Selbstheilungskräfte:

Es sind insofern Grenzen gesetzt, als zum Beispiel sterbende Menschen, Krebskranke in ihrer Verzweiflung oft acht bis zehn verschiedene alternative Methoden ausprobieren, was natürlich menschlich klar und verständlich ist, weil der Mensch nach einem Rettungsanker sucht. Wenn er nicht überzeugt ist, daß ihm geholfen werden kann, und er kein Vertrauen in seine eigenen Selbstheilungskräfte mitbringt, sondern sich aufsplittert in verschiedenste Alternativformen, dann ist eigentlich die Grenze sehr schnell erreicht.

In der Geistheilung könne die Notwendigkeit der aktiven Stellungnahme zur eigenen Krankheit nicht oft genug betont werden. Eine passive Haltung des Patienten „es wird mir schon geholfen werden" –, kann die physischen und psychischen Koordinaten, die ihm die Krankheit auferlegen, nicht sprengen, im Gegenteil – sie schafft neue Begrenzungen. Eine Heilerin vertritt die Auffassung, daß in jedem Menschen selbst die Grenzen der Heilkraft angelegt sind:

Die Grenzen der Wirkung des Heilsstromes liegen in jedem Menschen selbst. Da geht es wirklich darum, daß einer nicht geschützt wie in einem Kloster ist und geleitet wird und eine fixe Beziehung zu einem Menschen hat, der ihn immer wieder führt, sondern daß er selbst etwas tut. Wenn einer das nicht beachten will und sagt: ‚Mir ist das zu aufwendig und ich will das nicht', dann liegen hier die Grenzen. Der Heilstrom kann nichts Negatives bewirken, weil der Mensch nur in dem Maß aufnehmen kann, wie er sich öffnet. Man kann da nicht überdosieren.

In dieser Logik gibt es auch kein Versagen des Heilers, denn der Klient, dem die Augen und die Seele geöffnet werden sollen, steht letztlich allein in seiner eigenen Verantwortung:

Wenn zum Beispiel jemand stirbt, so hat das mit Versagen nichts zu tun, schlicht und einfach deshalb, weil ich nicht die Verantwortung für den Klienten übernehme, sondern meine Aufgabe ist es, den Prozeß, in dem er sich befindet, zu moderieren. Das heißt, bewußt werden zu lassen, was dabei geschieht. Es geht nicht darum, daß ich den großen Zampano spiele und dann völlig zerstört bin, wenn jemand stirbt.

Nur zwei der befragten Heilerinnen und Heiler empfinden es gelegentlich als ein persönliches Versagen, wenn der erwünschte Heilerfolg nicht eintritt oder der Patient sogar stirbt.[32] Da die Befragten kein Heilungsversprechen geben und sich insbesondere bei schwerkranken Patienten in der Rolle des begleitenden Helfers sehen, wird fortschreitende Krankheit, aber auch der Tod nicht als persönliches Versagen empfunden. Ziel ist die Akzeptanz der Situation als Voraussetzung einer spirituellen Erweiterung des Bewußtseins. Fehler sollen eingesehen, Konflikte gelöst werden. Die Grenzen, die der Mensch selbst der spirituellen Heilung setzt, seien oftmals in der „Ignoranz" begründet, die dieser seiner eigenen Lebens- und Leidensgeschichte entgegenbringt. Doch auch bei Lernwilligkeit und einem klaren spirituellen Bewußtsein kann keine „Garantie" gegeben werden, daß der Heilerfolg tatsächlich eintritt, obwohl die Wahrscheinlichkeit hierfür dann natürlich wesentlich höher ist.

Selbstkritik übt eine Heilerin, die manchmal das Gefühl hat, „zu wenig Zeit zu haben", um die Harmonie oder die Aussöhnung des Patienten mit sich selbst, insbesondere in lebensbedrohenden Situationen, herzustellen:

Einmal habe ich die Harmonie nicht erreicht, denn die Zeit für meine Art der Heilung war nicht ausreichend. Das war für mich ein schmerzlicher Weg, denn da muß ich mit dem „Mißerfolg" fertigwerden. Es kostete mich dann sehr viel Substanz, das Vertrauen in mich wiederzufinden.

Ein anderer Heiler gibt unumwunden zu, daß die Grenzen der Heilung auch in seiner Person liegen, „sei es, weil ich nicht der Richtige für den betroffenen Menschen bin, weil ich ihn nicht genug motivieren kann oder weil es mir einfach nicht gelingt!" In dieser Sichtweise wird die Verantwortung nicht alleine dem Klienten überlassen, Gefühle des Versagens haben ihre Berechtigung:

Ich muß auch sagen, daß viele Menschen mit mir negative Erfahrungen gemacht haben, Menschen, denen ich nicht helfen konnte. Da hat jetzt jemand 650 Schilling bezahlt, und es hat nichts gebracht. Ich habe zum Beispiel zu Weihnachten einen negativen Anruf bekommen, jemand hat gesagt: ‚Wir sind enttäuscht, sie haben uns nicht helfen können.' Das tut mir leid.

Krebs und Aids

Die Frage nach Heilungschancen bei fortgeschrittenen Stadien von Krebs und Aids ist von den Interviewerinnen deshalb gestellt worden, um die Einstellung zur prinzipiellen Begrenzung von spirituellen Heilverfahren näher auszuloten. Abgesehen von den oben beschriebenen – von „einer höheren Instanz" oder „von Menschen selbst gesetzten" – Grenzen sind mehr als zwei Drittel der Befragten überzeugt, daß auch „aufgegebene" Fälle auf spirituellem Wege heilbar sind. Mehr noch: Eine besondere Chance wird gerade dort gesehen, wo „konventionelle" Therapien nicht mehr wirken können. Mit Krebskranken haben ausnahmslos alle Befragten Erfahrungen, mit Aidskranken nur einige wenige. Die meisten Heilerinnen und Heiler wären prinzipiell interessiert, aidskranke Patienten zu betreuen: „Mit Aidspatienten habe ich noch nicht gearbeitet, das wäre aber sehr interessant, ich bin überzeugt, daß das eine riesige Chance wäre."

Ein anderer christlicher Heiler, der bereits drei Aidspatienten betreut hat, sieht die Sache freilich anders:

Für die Aidskranken ist es eine große Hilfe, daß man sich ihrer annimmt, daß man mit ihnen redet, daß sie ihr Herz ausschütten können, aber eine Heilung ist mir noch nicht gelungen, da weiß ich zu wenig.

Ein Priester meint, daß es „prinzipiell nicht ausgeschlossen sei zu heilen", daß aber gerade bei schwerkranken Patienten der Heiler die vordringliche Aufgabe habe, die Klienten, realistisch und ohne falsche Hoffnungen zu erzeugen, mit ihrer Lage zu konfrontieren:

Oft entsteht ein Mißverständnis durch die Hoffnung, von einer schweren Krankheit geheilt zu werden. Von Anfang an muß man ihnen diese Hoffnung nicht nehmen, ihnen aber klarmachen, worum es geht. Die Leute lernen, besser mit diesen schweren Krankheiten umzugehen und in Frieden zu sterben.

Auch ein schamanisch orientierter Heiler sieht die Möglichkeiten der Heilung von Aidspatienten als „sehr begrenzt an", lediglich bei der Früherkennung von Symptomen könne der Heiler hilfreich sein:

Aids: Da habe ich nur ein paar Leute gehabt, fünf oder so. Da hab' ich eigentlich nicht den Eindruck gehabt, daß ich helfen könnte. Ich habe mich auch nicht so hineingelebt. Für die Aidskranken war es wichtig, daß sie lernen müssen, jeden Tag ganz anzunehmen. Das sollte ohnehin jeder können, das habe ich mit ihnen hauptsächlich geübt. Dann war vielleicht auch eine Hilfe, wenn ich frühzeitig einen Entzündungsherd erkannt habe. Die Leute haben sich dann behandeln lassen und mußten nicht so elend sterben wie die meisten.

Eine schamanisch praktizierende Heilerin, die freilich selbst noch keinen Aidspatienten behandelt hat, meint, daß es auch bei dieser Krankheit am wichtigsten wäre, das dahinterstehende Konfliktmuster, den Informationsgehalt der Krankheit zu erkennen:

Ich kann mir durchaus vorstellen, daß Aids heilbar ist, sofern der spirituelle Zusammenhang erfaßt werden kann. Das heißt, sofern es einen Menschen gibt, der so weit gehen kann, eine Plattform für sich zu sehen, auf der eine Krankheit wie Aids ihre Information preisgibt.

Interessant ist die Tatsache, daß jene Heiler, die Aidskranke bereits betreut haben, die Heilungschancen als sehr gering einschätzen, wohingegen die „Unerfahrenen" viel stärker an eine mögliche Heilung glauben. Ein Heiler, der auch Arzt ist, antwortet auf die Frage nach der Heilbarkeit von Krebs und Aids: „Freilich, sicher sind diese heilbar!" Ein katholischer Geistheiler meint, „daß in Uganda besonders viele Menschen von Aids geheilt werden, weil Jesu Macht keine Grenzen kennt und die Leute frömmer sind". Ein praktizierender Schamane sagt dazu:

Ich glaube nicht, daß man sagen kann, die ganze Medizin hat nichts geschafft und die Schamanen können jetzt helfen. So ist es sicher nicht. Aber der Schamanismus beschäftigt sich sehr mit der Kräftigung des Immunsystems und kann dort sicher sehr viel helfen. Wiewohl ich das Ganze ja nicht getrennt voneinander sehe, sondern die Medizin oder Schulmedizin, oder wie man es nennen mag, beschäftigt sich mit dem einen Teil, und die schamanische Seite sollte von der anderen Seite her zuarbeiten und die komplementäre Seite wahrnehmen. Und wenn beides zusammenwirkt, geht's wahrscheinlich am besten.

Einen radikaleren Standpunkt nimmt eine christliche Heilerin ein, für die es eine „Gewißheit" ist, daß auch die scheinbar unüberwindbare Grenze „Aids" überschritten werden kann:

Es ist im Prinzip egal, wie man die Krankheit, zum Beispiel Aids, nennt. Es ist nur eine Definition der Schulmedizin. Die sind sich ja selbst nicht ganz einig, was das wirklich ist. Es gibt keine unheilbaren Krankheiten!

Auch eine andere katholische Heilerin, die eine für sie ergreifende Erfahrung mit einem sterbenden Aidspatienten gemacht hat[33], glaubt an die uneingeschränkte Möglichkeit des Wunders:

Grundsätzlich ist geistig alles möglich, denn keine Materie, keine Medizin im herkömmlichen Sinn kann so stark sein wie unser Geist. Was ist Geist? Das ist all diese Inspiration von oben, und die ist immer stärker. Über allem, was wir hier zustande bringen, steht der Schöpfergeist, und wenn es ihm genehm ist, dann wird es auch gelingen.

Bis auf wenige Ausnahmen haben alle Heilerinnen und Heiler bei schweren Erkrankungen einen klaren Standpunkt zur Schulmedizin. Den Klienten darf nicht von einer medizinischen Therapie abgeraten werden, sie muß ihnen im Gegenteil nahegelegt werden. „Krebs und Aids gehören für mich zu den Akuterkrankungen und werden von mir sehr gerne unterstützend begleitet, aber nicht alleine behandelt." Eine praktizierende Schamanin warnt davor, durch alternative Verfahren den Eindruck zu erwecken, Krebs oder Aids seien durch spirituelle Heilung „einfach heilbar". Es sei immer eine Summe von Faktoren, die zusammentreffen müssen, damit sich das „Unglaubliche" ereignet und die „Grenze gesprengt" wird:

Prinzipiell sind Krebs und Aids heilbar, und ich kenne sogar den einen oder anderen Fall aus eigener Anschauung, wo ganz unglaubliche Dinge passiert sind. Das heißt aber noch lange nicht, daß man sagen kann, man kann mit schamanischer Arbeit oder geistigen Heilmethoden Krebs heilen, schon gar nicht mit Steinen, wie das in manchen Büchern steht. Gegen die Auffassung, dieser Stein kann Brustkrebs heilen, oder Hautkrebs, wehre ich mich ganz entschieden, weil sie Hoffnungen erweckt, die nicht erfüllt werden. Der Stein kann helfen, wenn der Mensch einen eisernen Willen hat, eine unglaubliche Konzentration, eine gute Begabung, mit geistigen Kräften zu arbeiten. Aber man kann nicht allein irgend etwas nehmen, ob es nun der Stein oder anderes ist, oder vom Schamanen alles erwarten: Das Heilen geht nicht auf Knopfdruck...

Obwohl die Mehrzahl der Heiler schulmedizinische Betreuung empfiehlt, gibt es doch einige wenige, die die „Entscheidung" ganz in die „Kompetenz des Klienten" legen:

Aidspatienten hatte ich noch nie, Krebskranke hatte ich schon eine Menge, aber ich würde nie jemandem vom Arzt oder von Medikamenten fernhalten. Das muß er immer selber entscheiden. Da versuche ich das Vertrauen in ihnen aufzubauen. Bei mir wurden schon etliche Krebskranke geheilt!

Eine einzige Heilerin meldet vehemente Zweifel an der Chemotherapie und an operativen Eingriffen bei krebskranken Patienten an, obwohl sie, nach eigener Aussage, ihren Klienten auch nicht davon abrät:

Solange nicht geschnitten wird und keine fürchterlichen Sachen eingesetzt werden, ist Krebs sicherlich geistig heilbar! Heute rief mich eine Dame aus Wien an: vier Operationen und jeweils die Bestrahlung und Chemotherapie dazu. Sie fragte: ‚Können Sie mir helfen?' Ich sagte: ‚Das kann ich am Telefon nicht sagen!' – ‚Jetzt soll ich wieder operiert werden', sagte sie. Ich sagte: ‚Glauben Sie, daß der Weg gut ist?' – ‚Ich weiß es nicht.' Mich hat es gegruselt, aber ich sagte: „Sie dürfen gerne kommen, und wir schauen uns das an, aber ich kann Ihnen wirklich nichts raten, denn wie der Weg weitergeht, müssen Sie selber entscheiden, das kann ich Ihnen nicht abnehmen!'

Für einen Vorarlberger Heiler entsteht ein „völlig falsches Bild", wenn Einzelfälle – zum Beispiel Heilungen von Krebs – herausgegriffen werden und allgemein der Eindruck entsteht, der Geistheilung seien diesbezüglich keine Grenzen gesetzt. Er, der selbst viele krebskranke Patienten betreut, warnt vor den dadurch entstehenden und oft nicht einlösbaren Hoffnungen:

Das gibt es natürlich, aber es sind Sonderfälle; man darf nicht in die Illusion verfallen, daß, wenn zum Beispiel ein Tumor weg ist, das der Regelfall ist. Ich habe die Befürchtung, daß Einzelfälle herausgenommen werden und daß dann die Hoffnung bei den Menschen geweckt wird, durch geistige Heilung sei alles heilbar. Meine Krebspatienten waren zumeist parallel in chemotherapeutischer Behandlung, und es war von vornherein klar, daß ich kein Versprechen und keine Garantie auf eine physische Heilung gebe. Für sie war die geistige Heilung wichtig. Als Begleitung zur Linderung von Symptomen und als innere, psychische Unterstützung. Ich könnte etwas anderes nicht verantworten.

Aber es gibt auch gegenteilige Aussagen, wie: „Heilungen von Krebs sind gar nichts Außergewöhnliches." Natürlich ist auch den Heilern bewußt, daß es auf das Stadium der Erkrankung und auch die Art des Krebses ankommt, mit welchen Heilungschancen gerechnet werden kann. Ein bäuerlicher Heiler drückt dies volkstümlich so aus: „Krebs ist Krebs, wenn der einmal so weit fortgeschritten ist, daß er die Wirbel angreift, hilft nichts mehr."[34] Als Auslöser der schweren Erkrankung werden generell seelische Krisen und psychische Konflikte vermutet, deren vermeintliche Unlösbarkeit das physische Leben an sich begrenzt. Aufgrund der allgemeinen Sinnkrise würden diese seelisch induzierten Erkrankungen und letztlich Todesarten vermehrt auftreten. Lebensbedrohende Krankheiten seien heilbar, wenn der grundsätzliche Konflikt, der sie auslöst, wegfällt:

Immer wenn man Menschen mit diesen Krankheitssystemen fragt: ‚Wer bist du, woher kommst du und wozu bist du eigentlich auf der Welt?', dann erfährt man immer wieder, daß sie eine schwere Sinnkrise haben, und diese Sinnkrise ist meistens der Nährboden, auf dem der Krebs wächst und andere lebensbedrohende Krankheiten.

Auch ein psychotherapeutisch geschulter Heiler, der sich der schamanischen Richtung zuordnen läßt, ist von der spirituellen Heilbarkeit auch schwerster Krankheiten überzeugt, sofern die hinter der Krankheit stehenden Konfliktkonstellationen aufgelöst, also „entgrenzt" werden: „Krebs hab' ich schon öfters behandelt – insbesondere psychotherapeutisch. Mit Aids hab' ich keine Erfahrung, aber ich denke, daß alle schweren Krankheiten heilbar sind, wenn der Mensch in seiner Seele gesundet!" Voraussetzung für diese Gesundung ist die Bereitschaft des Patienten, zu vertrauen und sich auch kompromißlos auf die Behandlung einzulassen:

Das einzige gesunde Dreiecksverhältnis, das es im Leben gibt, ist: der Herrgott, der Heiler und der Patient. Auch Krebs und Aids sind heilbar. Es kommt aber wie schon gesagt auch immer wieder auf den Patienten an: Wenn der Patient nicht will, dann hat weder der Herrgott eine Chance noch ich.

Verallgemeinert kann gesagt werden, daß die meisten Heilerinnen und Heiler die schwersten Erkrankungen prinzipiell als heilbar ansehen. Es ist ihnen aber sehr wohl bewußt, daß dem individuellen Fall – sei es durch die Einstellung des Kranken selbst, sei es durch externe Mächte, sei es durch die Person des Heilers – erhebliche Grenzen gesetzt sind. Letztlich geht es auch in diesem Fragenkomplex und insbesondere bei dem im nächsten Kapitel abgehandelten Problembereich des Todes um Erkenntnis und Erkenntnisbereitschaft. In einem spirituellen Sinne sind Grenzen zeitweilige (Selbst-)Beschränkungen, auch wenn diese zum Tod führen mögen; denn das Konzept der „unsterblichen Seele", das allen spirituellen Weltbildern zugrunde liegt, verlängert das Leben und damit die Lern- und Erfahrungsmöglichkeit ins Grenzenlose. Der Tod wird nicht als Tragödie angesehen, er stellt keine unüberwindliche Grenze dar, und es kann auch keine noch so schwere Erkrankung geben, die zwangsläufig eine ultimative Grenze für die physische Existenz bedeuten muß. Das System Seele – Körper – Tod ist offen, durchlässig, und die individuelle Erkenntnis tritt immer wieder als erweiterndes Prinzip in dem Wechselspiel unterschiedlicher Seinsformen zwischen Krankheit und Gesundung, Vitalität und Verabschiedung auf.

Der ganzheitlichen Erkenntnis wird ein besonderer Stellenwert zugeschrieben. Es geht um das „Durchfühlen" eines Raumes, der der Mensch selbst ist, auch wenn eine nach funktionalen Kriterien organisierte Welt glauben machen will, daß der Mensch aus einer Summe von Teilen besteht, die getrennt voneinander existieren, weil jedes Teil – für sich genommen – nichts mit der Summe der Ganzheit zu tun hat. Diesem Konzept wird in den unterschiedlichsten Strömungen des geistigen Heilens die einfache Idee gegenübergestellt, daß der Mensch in jedem Organ, das seine physische, irdische Erscheinungsform mitträgt und in jeder Handlungsweise weder auf einen Bruchteil seines Selbst reduzierbar noch nach funktionalen Kriterien einordenbar ist. Der Mensch ist also in seiner Gesamtheit unbegrenzt, obwohl Leid, Krankheit und Tod das Leben augenscheinlich eingrenzen. Dies ist eine religiöse Interpretation, die – je nach Standpunkt – abgelehnt oder bejaht werden kann. Wenn im folgenden – insbesondere bei den unterschiedlichen Todesinterpretationen – viel von „Erkenntnis" die Rede sein wird, so kann diese nur aus diesem auch metaphysisch-religiösen Blickwinkel verstanden werden.

Viele Heilerinnen und Heiler sind von einer Art „metaphysischen Revolution" überzeugt. Die Trennung von Leben und Tod, von Krankheit und Gesundheit, von irdischem und überirdischem Leben wird dereinst der Vergangenheit angehören. Lern- und Erkenntnisprozesse werden den Menschen verändern. Damit wird sich auch die Bedeutung einer schweren Erkrankung oder, wie es ein christlich orientierter Heiler ausdrückt, die Bedeutung der Energie, die vor nichts haltmacht, verändern.

Vielleicht wird es einmal so sein, daß alle Krankheiten heilbar sind, denn es gibt sicher schon jetzt Leute auf der Welt, die das zustande bringen. Denn wenn der Mensch im Geiste erkennt, warum er krank ist, dann müßte es theoretisch möglich sein, alles zu heilen, was im Menschen drinnen ist. Und nur – mit reiner Energie. Bei diesem Vorgang kannst du den Menschen helfen.

Wichtig für diese bevorstehende Veränderung des Bewußtseins sei die Auseinandersetzung mit dem prinzipiell unbegrenzten Selbst in begrenzten Räumen und Zeiten. Die individuelle Bereitschaft, jenen Wegen, die die Krankheit eröffnet hat, zu folgen, scheint die wichtigste Voraussetzung für eine Einsicht zu sein, die Leben und Tod gleichermaßen in einem neuen Daeinsverständnis vereint:

Wenn ich eine unheilbare Krankheit habe und ich sterbe daran, auch mit einer sehr positiven Einstellung, dann muß ich versuchen können, mit dieser Krankheit, mit diesem Sterben zu leben: Ich muß versuchen, daß ich Einsicht habe, daß ich etwas falsch gemacht habe. Nur dann stellt sich wieder ein positives Bewußtsein ein.

DIE GESICHTER DES TODES

Die Erfahrungen im Umgang mit sterbenden Klienten sind für alle Heilerinnen und Heiler von grundlegender Bedeutung für ihr Verständnis des Todes: Verabschieden, Versöhnen, Loslassen und Annehmenkönnen, Begleiten und Bestärken, Verwandlung, Metamorphose und schließlich die – erlösende – Geburt in einer jenseitigen Welt sind zentrale Motive, die den Prozeß des Sterbens beschreiben. Der Tod hat viele Gesichter – auch grausame, erschreckende, furchterregende, komische, zynische und ironische[35] –, aber entgegen der in westlichen Industrienationen gängigen, gesellschaftlichen Tabuisierung wird er im Kontext der spirituellen Heilung in den Mittelpunkt der menschlichen Existenz gerückt und letztlich positiv besetzt: Der Tod ist ein Teil des Lebens, weil das Leben selbst mit dem Tod nicht endet, sondern eine Transformation erfährt, der je nach religiösem Hintergrund verschiedene Qualitäten zugeschrieben werden.

Der Tod kann Erkenntnis, Konfliktlösung oder Erlösung von unlösbarem physischem und psychischen Leid bedeuten. Es geht nicht darum, das Eintreten des Todes unter allen Umständen zu verhindern, sondern es geht darum, den Klienten zu begleiten, ihm die Angst, die Schmerzen zu nehmen, ihm die Augen zu öffnen für den Sinn, der jedem Sterben innewohnt. Erst in zweiter Linie geht es auch darum, seine Lebenszeit zu verlängern oder Heilung zu erreichen. Die Möglichkeiten hierfür sind in erster Linie eine Frage des Bewußtseins. Physische Existenz wird im spirituellen Kosmos als Ausdruck, als Manifestation der Seele gedacht. Wenn ein unheilbar Kranker Heilung erfährt, dann vollzieht seine Seele eine Transformation, die ihn zum jetzigen Zeitpunkt noch nicht sterben läßt. Physisches Leben und physischer Tod sind zwei mögliche Wege an einer Kreuzung; es ist der Mensch selbst oder die Fügung Gottes, die entscheiden werden, auf welchem Weg der Heiler den Klienten weiter begleiten wird.

Die folgenden Ausführungen bewegen sich auf zwei Ebenen: Einerseits werden spezifische Erfahrungen der Heilerinnen und Heiler mit sterbenden Patienten dargestellt, andererseits wird der spirituellen und religiösen Konstruktion zur Erklärung dieses Geschehens nachgegangen. Die Geschichten über Sterbende folgen zumeist jenen Phasen, die aus der Todeslehre und Sterbeforschung bekannt sind: Nach Elisabeth Kübler-Ross' mittlerweile schon klassischer Einteilung[36] vollzieht sich der psychische Sterbeprozeß in fünf Phasen:

- Verneinung und Isolierung: „Das Nicht-Wahrhaben-Wollen" der Tatsache des kommenden Todes.
- Zorn und Auflehnung gegen das Schicksal: Dies zeigt sich unter anderem in aggressiven Verhaltensweisen gegenüber Angehörigen und Helfern.
- Verhandeln mit dem Schicksal: Versuche, mit Hilfe von hochspezialisierten Fachärzten, religiösen Gelübden, Heilpraktiken dem drohenden Schicksal zu entrinnen oder dieses hinauszuzögern.
- Depression: Traurigkeit, Vereinsamung, großes Bedürfnis nach Kontakt und nach der Nähe eines verständnisvollen Menschen.
- Annahme des Todes: Bejahung der unabwendbaren Realität. [37]

Das Ziel der spirituellen Sterbebegleitung ist es, daß der Patient die letzte Phase auch erreicht, daß er seinen Tod annehmen kann und sich ohne Wut, Zorn oder ungelöste Konflikte verabschieden kann, daß er seinen eigenen Tod als Aufgabe, Bestimmung und Sinn erkennt.[38]

Konfliktbewältigungen, Verzeihen, Aussöhnen

Lebenskonflikte werden häufig bis an das Sterbebett getragen. Im esoterischen Denken besteht die Aufgabe des Lebens auch darin, Grundkonflikte des Lebens zu lösen und ein „weiteres" Bewußtsein von sich selbst und den anderen zu erlangen. Gelingt dies nicht, so kann der Mensch im Angesicht des Todes keine Ruhe finden; er stirbt entweder in Haß, Unruhe oder Zorn, oder die nicht bewältigten Konflikte verhindern sogar das Eintreten des Todes, zwingen den Menschen übergebührlich lange, in Elend, Angst und Schmerz zu verweilen. Versöhnung mit sich und den anderen ist ein immer wiederkehrendes, von den Heilerinnen und Heilern angeführtes, zentrales Motiv, das das Gesicht des „häßlichen Todes" in eine positive Richtung verändert:

Monika und ihre Mutter waren Klienten von mir. Zwischen den beiden haben große Konflikte geherrscht. Die Mutter hatte Kehlkopfkrebs im letzten Stadium. Sie haben natürlich alles versucht und sind dann schließlich bei mir gelandet. Es ist mir dann gelungen, die Spannung, die zwischen der Mutter und der Tochter seit Jahren bestanden hatte, zu beseitigen. Ich konnte die beiden versöhnen, und die Tochter hat dann ihre Mutter unter völlig anderen Gesichtspunkten sterben gesehen. Und die Mutter ist auch in Ruhe gestorben, ohne Angst. Die Tochter bedankt sich heute öfters bei mir, daß ich ihr die Augen geöffnet habe, daß man das Sterben eigentlich auch aus einem anderen Blickwinkel sehen kann. Und sie hat nicht geweint und wurde nicht hysterisch, sie hat sich nach dem

Tod der Mutter auf den Weg der Esoterik begeben... Die Tochter versucht heute, gewisse Dinge wiedergutzumachen!

Verzeihen und Aussöhnen sind nicht nur für den Sterbenden von großer Bedeutung, sondern auch für das ganze Umfeld der Hinterbliebenen. An diesen liegt es ja, „in dieser Welt" mit dem Toten oder der Erinnerung an ihn weiterzuleben, auch das Sterben der nahen oder geliebten Person positiv in das irdische Leben zu integrieren. Oft wenden sich Angehörige von Sterbenden an Heilerinnen und Heiler mit der Bitte um spirituelle Unterstützung, wie auch in dem Beispiel einer praktizierenden Schamanin:

Ich habe einmal Sterbehilfe geleistet, als mich die Tochter darum gebeten hat. Die Mutter hat zweimal einen Gehirnschlag gehabt, ist im Pflegeheim gelegen, und die Tochter hat nicht gewußt, ob sie sie erkennt oder versteht. Ich habe mich ans Bett gesetzt und gesagt, wenn sie mich versteht, dann soll sie mir irgendwie ein Zeichen geben, und ich habe gesagt, daß sie einfach noch nicht gehen kann, solange sie nicht gewisse Dinge erledigt hat; das muß ihr bewußt werden. Und ich habe sie halt immer wieder besucht und ihr gesagt: Verzeihen ist dein Thema, das ist mir einfach so gekommen, und ich habe dann von ihrer Tochter gehört, daß es tatsächlich viele Dinge gegeben hat, die noch ungelöst waren, Partnerschaftsprobleme und so weiter, für die dieses Verzeihen ganz wichtig war. Und nach ein paar Monaten hat sie sich verabschieden können, weil so was kann ja auch Jahre oder sogar Jahrzehnte dauern.

Die Aussöhnung mit dem eigenen Leben, den anderen Menschen und Gott ist aber auch eine Notwendigkeit, die von vielen Sterbenskranken selbst formuliert wird.[39] Besonders die heilenden Priester haben viel Erfahrung mit diesem Bedürfnis, zumal der kirchlichen Fürsprache, Segnung und Verzeihung – auf sakramentaler Ebene die Krankensalbung – noch ein großer Stellenwert für die Leidens- und Sterbebewältigung zukommt. Ein Priester erzählt:

Ich mache auch Sterbebegleitung. Viele Leute kommen deswegen, die haben oft fortgeschrittenen Krebs und sagen: Ich möchte eigentlich nur versöhnt sein. Behandlung kann zu spät kommen, das ist dann eine eigene Problematik, wenn die Metastasen schon so massiv sind. Aber die sagen von sich aus: Ich möchte nur Versöhnung mit meinem Leben, mit den Mitmenschen, mit Gott. Das ist sehr schön. Da geht es nicht um körperliche Heilung, da kommt geistige Heilung voll zum Tragen.

Für das katholische Konzept der Versöhnung ist nicht nur die Bereitschaft wichtig, „Frieden zu schließen" und „Haß, Wut, Zorn" zu überwinden, sondern auch die Bereitschaft, „vor Gott um Vergebung zu bitten". Manche christlichen Heiler sehen gerade in der „Beichte und Buße" eine reinigende, klärende, spirituelle Wiedergeburt, die letztlich sogar erstaunliche Lebensverlängerungen erwirken kann. Ein anderer Priester dazu:

Gelegentlich können Blockaden beim Menschen da sein, und zwar Unversöhntheiten, dort wo Haß ist. Das sind geistliche Thrombosen. Das sind Hindernisse oder auch Festlegungen, daß jemand ganz fixiert ist in der Richtung und meint: Ich werde nie mehr gesund, oder: Mein Leben hat gar keinen Sinn mehr. Da wirkt dann auch nichts, da kann keine Heilung eintreten. Da ist es notwendig, daß man solche Festlegungen zurücknimmt bzw. zuerst auch Vergebung ausspricht.

Ein schamanisch tätiger Interviewpartner betont, daß die Grenzen zwischen „spiritueller Heilung" und hilfreicher menschlicher Zuwendung im Übergangsstadium des Sterbens fließend sind, daß es oft auf „Dinge" ankommt, die keinerlei heilerischer Fähigkeiten bedürfen, zum Beispiel auf eine Aussprache. Oft bedarf es eines Anstoßes von außen, einer „Moderation" durch Dritte oder bloß des „Zuhörens", damit ein vielleicht lebenslang unausgesprochen gebliebener Konflikt artikuliert wird und so zur Beruhigung beider Teile, des Sterbenden und des Zurückbleibenden, beigetragen werden kann:

Es handelte sich um eine krebskranke Frau und ihren Lebensgefährten. Keiner wollte den anderen loslassen, und eigentlich war mit der Frau schwer zu reden und mit ihm auch. Die haben sich beschimpft, eine Stunde lang. Da bin ich nur dort gesessen und habe zugehört. Dann haben sie sich ausgesprochen. Sie haben immer auf mich eingeredet, aber in Wirklichkeit haben sie das einander gesagt; das ist immer so im Kreis gegangen. Das hat Stunden gedauert, dann bin ich heimgegangen, und drei Tage später war die Frau tot. Sie hat nur darauf gewartet, daß sie sich ausreden konnte. Ich habe nichts gesagt, nur zugehört. Ihr Lebensgefährte hat sich von ihr gelöst und hat sie sterben lassen. Und sie hat das angenommen und konnte sterben, und auf einmal war alles ganz leicht... Der Tod ist eine Heilung und eine Befreiung, und wenn du da als Heiler dazwischen trittst und einen Tod erleichterst und dieses Verfahren beschleunigst, dann ist das gut. Oft machst du irgend etwas, was dir verstandesmäßig überhaupt nicht einleuchtet, und dann geht es leichter. Und dann kann man sagen, da ist etwas Positives passiert. Also man hat entweder das Leiden abgekürzt oder hat den Tod überhaupt erst ermöglicht. Das aber ist keine spezielle heilerische Fähigkeit, das kann eigentlich jeder Mensch, durch sein Dasein, durch seine Zuwendung...

Der Tod als Heilung und Befreiung

Nahezu alle Befragten sehen im Tod auch eine Heilung, Befreiung, Erlösung. Er markiert den Übergang zwischen diesseitiger und jenseitiger Welt, wodurch auch Leid, Angst, Schmerz und Unvollkommenheit ein Ende finden. Je nach eschatologischer Vorstellung werden Bedingungen an den Tod gestellt, innerhalb derer er seine heilsame Wirkung entfalten kann: „Wenn jemand in Ruhe stirbt, ist der Tod eine Heilung", „wenn der Sinn des Seins begriffen wird, dann ist der Wiedergeburt eine Grenze gesetzt", „es war Selbstmord, das Leben ist für ihn unerträglich geworden, und so war sein Tod Befreiung aus selbstgesetzten Schranken". Im christlichen Glauben wird der Tod als letzte, als gültige Heilung gesehen, als „Tor zum Reich Gottes", auch in anderen Systemen, zum Beispiel im Glauben an Reinkarnation, stellt er eine Metamorphose, ein Abstreifen „alter Häute" dar:

Die Arbeit mit Sterbenden oder auch mit Verstorbenen ist eine alte schamanische Tradition. Der Tod ist durchaus eine Form der Heilung. Ich sehe es so, man zieht einen Mantel aus, hängt ihn an einen Haken und geht in einen anderen Raum; dann ist man vom Mangel geheilt und von den Löchern, die die Motten in den Mantel gefressen haben.

Besonders Menschen, deren Leben durch Mühsal, Leid und Schmerz gekennzeichnet ist, zeigt der Tod sein befreiendes Gesicht: „Der Tod kann auch Heilung sein, wenn es jemand sehr schwer hat im Leben. Er ist dann glücklich, dann gibt es keinen Schmerz mehr." Im christlichen Weltbild wird der Terminus der Erlösung für die Befreiung aus leidvollen Diesseitsbedingungen[40] gebraucht: „Ich würde Erlösung sagen, so wie es landläufig gesagt wird. Wenn jemand Schmerzen hat und lange nicht sterben kann oder wenn jemand steinalt ist und spürt, daß die Zeit reif ist, stirbt er wahrscheinlich gern, es sei denn, man hat äußerst schlimme Vorstellungen davon." Die schlimmen Vorstellungen vom Tod sowohl auf individueller als auch auf gesellschaftlicher Ebene gelte es zu zerstreuen: „Der Tod ist nichts Schlimmes, er ist Teil des Lebens, ein Verwandlungsprozeß!"

Unwissenheit und Angst verhindern eine konstruktive Auseinandersetzung mit dem elementaren Ereignis des Todes. Der Tod ist aus dem rituellen Erleben der Gesellschaft verdrängt.[41] Er ist ausgesondert und „peinlich", ein „Versagen" geworden. Die Heilerinnen und Heiler, die Begriffe wie „Heilung" oder „Erlösung" nicht gebrauchen wollen, sprechen von „Ausweg" oder „Entscheidung" des Betroffenen. In der modernen Welt erscheint der Tod immer als der definitive Endpunkt, der Individualität zerstört. Ein Endpunkt, vor dem man sich zu fürchten hat, der nichts außer Leere zurückläßt. Eine katholische Heilerin hält demgemäß eine Enttabuisierung des Todes, auch als Vorbereitung auf den eigenen Tod, für notwendig:

Ich habe also manchmal mit dem Tod zu tun. Ich kann es dem Klienten leichter machen, daß er keine Schmerzen hat, daß er leichter hinübergeht. Ich seh' jetzt den Tod nicht schreckhaft, für mich ist es wie eine Geburt in die geistige Welt... Nur, was ich sehe ist, daß die Menschen viel zu viel Angst haben vor dem Tod, und das ist sehr schlecht. Man sollte sich wirklich damit befassen. Wenn wir uns nie mit dem Tod befaßt haben, bevor wir hinübergehen, dann haben wir wahrscheinlich Probleme, obwohl es Hilfe gibt, wenn wir hinübergehen. Wenn das Kind auf die Welt kommt, weiß es ja auch nicht, was es erwartet, aber es sind die Eltern da und ein Arzt und die Hebamme, und so ist es für uns, wenn wir in die geistige Welt gehen. Aber wenn ich stur bin und nie darüber spreche, dann sehe ich die Hilfe wahrscheinlich gar nicht, obwohl ich glücklich sein könnte, wenn ich hinübergehe.

Wenn der Tod als Heilung oder Befreiung gesehen wird, dann darf der Mensch sterben, dann ist diesem Akt die Peinlichkeit, das Stigma des Versagens genommen. „Wenn du todkrank bist, um Gottes Willen, dann stirb!", bringt es ein christlicher Heiler auf den Punkt. Mit Versagen des Klienten hat dies genauso wenig zu tun wie mit dem Versagen des Heilers:

Ich habe viele Leute in den Tod begleitet; wenn jemand stirbt, dann ist das nicht mein Versagen. Auch bei dem, der Selbstmord verübt hat, habe ich mich nicht schuldig gefühlt. Ich habe gut gearbeitet, es ist einfach nicht gegangen. Es war auch noch eine Rechnung offen, die hab' ich dann dem Vater geschickt!

Nicht alle, die den Tod auch als Erlösung begreifen, gehen damit so unbefangen um wie dieser Heiler, der auch als Psychotherapeut praktiziert. Eine schamanisch arbeitende Heilerin gibt an, daß sie Schwierigkeiten damit habe, „da das Sterben in meinen Augen leider viel zu oft passiert".

Aber ich habe auch – egal, ob man das jetzt buddhistisch oder schamanistisch sieht – lernen müssen, daß der Tod eine Heilung ist. Ich würde sagen, ich fürchte den Tod nicht; das ist schwer zu erklären.

Wiederum beziehen sich die Heilung und Befreiung durch den Tod nicht nur auf den Sterbenden, sondern auch auf die dem Sterbenden nahen Angehörigen und Freunde. Wenn im Tod ein Sinn gesehen werden kann, dann ist es möglich, den Verstorbenen im „schönen Andenken" zu belassen. Wie das scheinbar unerklärliche Schicksal einer Frau nach ihrem Tod zu einem befreienden „Sinn" geworden ist, schildert der sich der Hexerei und Volksreligiosität zugehörig fühlende Interviewpartner folgendermaßen:

Für meine Frau war der Tod eine Form von Heilung. Ich habe lange gebraucht, um das zu kapieren. Sie hat als Kind eine Kinderlähmung gehabt, die ihr eine Sklerose und eine gewisse Behinderung hinterlassen hat. Sie war trotzdem sehr begehrt als Frau und auch als Akademikerin und als Mutter. Dann kam noch der Krebs dazu mit seinen entstellenden Folgen. Und so ist sie auch gestorben. Und nach zwei oder drei Wochen erzählt mir die Blumenfrau: ‚Ich kann meine Mutter nicht vergessen, als sie am Herz krank war und ganz blau im Gesicht.' Ich habe zu ihr gesagt: ‚Das ist aber nicht ganz das Richtige. Ich nehme ja an, daß Sie an Ihre Mutter andere Erinnerungen haben, als ihr blaues Gesicht beim Sterben!' – ‚Ja, aber ich bring' das nicht weg', hat die Blumenfrau gesagt. Dann hab' ich meine eigene Frau am Grab besucht und hab' zu ihr gesagt: ‚So bist du nicht, Schluß!' Das war so leicht. Verstorbene lassen sich viel leichter verändern und lernen viel rascher als Lebende, weil sie ja nicht gebunden sind. Und so habe ich mir allmählich vorstellen können, daß für einen Menschen mit einem schweren Schicksal der Tod eine Heilung ist, wenn man ihm hilft oder er selber draufkommt. Dann hat der wieder völlige Freiheit und braucht das nicht mitzuschleppen.

Sterbebegleitung

Für etwa ein Drittel der befragten Heilerinnen und Heiler ergibt sich die Sterbebegleitung als logische Folge der spirituellen Betreuung, wobei dafür keine speziellen heilerischen Kräfte vonnöten sind. Für die anderen wiederum unterscheidet sich die „spirituelle Sterbebegleitung" doch wesentlich von der rein menschlichen Zuwendung, die den letzten Schritt erleichtern soll. Für eine Heilerin zum Beispiel ist die „spirituelle Sterbebegleitung" wichtig, um nicht Krankheiten und Konflikte mit ins Jenseits zu nehmen und den Tod tatsächlich zu einem „reinigenden Akt" werden zu lassen:

Wie dann der Übergang ins Jenseits mit der Hilfe des Heilstroms im einzelnen verläuft, kann ich nicht sagen, das müßte der Betreffende dann selbst erzählen. Das kann er aber meistens nicht mehr. Ich denke, daß es eine große Hilfestellung sein kann, weil Angst, Verzweiflung, Unglaube ist ja etwas Negatives, wo man dann im Jenseits wahrscheinlich auch steckenbleibt. Man kann auch manche Krankheiten im Zeitpunkt des Übergangs loswerden. Ich erlebe auch, daß manche Leute ihren Haß, oder woran sie noch hängen im alten Leben, beim Übergang loswerden. Wenn man das kann, wird es ein friedliches Sterben, wenn das einer nicht schafft, ist das krampfhaft. Der nimmt dann sicher gewisse Dinge mit ins Jenseits, die er dort bearbeiten muß, und da ist es dann sehr schwierig.

Auch eine andere Heilerin empfindet den Tod „als absolute Heilung. Er ist für mich etwas Reinigendes …" Die Sterbebegleitung habe sich zudem vor allem auf die Angehörigen zu konzentrieren, „denn für die ist das ein riesiges Problem, die kommen mit dem Tod absolut nicht klar!" Gerade diese Angehörigen sind es, die oftmals positive Rückmeldungen über eine „erfolgreiche" Sterbebegleitung erstatten. Häufig erst nach einiger Zeit nehmen sie mit dem Heiler Kontakt auf, bedanken sich und berichten über die Veränderungen, die sich im Zuge des Ablebens des Verwandten für sie ergeben haben. Ein Heiler merkt an, daß gerade diese positiven Reaktionen es waren, die sein subjektives Gefühl des Versagens angesichts des Todes eines Klienten relativiert haben:

Am Anfang betrachtet man das als komplettes Versagen, und dann kriegt man aber von den Angehörigen oder von nahestehenden Personen Rückmeldungen, was sie alles getan, gesagt, verfügt haben in der letzten Zeit. Wenn ich merke, daß es gelingt, einen Wandel herbeizuführen, dann ist das eigentlich schon genug, mehr kann man nicht erzielen. Ob der dann stirbt oder lebt, ist nicht meine Entscheidung. Es ist die Entscheidung der höheren Ebene.

Insbesondere in der schamanischen Praxis ist die „Reise zum eigenen Tod" eine wichtige rituelle Technik, um sich mit seiner Situation vertraut zu machen und sich auf den bevorstehenden Tod vorzubereiten:

Ich weiß, wenn jemand in einer kritischen Situation ist und nach landläufigem Urteil nicht mehr heilbar, dann ist es sehr wichtig, daß man zum Beispiel eine Reise mit ihm oder für ihn zu seinem eigenen Tod macht, nicht zu den Umständen seines Todes, sondern zu dem Tod selbst. Damit erreicht man, daß er sich vor dieser Situation nicht mehr so kraß fürchtet. Das heißt nicht, daß man den Tod aufhält, aber es ist vielleicht diese wahnsinnige Spannung weg. Ich glaube, daß dieser Mensch dann besser leben kann, wenn er sich nicht mehr so vorm Sterben fürchtet, und auch dadurch lösen sich viele Probleme. Den Tod auszuschließen, das ist ganz falsch.

Sterbebegleitung soll zur Akzeptanz des Todes führen, was auch oft das tatsächliche Eintreten des Todes beschleunigt. In der schamanischen Reise findet eine Begegnung zwischen Patient und Tod statt, eine spirituelle Berührung. Das, wovor man so große Angst hat, läßt sich „anfassen", „umschließen", „aufnehmen". Der Tod verändert sein Gesicht, rückt näher, wird vertrauter; der Tod ist nicht nur nicht vermeidbar, sondern er schließt „einen unserer vielen Lebenszyklen ab". Wenn der Betroffene angesichts der Nähe des Todes gehen will, dann soll ihm dabei der Heiler helfen. Selbst bei Klienten, die nicht im Wachbewußtsein sind, läßt sich – nach Aussage eines Schamanen – auf geistiger Ebene Kontakt herstellen und der Wunsch des Patienten in Erfahrung bringen:

Patienten, die nicht mehr bei Bewußtsein sind, die man nicht fragen kann, ob sie sterben wollen oder nicht, geben auf der geistigen Ebene Auskunft, ob sie hier im Leben bleiben wollen oder ob sie gehen wollen. Wenn man draufkommt, daß sie gehen wollen, dann soll man ihnen helfen beim Gehen. Das ist jetzt nicht Euthanasie oder Sterbehilfe, sondern es ist ein Begleiten von einem Etwas, das nicht vermeidbar ist und das auch zu unserem Lebenskreis dazugehört.

Neben der emotionalen und psychischen Betreuung, die die Akzeptanz des Todes ermöglichen und erleichtern soll, kommt der Schmerzlinderung durch geistiges Heilen eine zentrale Bedeutung zu. Immer wieder wird berichtet, daß durch die spirituelle Betreuung auch starke Schmerzen nahezu zum Verschwinden gebracht werden können. Für eine katholische Heilerin ist die Schmerzlinderung das, „was wir tun können, wenn der Tod nicht mehr abgewendet werden kann".

Wir sagen nicht, der ist jetzt im letzten Stadium, wir stellen uns drauf ein, ob er's schafft oder nicht. Ich habe erlebt, daß der Patient dann erleichtert ist und anders ins Jenseits geht. Ich habe auch erlebt, daß auf sehr verwunderliche Weise der Betroffene dann oft wenig Schmerzen hatte. Manchmal wußte man nicht, wie man das mit Morphium machen soll. Bei einem Fall fragten die Ärzte immer wieder: ‚Sie müssen doch Schmerzen haben.' Er sagte, nein, ihm tue nichts weh.

Mit großer Sensibilität müsse auf „die letzten Wünsche" des Sterbenden eingegangen werden. Dies sei im normalen Krankenhausalltag faktisch nicht möglich; „aufgegebene Patienten" rücken automatisch aus dem Mittelpunkt des Interesses, „da ohnedies nichts mehr zu machen sei". Schmerzlinderung hängt mit dem Bemühen des betreuenden Begleiters zusammen, Sehnsüchte des Todkranken zu erkennen und ihnen – wenn irgendwie möglich – zu entsprechen:

Ich hatte einmal einen Mann, einen sehr bekannten Rechtsanwalt, der in seinem Leben nie weinen konnte und dessen einziger Wunsch beim Sterben war, noch einmal Meeresluft, Segeln, Fischen, also die typische Meeresatmosphäre, zu erleben. Mit dem habe ich schamanische Reisen gemacht – ganz auf Delphinenergie. Und dann hab' ich ihm noch eine Kassette mit Delphinschreien gegeben. Das hat seinen Tod nicht verhindert, aber die Ärzte waren total verwundert, daß er trotz schwerer Metastasen keine Schmerzen hatte. Die Begleitung hat also oft auch körperliche Effekte, aber sie hat vor allem einen großen seelischen Effekt.

Auch im christlich-volksreligiösen Umfeld sind spirituelle Schmerzlinderungen bis hin zu Schmerztilgungen ein bekanntes Phänomen. Für einen katholischen Heiler im Tiroler Bergland zählen diese Erfahrungen zum heilerischen Alltag, auch wenn es viele Leute gibt, die davon nichts halten. Die positiven Rückmeldungen der Angehörigen würden freilich diese „großen Erfolge" immer wieder bestätigen:

Die Angehörigen sagen: Obwohl er gestorben ist, hatte er noch eine schöne Zeit, und er hatte wenigstens keine Schmerzen. Es hat welche gegeben, die überhaupt am ganzen Leib Krebs hatten und die nie ein Morphium brauchten, weil sie keine Schmerzen hatten. Die meisten schlafen ein und haben keine Todesqual. Aber es gibt Leute, die zweifeln an dem, was ich tue, dann muß ich durchhalten und Hoffnung haben!

Wenn die Phase des Zorns, der Wut und der Angst durchbrochen wird, so stehen dem sterbenden Patienten Wege offen, Frieden mit sich selbst und seinen Angehörigen zu schließen. Eine katholische Heilerin erzählt, wie sie vom Arzt gebeten wurde, einen an Aids erkrankten Patienten in einer Phase lethargischer Depression zu betreuen. Auch in diesem Beispiel geht es um die Erfüllung des „letzten Wunsches", die dazu Kraft gibt, die Zeit bis zum Eintreten des Todes noch konstruktiv zu nutzen. Die positive Motivation durch das Erreichen des selbstgesteckten Ziels überwindet die Lethargie und führt auch zu einer Gesprächsbereitschaft, die notwendig ist, um nicht im Schweigen allein und in vollkommener Resignation „dem Tod ausgeliefert zu sein". Da es sich bei diesem Beispiel um ein wiederkehrendes Muster der Erfahrung der Heilerinnen und Heiler im Umgang mit sterbenden Klienten handelt, soll die katholische Heilerin ausführlicher zu Wort kommen:

Der Aidskranke stand vor dem Ende. Das war kurz vor Weihnachten. Er hatte so starke Depressionen, daß er nur mehr zusammengekauert im Bett saß. Sein Arzt meinte, er kommt nicht mehr an ihn heran; er hatte panische Ängste. Das war am 21. Dezember. Er hatte nur noch einen Wunsch: noch einmal Weihnachten zu feiern. Da hat mich sein Arzt angerufen und gefragt, ob wir das versuchen könnten. Ich sagte: Ich weiß nicht, ob er mich annehmen kann, wenn er mich nicht kennt, ist das nicht selbstverständlich. Der Arzt war der Überzeugung, daß ich es versuchen sollte. Ich komme dann dorthin und merke sofort, die Schwingung, die hat gepaßt! Und ich habe da ca. eine Stunde gearbeitet. Er schlief tatsächlich ein und siehe da, am 23. ist er nach Hause und hat dann am 24. ganz alleine seinen Christbaum geschmückt. Er hatte, glaube ich, ein Jahrzehnt nicht mehr Weihnachten gefeiert. Das war für ihn wichtig. Er wußte, es ist sein letztes Weihnachten, und er wollte mit den Freunden feiern. Er war dann am Heiligen Abend von sechs Uhr morgens bis um zwei Uhr nachts auf ohne Ermüdungserscheinung. Das war schon ein sehr schönes Erlebnis. Am ersten Weihnachtstag ging ich dann zu ihm in die Wohnung und behandelte ihn. Er ist dann natürlich zurück ins Krankenhaus.

Auch diese Heilerin schließt bis zuletzt nicht aus, daß „das Wunder" einer Heilung geschehen kann, obgleich es in der konkreten Behandlung nicht darum geht, das „Wunder" unter allen Umständen herbeizuführen. Sie fügt hinzu, daß es „Leute gibt, die sagen: Was hat das für einen Sinn? Ein Aidskranker im letzten Stadium? Der muß ja trotzdem sterben!" Diese Leute, meint die Heilerin, haben „wenig Erfahrung mit dem Tod und selbst Schwierigkeiten mit ihm", denn der Tod hat „seine Option", so wie das Leben auch. In der Sterbebegleitung gehe es darum, wie der Patient den Abschied erlebt, und dieses „Wie" hat auch weitreichende Konsequenzen, nicht nur für die Angehörigen, sondern auch für das spirituelle Sein und die spirituelle Zukunft des Sterbenden. Im Falle des Aidskranken ist es zu einer radikalen Veränderung in der Handhabung der Sterbesituation gekommen:

Dieser junge Mann hat in dieser kurzen Zeit, solange er noch gelebt hat, das war dann bis Ende Februar, sein Leben wirklich umgekrempelt. Er hat vorher immer Scheu gehabt, über seine Krankheit zu reden, und hat dann seinen Freund gebeten, daß er seine Familie zusammenruft; und die waren alle da, und er hat mit ihnen sein Begräbnis durchgesprochen. Er hat genau geplant, wie sein Begräbnis verlaufen soll. Es war für ihn ein anderes Sterben, und wenn auch das Wunder des Weiterlebens nicht eingetreten ist, so war es doch eine große Intensität, mit der er in dieser Zeit gelebt hat. Er hat noch gewartet, bis der Freund ihn auch in seine Familie aufgenommen hat. Die Söhne seines Freundes waren so alt wie er, das war natürlich eine wunderschöne Erfahrung, daß dieser Mann sich selber die Chance gab, einfach alles zu bereinigen, kein Doppelleben mehr zu führen. Natürlich sind Ängste gekommen und gegangen, aber es waren nicht mehr dieselben Ängste, die er vorher hatte!

Abgesehen von den katholischen Priestern, denen aufgrund ihrer klerikalen Rolle eine „offizielle" Kompetenz in der Sterbebegleitung zugeschrieben wird, arbeiten zwei der Befragten regulär in Pflegeheimen und versuchen da – in engen Grenzen – auch spirituelle Verfahren einzusetzen. Eine „offizielle" Anwendung spiritueller Methoden kommt für beide nicht in Frage, da dies auf „Unverständnis innerhalb der Institution" stoßen würde. Für eine Befragte, die schamanisch arbeitet, ist der Tod „einfach eine natürliche Grenze", die akzeptiert werden muß, insbesondere „wenn die Spirits (Geister) die Unaufschiebbarkeit des Todes vermitteln". Die Heilerin unternimmt schamanische Reisen für die Patienten und versucht ihnen so – oft ohne deren Wissen – zu helfen. Darüber hinaus initiiert sie Sterbehilfeprojekte auf „realer" Ebene, denn das Faktische ließe sich von dem Metaphysischen ohnedies nicht trennen:

Ich betreue im Beruf auch ein Projekt über ‚reale' Sterbebegleitung, und zwar unter Bedingungen, mit denen Sterbende in einer Institution wie in einem Pflegeheim konfrontiert sind. Ich habe schamanisch immer wieder für die sterbenden Patienten gearbeitet, allerdings verdeckt, offiziell traue ich mich nicht in einem Gemeindekrankenhaus.

Auch der andere Gesprächspartner sieht enge institutionelle Grenzen, die der spirituellen Begleitung in einer Pflegeanstalt gesetzt sind. Vor allem bei Todkranken, die sich verbal nicht mehr artikulieren können, ist eine spirituelle Betreuung vonnöten, die aber nur „verdeckt" vollzogen werden kann, da das „Mißtrauen gegenüber alledem, was man nicht kennt, groß ist...", insbesondere, wenn es an das größte Tabu unserer Gesellschaft rührt – den Tod:

Wir sind eine Pflegestation mit sagen wir 95% Alzheimerpatienten im vierten und fünften Stadium. Verbal ist da eine Sterbebegleitung schwierig. Aber da komm' ich dann wieder auf den schamanischen Plan, mit dem kann ich wunderbar arbeiten. Für mich ist der Tod nie etwas Negatives gewesen. Ich empfinde das als absolute Heilung, es ist für mich was Reinigendes.

Der Tod als Teil des Lebens: Die Verneinung des Todes als Verneinung des Lebens

In den spirituellen Weltbildern weit verbreitet ist die Vorstellung, daß jemand, der nicht „gut", das heißt bewußt und offen gelebt hat, auch nicht „gut" sterben kann. Der Tod und die Beschäftigung mit den letzten Dingen soll gedanklich und emotional in das Leben integriert werden. Das Bild vom „Sterben gehen", nicht nur aus indianischer und afrikanischer, sondern auch aus der hiesigen ländlichen Kultur überliefert, stehe als Metapher des reifen, satten, erfahrenen Lebens, das intuitiv weiß, wann sein irdisches Ende gekommen ist und wann es in Würde Abschied nehmen soll. In diesem Bild ist der Tod kein angsteinflößender Widersacher, kein Sensenmann, der sich heimtückisch Opfer unter den Lebenden wählt, sondern ein Verbündeter zwischen Diesseits und Jenseits. Todeserfahrungen kann es viele im Leben geben – wenn man gewillt ist, sie wahrzunehmen.

Dem biologischen und geistig-seelischen Kreislauf des Lebens ist Werden und Vergehen, Ankommen und Verabschieden zugrunde gelegt. Viele Situationen verweisen – aus esoterischer Sicht – auf den uns allen irgendwann einmal bevorstehenden Tod bzw. auf die Überwindung desselben durch Auffinden neuer Räume des Gefühls, des Denkens, der Erkenntnis. Wer im Leben nicht lernt, mit diesen zyklischen Veränderungen des Seins umzugehen, den wird auch der Tod über die Maßen ängstigen, denn er ist Veränderung schlechthin – die radikalste Form der seelischen auch körperlichen Transformation.[42] Auch wenn nicht alle Heilerinnen und Heiler ein klares, beschreibbares Bild vom Jenseits haben, so bedeutet der Tod für alle eine Metamorphose zu neuem Leben. In diesem Sinne ist das Leben nach dem Tod eine Fortsetzung des Lebens vor dem Tod und für viele auch eine Fortsetzung des Lebens vor der weltlichen Geburt. Leben erscheint so als Kontinuität, die der Tod immer wieder unterbricht, als zuweilen schmerzliche und angstbesetzte Übergangskrise. Wird die Bedeutung des Todes für das Leben negiert, wie dies im materialistischen Weltbild geschieht, so verliert er nicht nur Sinn und Funktion; es bleibt dann tatsächlich nur mehr das „schwarze Loch", die „namenlose Stille", das „Nichts". Für die meisten Heilerinnen und Heiler ist diese Sichtweise eine zentrale Lehre, denn das Wissen um die Metaphysik des Lebens sei in jedem Menschen verankert. Auch wenn einzelne Menschen noch so stark diese Erkenntnis abzuwehren suchen, sie steht letztlich jedem offen, weil sie tief im Wesen des Menschen angelegt ist.

In dieser Sichtweise wird der Tod positiv besetzt. Für den Sterbenden ist der Tod „absolut keine Tragödie", und die Trauer der Hinterbliebenen ist eine elementare menschliche Erfahrung, die den Lebenden die Endlichkeit dieser Daseinsform in Erinnerung ruft und gemeinsam – zum Beispiel im religiösen Ritus – aufgearbeitet wird. Die in der Pflegestation arbeitende Schamanin gehört zu jenen Befragten, die kein feststehendes Bild der jenseitigen Welt hat, für die aber der Tod trotzdem eine positive Verwandlung bedeutet:

Ich würde das nie als Versagen empfinden, wenn jemand stirbt. Wenn jemand stirbt, dann ist das für mich kein Problem. Ich habe mittlerweile 40 Leute sterben gesehen. Die waren 80, aber auch jünger. Das Sterben, der Tod ist negativ besetzt. Aber ich sehe das überhaupt nicht negativ, für mich ist das eine Metamorphose. Was danach kommt, weiß ich nicht! Ich denke aber, es geht weiter.

Insgesamt fällt auf, daß dem „freien Willen", der individuellen Entscheidung und Verantwortung für das eigene Leben eine große Bedeutung zugeschrieben wird. Natürlich gibt es in den Interpretationen „karmische" Ansätze, auch wird von „Schicksal" oder „Vorherbestimmung" gesprochen, aber bei keinem Interviewpartner entsteht letztlich der Eindruck, daß der Mensch bzw. seine Bewegungen in Zeit und Raum determiniert sind. Immer kann er verändern, eingreifen, Entscheidungen revidieren, sich selbst in Frage stellen. Diesem stark individualistischen Menschenbild entspricht der stark individualisierte Verantwortungsbegriff. Der Mensch ist für sich, auch für die Grenzen, die er sich selbst setzt, verantwortlich, auch dann, wenn nicht in ethischen Kategorien über die Konsequenzen einer Handlung befunden wird. Innerhalb der gegebenen natürlichen Grenzen stehe jedem einzelnen Menschen viel offen, es läge im wesentlichen an ihm, welche Möglichkeiten er nutzt und welche nicht:

Selbstverständlich gibt es natürliche Grenzen. Wie weit innerhalb dieser Grenzen ein Mensch gehen kann, liegt an jedem selbst. Wenn man jetzt davon ausgeht, daß es ein Le-

ben nach dem Leben gibt, daß das eine Einheit ist, dann glaub ich schon, daß der Lernprozeß der Seele bewußt verläuft und daß jeder auch die freie Entscheidung hat zu gehen.

Interessant ist in diesem Zusammenhang der schon angesprochene Komplex des Selbstmordes. Prinzipiell lehnen spirituell denkende Menschen den Selbstmord ab, denn „das ist ein Davonlaufen, du fängst genau wieder da an, wo du aufgehört hast!" In Konfrontation mit konkreten Leidens- und Selbstmordgeschichten freilich wird auch ein anderes Bild gezeichnet:

Die stärkste Veränderung in dieser Sicht hat die Arbeit gebracht, wo jemand sich selber das Leben genommen hat und wo ich mit ihm bzw. mit einer Angehörigen gearbeitet habe. Wir sind draufgekommen, daß Selbstmord für diesen Menschen der einzige Weg war, wie er sich sozusagen seinen Selbstwert, seinen Respekt vor sich selbst und vor den anderen sichern konnte. Ich würde also niemand empfehlen, sich umzubringen, aber was ich aus der Situation gelernt habe, ist, daß der Tod in diesem Sinne auch eine Heilung sein kann.

Im christlich-katholischen Denken ist der Selbstmörder nach wie vor stigmatisiert, die Negation des Lebens wird als aus übermäßigem Leidensdruck resultierende Verwirrung interpretiert oder als Folge einer Besetzung durch Dämonen oder satanische Wesen. Von „freiem Willen" oder gar „Heilung" kann da keine Rede sein.[43] Ein katholischer Heiler entnimmt der Bibel, „daß wir 70, 80 Jahre alt werden sollen. Es soll kein lebensüberdrüssiges, sondern ein lebenssattes Leben sein. Und daß wir dann von dieser Realität in die geistige Realität übergehen, das beschreibt die Bibel aber ohne Krankheit!" „Lebenssattheit" meint die positive Integration des Todes in das Leben. Für einen anderen christlichen Heiler gibt es eigentlich kein Sterben:

Ich sehe ein Kontinuum. Unser inneres Wesen hat den Körper als Ausdrucksmittel, und wenn er nimmer funktionsfähig ist, sind wir trotzdem dieselben, ohne körperliche Ausdrucksmittel. In bezug auf das Sterben hab' ich viel gelernt in den ersten Jahren. Als ich begonnen habe, habe ich die ersten Menschen beim Sterben begleitet. Im Laufe der Jahre habe ich da scheinbar einen Zugang gefunden und Erfahrung gesammelt. Und heute sind es eigentlich schon viel weniger, die sterben.

Richtungsweisend für diesen Heiler war auch eine außerkörperliche Erfahrung einer dem Tode nahen Patientin. Sie hat in ihm die Gewißheit verfestigt, daß es das Sterben im eigentlichen Sinne gar nicht geben kann:

Die vergesse ich nie. Die Frau war erste Modeschöpferin von Wien, sie war schon sehr schwer krebskrank, sie haben ihr einen Wirbel operiert: Knochenkrebs. Und sie hat immer nur lauter prominente Leute zu Besuch gehabt. Ich bin auch immer zu ihr gegangen und habe mit ihr geredet. Die letzten drei Tage, bevor sie starb, hat sie dann niemand mehr hereingelassen; das war für mich sehr überraschend, nur ich durfte zu ihr. Ich habe mich gewundert, ich empfand das als Versagen, und da haben wir miteinander gesprochen. Sie hat gesagt: ‚Weißt du, ich bin immer schon drüben, wo ich hinkomme, wenn ich sterbe. Und dann komm ich wieder zurück, und so habe ich gesehen, wie viel du mir geholfen hast ...' Da hab' ich erst begriffen, daß durch das Miteinander der innere Mensch eine ganz andere Öffnung und Akzeptanz von seinem Leben bekommt.

Außerkörperliche Erfahrungen werden häufig beschrieben – sei es von den Klienten oder von den Heilern selbst. Die Erfahrung der körperlichen Entgrenzung ist häufig an einen bevorstehenden Tod gebunden, aber nicht ausschließlich. „Out-of-Body"-Erfahrung ist das modische Wort für transzendentale Zustände, die von archaischen Ekstasetechniken[44] bis hin zu dem „modernen", bewußtseinserweiternden Drogenkonsum ausgelöst werden. Das Selbst, die Seele entfernt sich dabei aus der körperlichen „Hülle", hat aber zugleich sinnliche Wahrnehmungen – man sieht zum Beispiel den „eigenen" Körper aus einer externen Perspektive, oder erlebt reale Begebenheiten an anderen Orten und zu anderen Zeiten.[45] „Out-of-Body"-Erfahrungen verweisen darauf, daß man den Tod und das Leben nicht voneinander trennen kann, daß Elemente des jeweils anderen in der gerade durchlebten Daseinsform vorhanden seien und sich auch manifestieren.

Eine schamanisch praktizierende Heilerin, für die „Leben immer wieder Hineinsterben in etwas Neues bedeutet", meint, daß „Out-of-Body"-Erfahrungen für den dem Tode nahen Patienten sehr wichtig sein können[46], um „das Bild vom eigenen Sterben klar zu bekommen":

Sie sehen dann ihren Körper irgendwo anders, beginnen ihren Energiekörper zu fühlen, der nicht identisch ist mit dem physischen Körper. Wenn Menschen diese außerkörperlichen Erfahrungen machen, verlieren sie die konventionelle Todesangst!

So hilfreich diese Erfahrungen bei sterbenden Patienten sein können, so verwirrend können sie für jüngere Menschen sein, denn der rituelle Umgang mit außerkörperlicher Existenz sei in unserer Gesellschaft verlorengegangen:

Die Jungen sind zumeist total verwirrt und haben auch Angst, das zu erzählen, weil sie dann mit einem rein materiellen Weltbild oder Menschenbild nicht mehr auskommen, weil es einfach beim besten Willen nicht mehr einordenbar ist. Sie haben eine positive und negative Facette mehr. Die negative Facette ist, sie haben Blut gerochen und wollen die Euphorie dann wiederholen, und die positive Facette ist, daß sie dann nicht mehr darum herumkommen, das Leben anders als materiell zu denken.

Die interessante Formulierung – „sie haben Blut gerochen" – meint auch, daß das transzendentale Bedürfnis in den Bedingungen der modernen Welt nicht mehr rituell, also kontrolliert auslebbar ist. „Out-of-Body"-Erfahrungen sind die Quintessenz der alten Religionen, die durch Ekstasetechniken kontrollierbare, weil wieder rückführbare Ausflüge in außeralltägliche Bewußtseinszustände unternommen haben. In der Ekstase, im zeitweiligen Verlassen des Körpers wird die Sterbeerfahrung in die Mitte des Lebens geholt. Transzendenz wird sinnlich erlebbar und ist nicht eine theoretisch-theologische Kategorie wie in den Rationalreligionen. Der massenhafte Drogenkonsum in den westlichen Industrieländern kann auch als Folge der rituellen Vereinsamung des Menschen gesehen werden, die für das Ausleben transzendentaler Bedürfnisse keine kollektiven religiösen Ventile bereithält. Drogenkonsum führt zu „Out-of-Body"-Erfahrungen in unterschiedlichster Intensität und Qualität. Die Gefahr, „die Euphorie zu wiederholen" besteht darin, die Sterbeerfahrung zu stark in das eigene Leben hereinzulassen und sie schließlich auch frühzeitig zu inszenieren. Jede Sucht ist auch Todessehnsucht, wobei die „Euphorie der todnahen, außerkörperlichen Erfahrung" durch die Droge unkontrolliert vorweggenommen ist.

Gibt es das klare Bewußtsein vom bevorstehenden Tod beim sterbenden Patienten, so gibt es auch die Leugnung „bis zur letzten Minute". Das „Nicht-wahrhaben-Wollen" mag eine psychische Strategie sein, mit dem „im Leben noch nicht Bewältigten" umzugehen. Wenn diese Strategie Erleichterung schafft, so ist sie, nach Meinung einer katholischen Heilerin, durchaus gerechtfertigt. In ihrem Beispiel sieht sie sich mit dem Problem der Wahrheit konfrontiert und mit der Frage, wie weit der Patient in seiner Selbstlüge belassen werden darf:

Zum Beispiel eine Dame aus Graz, ein wunderbarer Mensch, 47 Jahre alt. Sie war so verzweifelt, sie hat eigentlich trotz ihrer Krankheit noch sehr gut ausgesehen. Sie hat mir dann erzählt, man hat ihr den Unterleib ausgeräumt und beide Brüste abgenommen, dazu die zugehörigen Bestrahlungen und Chemotherapie. Schließlich hat man ihr einen künstlichen Darmausgang gelegt, und sie ist zu mir gekommen. Ich habe es natürlich mit keinem Wort erwähnt, aber als sie durch die Tür hereinkam, habe ich gewußt, daß sie das nicht überstehen wird. Und ich habe sie dann behandelt und ein bißchen gestärkt und ihr empfohlen, daß sie viele Vitamine, Spurenelemente und Mineralien zu sich nimmt, damit sie den Körper ein bißchen aufbaut. Und so fuhr sie mit einem guten Gefühl heim, obwohl sie so im Keller war. Aber der Clou kam dann am nächsten Tag. Sie sagte, es war so wunderschön, und sie fühlt sich halt so gut, sie möchte heute wiederkommen. Da hab' ich mich halt sehr gefreut, und sie sagt dann in einem Atemzug: ‚Wissen Sie, ich habe doch gar nicht Krebs!' Und bei mir war es wie mit Funken in meinem Kopf. Ich dachte mir: Um Gottes Willen, sie will es nicht wahrhaben! Ich habe einfach blitzartig gebetet:

Was sag ich jetzt, laß' mir was einfallen! Und mir fiel ein: Von Krebs reden wir gar nicht! Ich durfte ja keine Ruhepause einlegen, sonst hätte sie gleich etwas geahnt. Ich sagte einfach: Na, von Krebs reden wir nicht! Die Frau war dann drei- bis viermal bei mir, bis sie dann endgültig im Krankenhaus war. Sie ist jedesmal glücklich heimgefahren und hat dann wieder eine Erleichterung gehabt. Man kann halt nichts machen, wenn es so ist. Es gibt Leute, die wollen den Tod nicht wahrhaben.

Leben und Tod sind aus spiritueller Sicht zwei einander durchdringende Seiten der menschlichen Existenz. Beiden ist höchster Respekt zu zollen und in beidem habe der Mensch das Recht, seine Individualität zu verwirklichen. Deshalb muß auch nicht immer geheilt werden. Der betroffene Mensch ist die entscheidende Instanz.

Im religiösen Weltbild steht der Tod nicht als Widerspruch dem Leben gegenüber, sondern als Verlängerung desselben in weitere und unbegrenzte Räume. Im „normalen" Lebensvollzug ist es – auch für den religiösen Menschen – nicht immer möglich, diese spirituelle, metaphysische Perspektive aufrechtzuerhalten, das „Todesthema erscheint uns dann als ein Kapitel im Lehrplan und jeder wünscht sich, daß es möglichst spät kommt, aber es ist unvermeidlich, daß es kommt." Dieser Unvermeidlichkeit verdankt aber das Leben seine einmalige Intensität, meint ein katholischer Priester, der Heilgottesdienste praktiziert. Eine Intensität, die zunimmt, je älter man wird, je näher man dem „realen Tod" kommt. Für diesen Priester ist es eine Frage des verantwortlichen Umgangs mit dem Sterbenden, die elementaren Dinge des Lebens und des Sterbens schließlich doch anzusprechen. Seine priesterliche Rolle prädestiniert ihn auch dazu. „Die Dinge beim Namen zu nennen", das habe noch nie geschadet. Im Gegenteil – das vom Tod umschlossene Leben könne so leichter zu neuem Leben aufbrechen:

Wenn einer an der Sauerstoffflasche hängt und sich nicht rühren kann, wenn er von Erstickungsanfällen gepeinigt ist, wenn er totale Angst hat, dann gibt es eine Verantwortung, die wichtigen Dinge auch auszusprechen. Ich habe zum Beispiel einmal einem jüngeren Mann gesagt, daß Gott ihm eine Chance gibt, was immer jetzt kommt, ob das nun Tod oder Auferstehung oder Gesundung sei, daß er es wirklich geschehen und zulassen kann. Als ich das nächste Mal kam, war er schon tot. Die Mutter hat gesagt, es hat eine Veränderung stattgefunden; sie hat nicht gewußt, was ich mit ihrem Sohn besprochen habe, aber sie hat gesagt: ‚Das versteh ich nicht, der war total gelöst, und wie er da drinnen lag und starb, war er in Frieden.' Dann traute ich mich es zu sagen, und dann war die Mutter bitterböse, daß ich die Dinge beim Namen genannt habe.

Die jenseitige Welt und die Beziehung zu den Toten

Für die meisten Heilerinnen und Heiler endet die Sterbebegleitung nicht mit dem physischen Tod. Das Beten für die Seele des Verstorbenen im Christentum, die Bitte um Geleit „in das Reich Gottes" findet seine Entsprechung in der schamanischen Begleitung des Verstorbenen in das Totenreich, wenn der Verstorbene zum Beispiel Schwierigkeiten hat, die irdische Welt zu verlassen und an den für ihn vorgesehenen „Ort" zu gelangen. Für einen dem christlichen Weltbild nahestehenden Heiler ist die Betreuung seiner Klienten über den Tod hinaus eine Selbstverständlichkeit:

Für die Geistheiler ist der Tod nicht das endgültige Ende. Ich glaube an ein Weiterleben nach dem Tod. Deshalb gibt es Hilfe und Unterstützung über den Tod hinaus, indem man zum Beispiel mit Gebet dem Wesen nach dem Tod weiterhilft. Die Sterbebegleitung geht immer über den physischen Tod hinaus: Durch Gebete für Verstorbene, wie es in vielen christlichen Traditionen gepflogen wird, durch eine spirituelle Betreuung zur innerlichen Stärkung und Unterstützung. Den Zeitpunkt des Todes kann man meiner Meinung nach nicht beeinflussen, aber man kann Kraft für den Übergang geben. Das hat für mich nichts mit Scheitern zu tun!

Insbesondere im volksreligiösen Bereich wird die jenseitige Welt manchmal positiv überhöht. Jene, die redlich nach Gottes Geboten gelebt haben, erwartet das „himmlische Paradies" – der Tod wird zur Erlösung aus dem „Jammertal", die jenseitige Welt wird in Superlativen beschrieben, wie hier zum Beispiel von einem volksreligiösen, christlichen Heiler:

Wenn dein Leben zu Ende geht, dann gehst du in eine Herrlichkeit, von der wir nur träumen. Da gibt es keine Krankheit, keine Tränen, keinen Schmerz. Da gibt es nur Liebe und Freude. Da wird gefeiert bis in alle Ewigkeit! Da werden wir Spaß haben und uns auch bald wiedersehen, denn ich komme auch einmal in den Himmel, wenn ich auf dem rechten Weg bleibe. Und was sind 30, 40, 50, 80 Jahre? Das ist ja, wenn man zurückschaut, so mickrig, so unbedeutend. Tod ist ein Übergang zu einem glückseligen, über alle Maßen herrlichen Leben.

Die meisten anderen Beschreibungen der christlichen Jenseitswelt fallen nüchterner aus, wenngleich auch kein Zweifel daran gelassen wird, daß „der Himmel" ein „Ort des ewigen Friedens" ist, in dem die menschliche Individualität in irgendeiner Form erhalten bleibt. Angesichts dieser Zukunft erübrigt sich die Angst vor dem Tod – zumal einige christliche Heiler das „Konzept der leeren Hölle" vertreten, also davon ausgehen, das letztlich alle Menschen durch die Gnade Gottes errettet werden:

Ein Mensch braucht doch keine Angst vor dem Tod zu haben. Der Mensch soll eher eine Achtung vor der Ewigkeit haben, das ist so eine Sache. Man kann mit der Zuversicht hingehen, es geht weiter, es ist eine neue Auferstehung wie eine Geburt, und drüben wird gefeiert, ob du bestanden hast oder nicht.

Eine ehemals der christlichen Jenseitsvorstellung nahestehende Heilerin hat ihr Bild vom Tod aufgrund eines für sie einschneidenden Rückführungserlebnisses nachhaltig verändert:

Ich wurde im christlichen Glauben erzogen, und mit vielem, was mir die Mutter Kirche beigebracht hat, bin ich nicht einverstanden. Und je mehr ich mich jetzt mit dem geistigen Heilen beschäftige, umso mehr weiß ich natürlich, daß uns sehr viel vorenthalten wurde, gerade die Einstellung zum Tod und zur Reinkarnation. Ich war bis vor fünf Jahren der große Streiter gegen die Reinkarnation; für meine Freunde war Reinkarnation selbstverständlich. Dann hatte ich ein ganz einschneidendes Erlebnis. Ich durfte bei einer Rückführung von jemand dabei sein, den ich sehr sehr schätze und von dem ich weiß, er würde mir nichts vorgaukeln. Und das war eindeutig. Eineinhalb Stunden saß ich unbeweglich auf meinem Sessel, als würde eine Stimme von oben zu mir sagen: Ich hoffe, jetzt hast du endlich kapiert! Und seitdem gehe ich anders damit um. Ich habe mich nie vor dem Tod gefürchtet, er war für mich immer tröstlich, nur die Einstellung, die ich jetzt dazu habe, ist natürlich eine andere.

Viele der nichtchristlichen Heilerinnen und Heiler glauben an zyklische Wiedergeburten. Auch die schamanische Totenreichvorstellung schließt eine Wiederkehr in einem anderen Körper nicht aus. Schamanische Rituale und Techniken gibt es ja in Kulturen mit unterschiedlichsten Jenseitsvorstellungen. Kleinster gemeinsamer Nenner ist die Vorstellung, daß auch Verstorbene sich in der diesseitigen Welt manifestieren können, daß sie helfend oder unheilbringend wirken können und daß man willentlich mit ihnen Kontakt aufnehmen kann.[47] Basiert die Beziehung der Lebenden zu den Toten im christlichen Kosmos vorwiegend auf einer rein „geistigen Ebene", so sind Materialisationen und Manifestationen von Verstorbenen im schamanischen Bereich Teil des „schamanischen Ritus". Auch in den kultischen Mischformen, die wir aus der sogenannten Dritten Welt kennen, spielen diese „intimen, vertrauten" Beziehungen der Lebenden zu den Toten eine zentrale Rolle.

Abschließend sollen einige Gemeinsamkeiten aufgezeigt werden, die sich auch in der Arbeit unserer schamanisch tätigen Heilerinnen und Heiler finden lassen. Im ersten Beispiel geht es um die Identifizierung von hilfreichen Geistern, von Verstorbenen durch den Klienten. Die Heilerin arbeitet nur mit Geistern, die der Klient „erkennt", ansonsten wäre die Gefahr gegeben, daß sie mehr Schaden anrichten als helfen:

Ich arbeite auch als Medium und habe von dem Bereich her auch Erfahrung mit Verstorbenen. Ich arbeite ja mit Geistern von Verstorbenen, die ich überhaupt nicht kenne, und nur der Klient kann mir sagen, wer die jeweilige Person ist. Sonst mach' ich gar nicht weiter, wenn sie die nicht kennen. Nach der Identifizierung kann ich schon davon ausgehen, daß die Informationen, die sie mir geben, stimmen. Ich versuche immer ein positives Verhältnis zum Tod zu haben. Wenn jemand stirbt, dann machen mein Freund und ich anstatt einer Begräbniszeremonie immer ein schamanisches Begräbnisritual für den Verstorbenen. Das hilft sehr.

Eine andere Heilerin führt aus, daß sie insbesondere von Klienten, zu denen sie eine intensive Beziehung hatte, auch nach deren Tod noch lange begleitet wird. „Ich spüre und erlebe dann, daß die Leute nicht weg sind, daß man sehr wohl zu ihnen eine Beziehung haben kann, ich weiß, wir werden uns irgendwann wiedersehen!" Daß erdgebundene Seelen auch eine Menge Schaden anrichten können, ist weiter oben schon beschrieben worden.[48] Einer der von uns Befragten hat sich besonders auf die Betreuung der Toten „spezialisiert", die immer auch eine Betreuung jener Angehörigen ist, die mit diesen erdgebundenen Seelen konfrontiert werden. Dieser Heiler hat mehr als fünf Jahre auf der Pathologie gearbeitet und glaubt, besondere Erfahrungen mit Toten und ihren oft unruhigen Seelen zu haben. Auch für ihn existiert der schamanische Kosmos innerhalb der Zyklen der Wiedergeburt:

Sterbebegleitung ist ganz wichtig. So wie es in der ägyptischen Religion immer wieder gesagt wird: Wenn du schon schlecht gelebt hast, dann sollst du wenigstens gut sterben. Das deutet auf Wiedergeburtslehre hin. Denn wenn ich gut sterbe, gehe ich mit einem sanfteren Trauma ins Jenseits, ins Niemandsland, um dort meine Aufgaben weiterzumachen, zu reifen und wieder zu inkarnieren. Wenn ich aber mein Trauma nicht ablege, dann geh' ich mit derselben Wut, demselben Haß, mit derselben Traurigkeit hinüber. Dann bin ich natürlich als Seele umso mehr erdgebunden, weil ich immer noch den Wunsch habe, mich irgendwie zu transformieren, das irgendwie fertig zu machen.

Für unsere Breiten heutzutage exotisch, aber für Menschen außereuropäischer Kulturen zumeist selbstverständlich ist die Auffassung, daß Verstorbene, die sich beim Sterben nicht von dieser Welt verabschieden konnten, als erdnahe, unstete und die Lebenden oft belästigende Geister ihr Unwesen treiben. Für den oben zitierten Heiler sind solche Fälle nichts Außergewöhnliches, es gelte dann die Beziehung dieser Toten zu den Lebenden neu zu regeln, wenngleich auch mit großer Vorsicht und Achtung an diese Arbeit heranzugehen sei:

Manche kapieren gar nicht, daß sie tot sind, und die wollen sich immer noch bemerkbar machen bei ihren Hinterbliebenen. Die hören das dann durch Klopfgeräusche oder sonst irgendwie. Die Außenstehenden sagen dann zu den Trauernden: ‚Ihr habt einen Vogel, ihr spinnt, das gibt's einfach nicht.' Das gibt es aber sehr wohl, denn durch dieses Trauertrauma sind die Leute empfänglich geworden, machen Antennen auf, die sie normalerweise aus Scham eingezogen haben. Dann kann man zu wirklich guten Leuten gehen und eine spiritistische Sitzung abhalten. Man muß auch sagen, daß heute viel Mummenschanz getrieben wird auf diesem Gebiet, leider Gottes. Darum ist es auch immer noch so verrufen. Wenn aber wirklich ein gutes Medium da ist, sei es jetzt ein Schreibmedium oder ein anderes, dann kann man diese erdgebundene Seele wirklich rufen und mit ihr diese Dinge klären. Man soll aber nicht aus Spaß drüben anfragen, sondern nur, wenn man wirklich ein noch nicht gelöstes Problem lösen will, denn auch die Bibel sagt: Laßt die Toten ruhen!

Eine Unterredung mit dem Toten kann aber nicht nur für diesen hilfreich sein, sondern auch für die Hinterbliebenen, insbesondere dann, wenn vor dem Eintritt des Todes nicht alles ausgesprochen, geregelt oder geklärt worden ist. Auch darin setzt sich die Sterbebegleitung nach Meinung dieses Heilers fort:

Oft liegt auch das Finanzielle im Argen. Die Bank gibt nichts, weil der Hauptverdienst nicht mehr da ist, Schuldenberge stehen an, der Notar, die Grabkosten müssen bezahlt werden... Die Frau hat auf einmal Schulden und kommt mit ihrer Pension auch nicht mehr zurecht, oder wenn Konten, Sparbücher da sind, wenn Geheimnisse gemacht werden und Losungsworte nicht gewußt werden... Jedenfalls kannst du den Verstorbenen noch viel fragen bzw. ihm irgend etwas sagen, aber nur, wenn es wichtig ist. Es gibt die Sterbebegleitung im Diesseits und die Nachbegleitung, das heißt, man kann die Familie vorbeugend oder akut begleiten, und man kann sie nachbegleiten. So teile ich mir meine Arbeit ein.

Nach allen klärenden Sitzungen, die die Beziehungen zwischen den Lebenden und den Toten neu festlegen, soll der Verstorbene in der jenseitigen Welt schließlich auf den für ihn vorgesehenen Platz geführt werden. Es ist eine bedachtsame Trennung von den Lebenden:

Oft können sich Tote nicht trennen, weil sie hier noch ihre Aufgabe fertigzumachen haben, und dann sind solche Sitzungen sehr hilfreich. Speziell deshalb, damit die Verstorbenen ihre Ruhe finden und damit sie auf die normale Wiederkehr vorbereitet werden. Wenn sie zum Beispiel schlecht behandelt worden sind im Diesseits, dann kann man ihnen sehr wohl drüben helfen.

Interessant ist beim Motiv der Totentrennung, das auch bei anderen schamanisch praktizierenden Heilerinnen und Heilern eine wichtige Rolle spielt, daß auf die rituelle Herbeirufung der Toten – wie sie der Kulturanthropologie aus ethnischen Gesellschaften so geläufig ist – verzichtet wird. Eine wesentliche Funktion der kollektiven Wiederkehrrituale in der schamanischen Praxis außereuropäischer Kulturen ist die Befriedung der Toten: Die Toten sollen immer wieder von neuem freundlich gestimmt werden, weil sie prinzipiell auch starke negative Potentiale besitzen und nicht nur schützen, Glück bringen, Regen machen können, sondern eben auch eine Menge Unheil anrichten können. Dieses Motiv der wiederkehrenden Totenbefriedung fehlt im zeitgenössischen Neoschamanismus – wahrscheinlich auch deshalb, weil das Reich der Toten insgesamt in weitere Ferne gerückt ist, als dies in Dorfkulturen der Fall ist. Zwar werden auch manchmal in Österreich Verstorbene gezielt eingeladen, um an festlichen Anlässen teilzunehmen. So erzählte uns zum Beispiel ein homosexueller Heiler, daß er einmal im Jahr an Aids verstorbene Freunde zu sich bittet, für sie kocht und einen geselligen Abend mit ihnen verbringt. Solche Geschichten sind freilich seltene Erscheinungen einer individualisierten, spiritistischen Subkultur und haben nichts mehr mit der rituellen Befriedung der Toten zu tun. In der Welt des reichen, industrialisierten Nordens lauern schließlich vielerorts weitaus größere Gefahren als die möglicherweise unzufriedenen Verstorbenen, die ihren schützenden Arm von den Bewegungen der Lebenden zurückziehen und allmählich in Vergessenheit geraten.

Die vielen Gesichter des Todes umfassen ein weites Spektrum – von Verzweiflung und Schmerz, über Akzeptanz des Unvermeidlichen bis hin zum Blick in ein Jenseits, das das Diesseits in einer von keinem Lebenden je geschauten Art fortführt. Die religiöse Struktur all dieser leid- und todbewältigenden Konstruktionen folgt der Metaphysik der Entgrenzung: Nur in der Körpergebundenheit des irdischen Lebens gibt es die scheinbar unüberwindlichen Grenzen von Zeit und Raum. In die jenseitige Welt zu gehen bedeutet indes, alte, schmerzhaft gewordene Häute abzustreifen und sich der Bewegung jenseits der irdischen hinzugeben. Durch religiöse, ekstatische, außerkörperliche, spiritistische Erfahrungen kann eine kurze Andeutung dieser zukünftigen Welt, zu der das Tor des Todes führt, vorweggenommen werden. Geistheilung begleitet auf diesem Weg, auf dem es kein Versagen und kein Scheitern geben kann, denn obgleich der Tod das Leben umschließt, wird das Leben von eben diesem Tod fortgeführt, von dem ein materialistisches Weltbild glauben machen will, daß er „nichts", „Leere" und das „Ende der menschlichen Identität" bedeutet. Obgleich der Tod sowohl in christlichen als auch in esoterischen und schamanischen Konzepten radikale Transformation bedeutet, bleibt Individualität in der einen oder anderen Form auch in der jenseitigen Welt erhalten. Dies hat nichts damit zu tun, ob wir uns nun „erinnern" oder nicht. In der Klärung des Unerklärlichen tritt ein für den sterbenden Patienten hilfreicher

Mechanismus zutage: „Du darfst dich verabschieden, du darfst gehen, du darfst dich hingeben, du mußt dich nicht erinnern, du darfst sterben, du wirst weiterleben!" Sterben dürfen kann eine Wohltat sein, eine Befreiung, zu der „spirituelle Heilung" führen will, auch wenn sie bis zuletzt das Wunder des irdischen Weiterlebens – trotz anderslautender medizinischer Diagnose – nicht ausschließt. Denn was ist das „Wunder" anderes als die Umkehrung der rationalen Seinsordnung, die ohnedies im Moment des Todes ihre unbedingte Gültigkeit verliert?

ZUR GESCHICHTE
DER GEISTIGEN HEILUNG

Barbara Wolf-Braun

DEFINITIONEN VON GEISTIGER HEILUNG

Das geistige Heilen umfaßt sehr unterschiedliche Konzepte und Praktiken, die offenbar in den letzten Jahren immer vielfältiger werden. Auch hier kommt es zu einer „Globalisierung": Reisen und Massenmedien machen Heilverfahren, die in außereuropäischen Kulturen entstanden sind, auch bei uns populär und ergänzen oder ersetzen traditionelle eropäische Ansätze, wie sie im Spruchheilen, dem Geistheilen, dem Mesmerismus oder dem Spiritismus zum Ausdruck kommen. Mit diesen europäischen Wurzeln des geistigen Heilens befaßt sich dieses Kapitel. Dem Leser soll dadurch ein Überblick über die eigenen Traditionen vermittelt werden, die sich zusehends mit esoterischen und schamanischen Heilweisen vermischen. Nach einer allgemeinen Definition handelt es sich bei der Geistheilung um Vorgänge zwischen einem Heiler und einem Heilungssuchenden, bei denen unterschiedliche geistige Einwirkungen (Kräfte) die Veränderung einer Störung bzw. Krankheit hervorrufen sollen.

Laut dem 1955 gegründeten größten englischen nationalen Verband (National Federation of Spiritual Healers) ist geistiges Heilen das Heilen von Körper, Geist und Seele

- durch Handauflegen,
- durch Gebet oder Meditation, auch bei Abwesenheit des Patienten (Fernheilung).

In dem offiziellen ethischen Code (Code of Conduct) für die ca. 8000 britischen Heiler, die über verschiedene Vereinigungen der Dachorganisation „Confederation of Healing Organisations" (CHO) angehören, heißt es: „... Heilen besteht aus der Übertragung harmonisierender paraphysischer Energien. Welche Energien übertragen werden, hängt von den Bedürfnissen, Meinungen, Fähigkeiten und den Vorgehensweisen der betreffenden Person bzw. Personen ab. Eine Person kann durch eine andere geheilt werden, oder eine Gruppe durch eine andere, oder eine Person durch eine Gruppe; oder jemand kann sich auch selbst heilen".[49]

In einer weiter gefaßten Definition der geistigen Heilung im Sinne einer Kraftübertragung kann man hierunter u.a. folgende Verfahren verstehen:
Handauflegen, magnetisches Heilen, Therapeutic Touch, Chakra-Therapie, Reiki, Fernheilung, Gruppenheilung (z.B. die stark verbreiteten Heilungsgruppen unter dem Namen des verstorbenen Wunderheilers Bruno Gröning), Ge-

betsheilung, Heilung an besonderen Orten (Wallfahrtsstätten, geomantische Kraftplätze), mediales Heilen, Therapie mit Geistern (Spiritismus), Exorzismus, Schamanismus, Heilen mit Fetischen (Reliquien, Stanniolkugeln, etc.), Besprechen. Vielfältig sind auch die Diagnoseverfahren: „Röntgenblick", Aura-Sehen oder Aura-Fühlen, radiästhetische Diagnosen über Pendel oder Wünschelrute, Ferndiagnosen ...[50]

Ein Großteil dieser Verfahren läßt sich in der Geschichte der Medizin der westlichen Welt über Jahrhunderte zurückverfolgen. Ideengeschichtlich werden bei der geistigen Heilung zwei Richtungen unterschieden: die religiöse Heilkunde (Wallfahrten, Heilung durch die Begegnung mit dem Göttlichen, Handauflegen, Gebetsheilung, Reliquien, Exorzismus) und die magische oder naturphilosophische Heilkunde (Besprechen[51], Magnetismus, Mesmerismus, Astrologie, Chiromantie, Kabbalistik, Alchemie etc.). Beide Bereiche lassen sich nur schwer voneinander trennen und werden heute zudem von esoterischen und neoschamanischen Heilansätzen überlagert, die aus außereuropäischen Kulturen stammen. Sowohl in der Theorie als auch in der Praxis gibt es ständig fließende Übergänge. Insbesondere der Magiebegriff ist außerordentlich vielfältig.

Auf einer „neutralen", beschreibenden Ebene werden in der Forschungsliteratur die verschiedenen Magiekomplexe den sie ausführenden gesellschaftlichen Gruppierungen zugeschrieben. Hier werden die Bereiche der Gelehrtenmagie, der Volksmagie und der Magie der Kirche unterschieden.

Jede dieser Gruppen verband mit Magie unterschiedliche Vorstellungen: So konnte das Volk „Gesundbeten" und christliche Segnung als hilfreiche Heilkunde ansehen, während dies für die Kirche ein gegen ihre Autorität gerichteter Aberglauben sein konnte. Die gelehrten Magier wiederum verstanden unter Magie die Astrologie, Alchemie oder Wissenschaft und Lehre.

Gleiche Bezeichnungen konnten Unterschiedliches bedeuten. Hier gab es erhebliche Differenzen zwischen den von der Kirche und dem Volk verwendeten Begriffen: Die Kirche verstand unter Gebeten und Segnungen demütige Hinwendungen zu Gott. Für das Volk konnte jede Form des Segnens die Inanspruchnahme magischer, übernatürlicher Kräfte beinhalten, Gebete konnten den Charakter von Beschwörungen wie Zaubersprüche annehmen.

Geistliche konnten wegen ihrer Rolle und ihren entsprechenden Tätigkeiten aus der Sicht der Bevölkerung die Funktion von „Magiern" übernehmen, also die Funktion von Segnern, Brauchern, Teufels- oder Hexenbannern, ohne daß man sie auch so bezeichnet hätte. Der Begriff der „Magie der Kirche" hat dementsprechend nur auf der wissenschaftlichen Ebene etwas mit Magie zu tun.[52]

Marcel Mauss war einer der ersten, der in seinen ethnologisch-anthropologischen Arbeiten Magie auf der Ebene der Handlungen und Rituale hinsichtlich ihrer sinn- und ordnungsstiftenden Funktion auch für das frühneuzeitliche Europa untersuchte.[53] Er stellte die Handelnden, die magische Handlung selbst und die jeweiligen Vorstellungen von der Wirksamkeit magischer Kräfte in den Mittelpunkt seiner „Theorie der Magie". Nach diesem Modell befaßt sich auch die europäische Geschichtswissenschaft und Medizingeschichte[54] seit einigen Jahren mit der Magie[55]. Auf diesem Konzept beruht auch der in diesem Buch verwendete Magiebegriff.[56]

Ein entscheidender Bruch im Umgang mit der magischen Kultur hat in der frühen Neuzeit stattgefunden. Hier kam es zu systematischen Bekämpfungen der volksmagischen Kultur durch Geistliche und zu massenhaften Hexenverfolgungen, die andererseits die Verwurzelung der geistlichen und weltlichen Obrigkeit im eigenen magischen Denken verdeutlichen. Ein weiterer Schritt bei der Entmystifizierung von Magie wurde durch die Aufklärung im 18. Jahrhundert vollzogen und durch den Aufstieg der naturwissenschaftlichen Medizin spätestens ab der Mitte des 19. Jahrhunderts.

RELIGIÖSE HEILKUNDE

Unter religiöser Heilkunde versteht man Behandlungsverfahren, die ihre Wirkung auf göttliche Kräfte (Mächte) zurückführen. Ein klassisches Beispiel ist der Asklepioskult bei den Griechen, der sich seit dem 6./5. Jahrhundert v. Chr. von Epidauros aus über die griechischsprachige Welt (und später auch im römischen Raum) verbreitete. Er wurde in Tempelanlagen vollzogen, die dem Heilgott Asklepios gewidmet waren. Eines der berühmtesten Zentren entstand um 400 v. Chr. auf der Insel Kos. Der Kranke wurde durch unmittelbare Begegnung mit dem Heilgott im „Inkubationstraum" behandelt, während er in einem besonderen Raum, dem Abaton, schlief. Asklepios legte die Hand auf, operierte, mischte Salben und Säfte, verschrieb Rezepte.

Auch Jesus von Nazareth heilte dem Neuen Testament zufolge zahlreiche Kranke. Die Aufgabe des Heilens wurde seinen Jüngern übertragen: „Macht die Kranken gesund, reinigt die Aussätzigen, weckt die Toten auf, treibt die Teufel aus. Umsonst habt ihr's empfangen, umsonst gebt es auch." (Markus-Evangelium 10, 8). Heilen wurde zu einem christlichen Missionsauftrag, zum Handeln in der Nachfolge Christi. War der Gott des Alten Testaments noch direkter Urheber von Krankheit und Plagen, die er über das hebräische Volk brachte, um es für die Übertretung der Gebote zu bestrafen, so war dies bei dem Gott des frühen Christentums nicht mehr der Fall. Krankheit wurde als eine Folge sündhaften Verhaltens aufgefaßt und gab dem Betroffenen die Möglichkeit zur Buße.[57] In der Mönchs- und Klostermedizin des Mittelalters war der Christus Medicus die Leitfigur des ärztlichen Handelns. Zugleich wurden in den Klöstern Heilkräuter angepflanzt, es gab Badeeinrichtungen und Räumlichkeiten für den Aderlaß. Mönche und Nonnen vertraten die humoralpathologisch begründete Arzneimittellehre (Säftelehre) und verbanden sie zum Teil mit magischen Heilkuren, wie dies im natur- und heilkundlichen Werk der Hildegard von Bingen (1098–1179) deutlich wird. Sie beschrieb tierische, pflanzliche und mineralische Arzneimittel, u.a. Metalle und (Edel-)Steine, und praktizierte verschiedene Methoden der religiösen und magischen Heilkunde: Handauflegen und Beten, Übersendung heilkräftiger Objekte, wie geweihtes Wasser und Amulette, sowie Exorzismus. Aufgrund ihrer Visionen, in denen sie eine „unio mystica", eine geistige Vermählung mit Gott, erfuhr, wurden ihr bereits von ihren Zeitgenossen die Kräfte einer Heiligen zugeschrieben.[58]

Im 12. Jahrhundert wurde ein weitreichender Säkularisierungsprozeß eingeleitet: Die Konzile von Clermont (1130) und von Tours (1163) sowie das

IV. Laterankonzil (1250) beendeten die Mönchsmedizin, indem sie Geistlichen und Mönchen die ärztliche Betätigung verboten, insbesondere die Ausübung der Chirurgie.[59] Die weltliche Medizin hatte dennoch weiterhin mit den Wunderheilungen zu konkurrieren.

Bereits im 2. Jahrhundert begannen die frühen Christen, ihre Märtyrer als Heilige zu verehren. Es entstanden Legenden von Wunderheilungen; Kranke pilgerten zu den Wirkungsstätten der Heiligen. Reliquien wurden ab dem 8. Jahrhundert durch einen weitverbreiteten Handel in Umlauf gebracht. Sie bestanden aus den echten (oder angeblichen) Überresten der Heiligen (Haare, Nägel, Knochen) oder aus Gegenständen, die diese berührt hatten (Kleider, Grabtücher, Gebrauchsgegenstände) und übertrugen die unsterbliche Kraft der Heiligen. Besonders im Hochmittelalter wandten sich die Menschen schutzsuchend an die Heiligen; es entstanden Wallfahrten, Andachtsbilder, Votivgaben und Mirakelbücher. Populäre Legendensammlungen informierten darüber, welche Heilige gegen welche Krankheiten und Unglücksfälle helfen sollten.[60] Seit dem 13. Jahrhundert betrieben auch Könige die Handauflegung gegen die Skrofeln („Königskrankheit").[61] Die medizinischen Autoritäten in England und Frankreich erkannten das Heilritual der Könige an und empfahlen es vor dem Gang zum Chirurgen oder anstelle einer Operation. Zum letzten Mal wurde das Ritual von Karl X. bei seiner Krönung im Jahre 1825 praktiziert.[62]

Besonders während der Gegenreformation wurde das Wallfahrtswesen in katholischen Gebieten gefördert; Christus, Maria und die Heiligen wurden in den Mirakelbüchern regelmäßig als „Ärzte" bezeichnet.[63] Bis zum frühen 18. Jahrhundert war das Wunder für alle Schichten ein Deutungsmuster mit Wahrheitsanspruch; und die Gemeinschaftserfahrungen der Prozessionen und Wallfahrten, die die sozialen, ökonomischen und kulturellen Unterschiede auflösten, waren für den Alltag genauso bestimmend wie die „Sakralität des Großmuts", mit der das Wunder allen, gleich welchen Standes oder Geschlechts, begegnete.[64] Im 18. Jahrhundert setzte der Zweifel am Heilwunder ein, der sich in der Aufklärung erheblich zuspitzte. Bereits 1754 wurden mehrere Wunderheilungen zu Telgte nachträglich von einer Kommission überprüft, die aus Mönchen, Vertretern der kirchlichen Behörde, einem Arzt und einem Anwalt bestand. Sie kam in zwei zu überprüfenden Fällen zu unterschiedlichen Ergebnissen.[65] 1772 wurden die ersten Wallfahrten durch die Kirche und die staatliche Obrigkeit verboten. Votiv- und Gnadenbilder wurden entfernt, ehemals blühende Wallfahrtsorte verödeten. Gelehrte, „aufgeklärte Weltbürger", Landrichter und Pfarrer bezeichneten den Wunderglauben als Produkt dumpfen Aberglaubens. Der Kampf um die Wallfahrten führte zu einem Bruch zwischen dem „gemeinen Volk" und der Obrigkeit, zwischen einer „niederen", in der Welt der dörflichen

Gemeinde verwurzelten Kultur und einer „hohen Kultur".[66] Erst ab der Mitte des 19. Jahrhunderts begann die katholische Obrigkeit eine Politik der „Resakralisierung der Kirchenreligion"[67], die zu einer Renaissance alten religiösen Brauchtums führte und dem Wallfahrtswesen und der Marienverehrung wieder Auftrieb gab. In der Weimarer Republik sank die Zahl der Wallfahrenden und erreichte im Dritten Reich einen Tiefstand. Im Bayern der NS-Zeit gab es allerdings erbitterte Kämpfe zwischen Gauleitern und Dorfbewohnerinnen, die sich tatkräftig gegen Eingriffe in ihre religiösen Praktiken zur Wehr setzten.[68]

Beim Exorzismus werden Krankheiten auf das Wirken böser Geister oder des Teufels zurückgeführt. In einem Ritual sollen diese schädlichen Mächte aus Personen, Lebewesen oder Gegenständen durch Anrufung oder Beschwörung von Gegenkräften vertrieben werden. Auch Jesus exorzierte. So heißt es im Markus-Evangelium (5,8 u.11–13): „Fahre aus, du unsauberer Geist, von dem Menschen ... Und es war daselbst an den Bergen eine große Herde von Säuen auf der Weide. Und die Teufel baten ihn alle und sprachen: ‚Laß uns in die Säue fahren!' Und alsbald erlaubte es ihnen Jesus. Da fuhren die unsauberen Geister aus und fuhren in die Säue; und die Herde stürzte sich von dem Abhang ins Meer ..."

Im „Rituale Romanum" von 1614 wurde der Ritus, der schon jahrhundertelang in der katholischen Kirche und bei volkstümlichen Heilern in Gebrauch war, in seine bis heute gültige Form gebracht. Mit Hilfe eines Probe-Exorzismus hatte der Exorzist nach drei eindeutigen Zeichen für Besessenheit zu sehen: 1. übernatürliche Kräfte, 2. Verstehen oder Sprechen von nicht erlernten Fremdsprachen, 3. hellseherische Fähigkeiten. Schon seit der Antike hatten Ärzte vereinzelt Kritik am Exorzismus geäußert. Besonders zur Zeit der Reformation wandte sich der niederrheinische Arzt und Kämpfer gegen den Hexenwahn, Johannes Weyer (1515–1588), in seiner Schrift „De praestigiis daemonum" („Über die Blendwerke des Teufels") gegen den leichtfertigen Gebrauch dieses Rituals, das durch den berüchtigten „Hexenhammer" (1487) stark verbreitet worden war. Weyer setzte sich dafür ein, Personen, die Zeichen von Besessenheit aufweisen, ärztlich zu behandeln. Erst wenn der Arzt zu der Überzeugung käme, daß der Teufel eine Rolle spiele, solle die Behandlung von einem Geistlichen übernommen werden. Dieser solle den Kranken belehren und zur Geduld ermahnen, zugleich wurden Gebete und Fasten als wirksame Therapie verschrieben.[69]

Einer der bekanntesten Exorzisten des 18. Jahrhunderts war der Priester Johann Gaßner (1727–1779). Um 1775 exorzierte er Tausende von Heilsuchenden[70] mit den unterschiedlichsten Krankheiten, die er alle auf die Besessenheit durch den Teufel zurückführte. Weder in der Theorie noch in der Praxis hielt er sich an die Maßgaben des „Rituale Romanum" und erregte deshalb bei der katholischen Obrigkeit Widerspruch. Er vermittelte eine Art Anleitung zur Selbsthilfe, wie der Patient den Teufel auch ohne priesterlichen Beistand bannen konnte. Er sollte folgendes Gebet sprechen: „Ich befehle dir, du Höllenhund, in dem allerheiligsten Namen Jesu, daß du augenblicklich von diesem Haus (Stall, Viehe, oder was es immer ist) abweichest, und auf keine Weis ihm einigen Schaden zufügest, im Namen Gott des Vaters, Sohnes und heiligen Geistes."

Nachdem der Arzt Franz Anton Mesmer (1734–1815) vor der Bayerischen Akademie der Wissenschaften in München demonstriert hatte, daß er mittels seines tierischen Magnetismus ähnliche Erscheinungen wie Gaßner hervorrufen konnte und damit die Wissenschaftler und Behörden davon überzeugen konnte, daß dessen Heilungen auf „natürliche" Phänomene zurückzuführen waren, wurde Gaßner die Tätigkeit als Exorzist auch durch die weltliche Obrigkeit untersagt. Mit Blick auf die einfachen Untertanen wollten die Behörden den „Aberglauben" als Folge der Austreibungen verhindern und die Aufmerksamkeit und den großen Zulauf unterbinden, die die Wunderheiler hatten. Zugleich empfahl man den Untertanen, sich bei den akademisch gebildeten Ärzten behandeln zu lassen.[71] Das Publikum von Gaßners Exorzismen war bunt gemischt: vom Adel und Klerus über Wissenschaftler bis zu den Unterschichten. Es wurden auch einige Geschäfte gemacht: Händler verkauften Devotionalien und geweihtes Öl, Druckschriften mit Beschwörungsformeln, und selbst Porträts Gaßners fanden reißenden Absatz. Zahlreiche Fremde übernachteten in den Gasthäusern der Gegend. Nach den Augenzeugenberichten und den Zeugnissen der Patienten wähnten sich viele Kranke geheilt. Die Quellen lassen keine Rückschlüsse über die Arten der Krankheiten zu, mit denen man sich an die Exorzisten wandte. Die Zeugnisse belegen, daß sich die Patienten häufig erst an den Exorzisten wandten, wenn bei Ärzten keine Hilfe zu finden war. Zugleich war aber die medizinische Versorgung auf dem Land mangelhaft (wie auch die zeitgenössische Medizin mit ihren therapeutischen Möglichkeiten wie Aderlaß, Klistier und Schröpfen gegenüber vielen Krankheiten machtlos war) und der Glaube an die Wirksamkeit von Wundern weitverbreitet.[72] Insgesamt suchten mehr Frauen den Exorzisten Gaßner auf, dennoch gab es auch eine beträchtliche Anzahl an Männern, die sich exorzieren ließen.[73]

Noch 1976 kam es in der Bundesrepublik Deutschland zu einem spektakulären Fall von Exorzismus, bei dem eine junge Frau den Tod fand.[74]

MAGISCHE UND NATUR-
PHILOSOPHISCHE HEILKUNDE

Unter magischer Heilkunde („Iatromagie") versteht man Heilmethoden, die sich auf geheimnisvolle Naturkräfte im Kosmos berufen und diese Kräfte mit Hilfe bestimmter Techniken und „Medien" auf den kranken menschlichen Körper lenken.

Eine besondere Bedeutung hatte hier die astrologische Medizin, die von einer Wechselwirkung zwischen den Himmelskörpern (Makrokosmos) und dem Organismus des Menschen (Mikrokosmos) ausgeht. Vermittels allumfassender Kräfte oder stofflicher Analogien beeinflußten Sterne (Tierkreiszeichen) und Planeten den menschlichen Organismus. Der Glaube an die Macht der Gestirne reicht vermutlich bis in die Anfänge der Menschheitsgeschichte zurück. In den alchemistischen Geheimwissenschaften des Mittelalters, aber besonders in der Renaissance und frühen Neuzeit gewann die Astrologie in Verbindung mit dem neuplatonischen Weltbild (der Idee einer alles durchdringenden „Weltseele") große Bedeutung für die Heilkunde. Wichtige Vertreter im 15. und 16. Jahrhundert waren die Ärzte und Naturphilosophen Marsilio Ficino, Agrippa von Nettesheim sowie Paracelsus.[75] Bei Paracelsus waren religiöse Vorstellungen eng mit magisch-naturphilosophischen verbunden. In seinem Werk „Paragranum" (1529/30) stellte er seine neue Heilkunde auf vier Säulen: die „Philosophie" (Naturkunde), die „Astronomie" (Einfluß der Gestirne im menschlichen Leib), die „Alchemie" (Zubereitung von Arzneien) und die „Tugend" als heilende Kraft des Arztes. Zugleich führte er den „Magneten" als Heilinstrument in die neuzeitliche Medizin ein, der zur Leitschiene der Magia Naturalis, der sympathetischen Heilmittel wurde. Der Magnet steht für die geheimen Anziehungskräfte in der Natur, die füreinander bestimmte Naturkörper miteinander verbinden.[76] In der Konzeption der natürlichen Magie, die die Gelehrtenmagie bis ins 17. Jahrhundert und darüber hinaus beherrschte[77], gab es keine dämonischen oder göttlichen Einwirkungen auf die Natur, sondern eine streng kausale, wenn auch astrologische Erklärung. Die natürliche Magie erforschte die Kräfte der Natur und vernahm die Stimme Gottes in der Natur.

Franz Anton Mesmer (1734–1815) entwickelte die magnetische Heilkunde weiter. Er hatte in Wien Medizin studiert und mit einer Dissertation über den Einfluß der Planeten auf den menschlichen Körper die Doktorwürde erlangt. Ursprünglich behandelte Mesmer seine Patienten mit Magneten, kam jedoch mehr und mehr zu der Überzeugung, daß er dieselben Effekte auch ohne sie erzielen konnte. Kurz vor der Französischen Revolution kam er nach Paris und eröffnete eine Praxis, wo er Patienten aus den höchsten Gesellschaftsschichten gegen hohe Honorare magnetisierte.[78] 1779 veröffentlichte er sein System, das folgende Grundprinzipien enthält:[79]

Das Universum ist erfüllt von einem subtilen physikalischen Fluidum, das Menschen, Erde und Himmelskörper sowie einzelne Menschen miteinander verbindet. Dieses Fluidum bezeichnete Mesmer als tierischen oder animalischen Magnetismus (im Gegensatz zum mineralischen Magnetismus), von dem jeder Mensch eine gewisse Menge besitze und den manche auf andere übertragen können.

Krankheiten entstehen aus der ungleichen Verteilung dieses Fluidums im Körper, die Wiederherstellung des Gleichgewichts führt zur Genesung.

Bestimmte Techniken ermöglichen es, das Fluidum zu kanalisieren, aufzubewahren und anderen Personen zu übermitteln.

Dadurch werden „Krisen" hervorgerufen und Krankheiten geheilt.

Das Fluidum galt für die Mesmeristen als Universalmittel, als „das einzige und allgemeine Heilmittel".[80] Die Techniken der magnetischen Kur entsprachen denen der religiösen Heilkunde: eine besondere Rolle spielte das Handauflegen in Form der „passes", das sind Luftstriche mit den Händen nahe an der Körperoberfläche, eine Technik, die noch heute von vielen Heilern praktiziert wird. Der animalische Magnetismus konnte als Fluidum auch über größere Distanzen, in Form von Fernheilung, übermittelt werden. Bestimmte Substanzen wie magnetisiertes Wasser und Geräte wie das „Baquet" (ein Zuber, der mit Wasser, Glasscherben und Eisenstückchen gefüllt war und aus dem Eisenstäbe ragten) wurden vom Magnetiseur aufgeladen und durch Berührung den Patienten übermittelt. Sie übernahmen so die Funktion geweihter oder gesegneter Gegenstände im Bereich der religiösen Heilkunde. Die Patienten um das Baquet waren durch ein Seil miteinander verbunden, große Spiegel an den Wänden sollten das Fluidum verstärken, und die Behandlung wurde durch Musik unterstützt, wobei Mesmer häufig selbst auf seiner Glasharmonika spielte.

Einige Mesmer-Schüler magnetisierten auch Bäume, an deren Kraftquelle sich die Heilsuchenden mit Seilen anschlossen.[81] Die Patienten äußerten eigenartige Körperempfindungen (Wärme, Kälte) und verfielen häufig der Reihe nach in Krisen bzw. Konvulsionen, begleitet von unwillkürlichen Bewegungen des gesamten Körpers, lauten Schreien, Weinen, Schluckauf, Lachen, während andere völlig ruhig blieben.[82] Es wurden zwei Untersuchungskommissionen einberufen, denen namhafte Wissenschaftler angehörten (u.a. der amerikanische Gesandte Benjamin Franklin). Offiziell wurde die Fluidumtheorie zum

Stein des Anstoßes. Die Kommissionen kamen zu dem Schluß, man habe keine Beweise für die physikalische Existenz eines „magnetischen Fluidums" finden können; dennoch wurden therapeutische Wirkungen nicht geleugnet, aber der „Einbildung" zugeschrieben.[83]

Der eigentliche Grund für die teilweise Ablehnung des tierischen Magnetismus durch die Wissenschaft lag nicht in der Ablehnung der Fluidumtheorie. Vielmehr zeigte die Praxis des Mesmerismus Phänomene, die dem Ideal der Aufklärung widersprachen. Die Krisen, Konvulsionen, Ohnmachten, die sich täglich am Baquet ereigneten, die offensichtliche Macht des Magnetiseurs über seine Patienten bedeuteten für die Mitglieder der Untersuchungskommission den Triumph des Irrationalen, des Affektiven und Dämonischen. In einem für den König verfaßten Geheimbericht denunzierten sie die erotische Anziehung des männlichen Magnetiseurs auf die magnetisierte Patientin.[84] Der Vorwurf der Erotisierung zieht sich wie ein roter Faden durch die Rezeptionsgeschichte des tierischen Magnetismus und später der Hypnose. Schon ab 1785 erhob sich in Paris ein Streit über die Frage, ob eine Magnetisierte einen unmoralischen Befehl des Magnetiseurs ausführen würde. Magnetiseure des 19. Jahrhunderts wiesen nachdrücklich darauf hin, daß der Magnetiseur sehr vorsichtig sein müsse.

Ende des 19. Jahrhunderts begründete der Wiener Psychiater Meynert, bei dem Sigmund Freud als Assistent gearbeitet hatte, seine Ablehnung des Hypnotismus mit der Tatsache, daß die Gesamteinstellung der Frau zum Hypnotiseur von starken sexuellen Untertönen begleitet sei und daß sexuelle Gefühle auch bei hypnotisierten Männern eine Rolle spielten.[85] Zudem stellten die Kommissare fest, daß besonders Frauen diese Behandlungen schätzten, insbesondere die mit den Konvulsionen verbundenen Lustgefühle. Das Baquet eröffnete ihnen die Möglichkeit, in aller Öffentlichkeit ihre Sehnsüchte und ihre Leidenschaften zu zeigen, wodurch sie dem (männlichen) Weiblichkeitsbild des 18. Jahrhunderts zutiefst widersprachen.[86] Zum anderen fühlten sich viele Ärzte durch den Allmachtsanspruch des Mesmerismus bedroht, der behauptete, daß jeder nach einer Initiation magnetisieren und jede Krankheit behandeln könne. In der Tat wurde der Mesmerismus sehr schnell von den Laien (im Sinne von ärztlich nicht approbierten Heilern) übernommen. Der animalische Magnetismus ist ein Beispiel für ein akademisch-medizinisches Verfahren, das sich „von oben nach unten" ausbreitete und somit ein Indiz für wechselseitige Beeinflussungen zwischen Elite- und Volkskultur.[87]

Trotz aller Kontroversen wurde im ersten Drittel des 19. Jahrhunderts in Preußen die Erforschung des animalischen Magnetismus gefördert. Es wurde eine Kommission unter dem Vorsitz des bekannten Arztes Christoph Wilhelm

Hufeland eingerichtet, die die Wirkung relativ positiv beurteilte.[88] An den Universitäten Berlin und Bonn richtete man Lehrstühle für animalischen Magnetismus ein und berief Wissenschaftler auf Lehrstühle für Medizin und Philosophie, die der Heilmethode gegenüber aufgeschlossen waren.[89] Zugleich gingen die Behörden daran, die Laientätigkeit auf diesem Gebiet einzuschränken: In einer Verordnung von 1812 wurde die Ausübung der Heilmethode an die ärztliche Approbation gebunden. Außerdem wurde magnetisches Schrifttum wie andere Veröffentlichungen auch zensiert und teilweise beschlagnahmt. Sittlichkeit und Moral der preußischen Untertanen sollten bewahrt und die „Beförderung des Aberglaubens" durch unbefugte Laientherapeuten unterbunden werden[90].

1785 kam es zu einer entscheidenden Wende in der Entwicklung des tierischen Magnetismus. Ein Schüler Mesmers, der Marquis de Puységur (1751–1825), entdeckte an einem seiner ersten Patienten, Victor Race, einem jungen Bauern, der in seinen Diensten stand, eine eigenartige „Krise", als er ihn magnetisierte: Er verfiel in einen Schlaf, in dem er wacher und bewußter schien als in normalem Wachzustand. In diesem Zustand konnte er seine eigene Krankheit diagnostizieren, den Verlauf ihrer Entwicklung voraussehen und die geeignete Behandlung angeben. Nach dem Erwachen konnte er sich an nichts mehr erinnern. Die Ähnlichkeit dieses magnetischen Schlafes mit dem natürlichen Somnambulismus (dem Schlafwandeln) wurde bald erkannt; daher bezeichnete man ihn als „künstlichen Somnambulismus". Das Interesse der Magnetiseure richtete sich nun nach innen, in die tiefsten Seelenregungen der Somnambulen.

Mit Puységur wurde von der physikalistischen Fluidumtheorie Abstand genommen und die Beziehung zwischen Patient und Magnetiseur in den Mittelpunkt des Interesses gerückt. Zugleich wurde eine Übertragung der geistigen Kraft des Magnetiseurs auf den Patienten angenommen und die Bedeutung des Vertrauens des Somnambulen, des Kontakts zwischen Magnetiseur und Patient betont. Paradoxerweise gab gerade Mesmer, der sich stets von psychologischen oder okkultistischen Deutungen seiner Lehre abgrenzte, den Anstoß zur Erforschung des unbewußten Seelenlebens und zur Konfrontation der „romantischen Medizin" mit der „Nachtseite" des menschlichen Lebens: mit Schlaf, Traum, Somnambulismus. Insgesamt schwankten die Romantiker zwischen physiologischen, psychologischen, spiritualistischen und manchmal sogar spiritistischen Erklärungen, ohne diese als Gegensätze anzusehen.[91]

Mit Puységur und der Romantik begann die Ära der hellsichtigen Somnambulen, in der Regel Frauen, die im Trancezustand Selbst- und Fremddiagnosen stellten und auch Anleitungen für die Krankenbehandlung gaben. Eine der bekanntesten Somnambulen des 19. Jahrhunderts war die „Seherin von Prevorst", eine Patientin des Dichterarztes Justinus Kerner (1786–1862), die einige Jahre, bis zu ihrem Tod 1828, in Kerners Haushalt lebte, dort familiär betreut und ärztlich behandelt wurde. Sie bestimmte Krankheitsherde im eigenen Körper und in den Körpern anderer Kranker und stellte Amulette her, die Zauberformeln und Kräuter enthielten. U.a. behandelte sie eine Gräfin, die an fixen Ideen litt, mittels Fernheilung durch Gebete. Sie hatte einen Schutzgeist, den Geist ihrer verstorbenen Großmutter, der Anleitungen über Art, Umfang und Zeitpunkt der „magnetischen Manipulationen" gab, mit denen Kerner die Patientin behandelte.[92] Auf ähnliche Weise heilten zahlreiche somnambule Medien, zumeist in Zusammenarbeit mit männlichen Magnetiseuren. Die Tradition der hellsichtigen Medien existiert bis heute.[93] Besonders verbreitet schienen die „Somnambulen-Kabinette" in Paris gewesen zu sein: Gegen Ende des 19. Jahrhunderts soll es dort nach Aussage eines Mediziners mindestens vier- bis fünfhundert solcher Kabinette gegeben haben.[94] Nach der Einschläferung durch den Magnetiseur erteilten die Medien hellsichtige Ratschläge für alle Lebenslagen. Daneben legten sie aber auch Karten, lasen die Zukunft aus der Hand, aus dem Kaffeesatz, aus dem Eiweiß etc.

Mit dem Aufstieg der naturwissenschaftlichen Medizin in der Mitte des 19. Jahrhunderts stieg der Druck, unsichtbare Fluida, okkulte Kräfte und vitalistische Prinzipien von der Wissenschaft fernzuhalten. In der renommierten medizinischen Zeitschrift „The Lancet" wurden massive Attacken gegen den Mesmerismus gestartet. Magnetiseure wurden als Quacksalber und Schwindler bezeichnet; es wurde gefordert, Ärzte wie den angesehenen Professor John Elliotson von der Londoner medizinischen Fakultät und den Chirurgen James Esdaile, der mit Hilfe mesmeristischer Anästhesie zahlreiche Operationen durchgeführt hatte, aus dem Ärztestand zu entfernen.[95]

Zugleich entwickelte sich ab der Mitte des 19. Jahrhunderts eine neue Bewegung: der Spiritismus (oder Spiritualismus, wie er in Amerika und England bezeichnet wurde). Wie erwähnt, spielte der Geisterglaube bereits bei den Somnambulen der Romantik eine gewisse Rolle. Die spiritistische Bewegung entstand in Amerika und verbreitete sich rasch in England und Frankreich. Dabei stellten die Trancereden des amerikanischen Somnambulen Andrew Jackson Davis („Prinzipien der Natur") die Grundlagen des naturphilosophisch-kosmologischen Weltbildes der Spiritistengemeinde dar. Obwohl Davis am Gottesglauben festhielt, lehnte er die christliche Lehre der Erbsünde ab und kritisierte die Kirchen. In Frankreich begründete Hippolyte Denisard Rivail (1804–1869), ein Schüler Pestalozzis, den romanischen Spiritismus, der sich von dem angelsächsischen besonders durch die Lehre unterschied, daß die Seelen wiederverkörpert werden, und durch die höhere Einschätzung der medialen Mitteilungen (Klopfgeräusche, Geistererscheinungen, Materialisationen)[96]. Unter dem Pseudonym Allan Kardec veröffentlichte er das „Buch der Geister" und das „Buch der Medien", die heute noch die theoretische Grundlage für manche Geistheiler darstellen.[97]

Für den Spiritismus war die eigentliche Sprache der Geister die Gedankenübertragung. Die Phänomene der Séancen (Klopfzeichen, Tischerücken, Geistererscheinungen) wurden als Beweis für den Kontakt der Geisterwelt mit der materiellen Welt gedeutet. Der Spiritismus war ein Produkt des 19. Jahrhunderts, denn er orientierte sich an dem Erfahrungsbegriff der Naturwissenschaften; es ging zentral darum, die Existenz der Geister experimentell nachzuweisen (daher der häufig benutzte Ausdruck „experimenteller Spiritismus"), wodurch zugleich eine Religion über die konkrete Erfahrung (Begegnung mit den Geistern) begründet werden sollte. Die spiritistischen Medien waren die Nachfolgerinnen der hellsichtigen Somnambulen des frühen 19. Jahrhunderts bzw. der weiblichen Heiligen des Mittelalters und der Renaissance, die ekstatische Zukunftsvisionen hatten, mit Verstorbenen Kontakt aufnahmen und Wunder wirkten.[98] Zahlreiche spiritistische Medien stellten nicht nur Kontakte zu den Geistern der verstorbenen Angehörigen der Séance-Teilnehmer her, sondern behandelten auch mit Hilfe von Geistern.[99] Für die Psychiater der zweiten Hälfte des 19. Jahrhunderts waren Besessenheitszustände, mystische Visionen und hellseherische Fähigkeiten Symptome der „Hysterie", und sie sahen in der Hinwendung der Bevölkerung zu „okkultem Aberglauben" häufig eine körperliche und soziale Gefährdung.[100] Eine ganze Reihe spiritistischer Medien wurde in die Psychiatrie (zwangs)eingewiesen.[101]

Der Spiritismus verbreitete sich in Deutschland und Österreich etwa ab den 1870er Jahren durch die Gründung zahlreicher Vereine[102]. Er wurde u.a. durch einige aus Amerika zurückgekehrte deutsche Ärzte popularisiert (z.B. durch Bernhard Cyriax und den badischen Revolutionär und spiritistisch-mesmeristischen Zahnarzt Georg von Langsdorff[103]). Ab dieser Zeit kombinierten zahlreiche mit Magnetismus Heilende spiritistische mit mesmeristischen Ansätzen, während andere an der Fluidaltheorie festhielten und sich massiv vom Spiritismus abgrenzten. Ab ca. 1870 bildeten magnetisierende Laien und Ärzte in Deutschland erste Berufsvereinigungen.[104] Anlaß dafür war u.a. die Bedrohung durch ärztliche Petitionen an den Reichstag zur Abschaffung der Kurierfreiheit, die im Deutschen Reich 1869/70 eingeführt worden war. Die Magnetopathie (so die Bezeichnung des Mesmerismus um die Jahrhundertwende) war im Vergleich zu anderen alternativen medizinischen Verfahren nicht unbedeutend: 1909 wurden in Preußen 2.478 „Kurpfuscher im engeren Sinne" (nichtapprobierte Krankenbehandler, Personen, die eindeutig die Tätigkeit eines Arztes wahrnahmen) aufgeführt, darunter 284 Magnetopathen, 392 Homöopathen und 544 Naturheilkundige[105]. Man kann allerdings davon ausgehen, daß eine größere Anzahl von Magnetopathen und spiritistischen Heilmedien nicht organisiert oder registriert waren. Zudem gab es auch Ärzte, Homöopathen und Naturheilkundler, die die mesmeristischen Striche neben anderen Behandlungen einsetzten.

Im Österreich des 19. Jahrhunderts scheinen die Behörden besonders restriktiv gegenüber dem Magnetismus aufgetreten zu sein[106]: Folgt man der Klage eines zeitgenössischen deutschen Magnetopathen, so „war Österreich vor allen Ländern der Welt dasjenige, wo die magnetische Heilmethode im Argen" lag. Durch einen Erlaß der Hofkanzlei von 1824 wurde die Anwendung des Magnetismus grundsätzlich verboten und erst 1845 auf Antrag eines Wiener Universitätsprofessors dahingehend geändert, daß es den an österreichischen Universitäten promovierten Ärzten gestattet wurde, magnetisch zu behandeln, allerdings unter der Aufsicht von Polizeiärzten.[107]

Neben den obrigkeitlichen Maßnahmen trugen die Entdeckung der Hypnose und die darauf aufbauende Suggestionstheorie zu der Diskreditierung des Mesmerismus bei. 1841 hatte der englische Augenarzt James Braid (1795–1860) die Vorführungen eines Magnetiseurs besucht und sich von der Echtheit der Phänomene überzeugt. Er führte jedoch den magnetischen Schlaf nicht auf den äußeren Einfluß des Magnetiseurs, sondern auf die innere Selbstbeeinflussung, die Autosuggestion des Magnetisierten zurück. Den „nervösen Schlaf" bezeichnete Braid als erster durch den Begriff Hypnose (abgeleitet von dem griechischen „Hypnos" = Schlaf). Seit den 1880er Jahren entwickelte sich in der Medizin ein regelrechter Forschungsboom im Bereich der Hypnose, der zu den Anfängen einer akademisch-medizinischen Psychotherapie führte. Die Hypnose wurde jedoch von zahlreichen Ärzten mit dem Mesmerismus und magischen „abergläubigen" Praktiken gleichgesetzt und fand erst nach dem ersten Weltkrieg eine breitere Anerkennung, nachdem Soldaten mit „Kriegsneurosen" erfolgreich hypnotisch behandelt worden waren. Die Hypnose-Ärzte setzten sich mit den religiösen, magischen und mesmeristischen Heilverfahren auseinander und erklärten deren Wirkung weitgehend durch die Fremd- bzw. Autosuggestion[108].

Zugleich fand die Hypnosetheorie und -praxis eine ebenso rasche Verbreitung unter den Laientherapeuten wie der Mesmerismus ein Jahrhundert zuvor. Aus ehemaligen Magnetiseuren wurden Hypnotiseure, manche benutzten beide Verfahren; andere Magnetopathen grenzten sich streng vom Hypnotismus ab und bezeichneten ihn als gefährlich. Bei den gegen Ende des 19. Jahrhunderts sehr populären Bühnen- und Varietéauftritten von Hypnotiseuren und Magnetiseuren wurden bei manchen Besuchern aus dem Publikum, die als Versuchspersonen auf der Bühne hypnotisiert worden waren, ernsthafte Gesundheitsschäden ausgelöst. Mit dem Argument, daß nur Ärzte hypnotisieren könnten, ohne die Patienten zu gefährden, bemühte sich die Ärzteschaft verstärkt, ein Verbot der Laienbehandlungen und -auftritte zu erreichen.

Diese Verurteilung tat jedoch der Popularität magnetischer und spiritistischer Behandlungen keinen Abbruch. Das belegen die zahllosen Broschüren, die bis weit ins 20. Jahrhundert zu den Themen „Magnetismus für den Hausgebrauch", „Entwicklung okkulter Fähigkeiten" usf. veröffentlicht wurden.[109]

Auffallend ist, daß die Formen geistigen Heilens immer wieder den technisch-wissenschaftlichen Neuerungen angepaßt wurden. In Analogie zu den physikalischen Entdeckungen wurde beispielsweise die Telepathie häufig mit dem Telefon oder der drahtlosen Telegraphie in Zusammenhang gebracht; nach der Entdeckung der Röntgenstrahlen (X-Strahlen) meinten manche Forscher, die N-Strahlen (Nerven-Strahlen) gefunden zu haben. Zahlreiche Ärzte und andere Wissenschaftler waren auf der Suche nach der geheimnisvollen Universalkraft, die im Lauf der Jahrhunderte mit unterschiedlichen Namen belegt wurde (Äther, Lebenskraft, Fluidum, Od, Orgon, psychische Kraft). Ab den 1880er Jahren wurden zahlreiche Zirkel und Gesellschaften gegründet, die sich mit der Erforschung von Hypnotismus, Mediumismus, Mesmerismus, Telepathie, Hellsehen etc. befaßten. Am bekanntesten wurde die englische „Society for Psychical Research" (1882 gegründet), in der namhafte Wissenschaftler Beweismaterial für oder wider die umstrittenen Phänomene des Okkultismus sammelten. Der Nachweis unsichtbarer Strahlen gegen Ende des 19. Jahrhunderts (Entdeckung der Röntgen-Strahlen, Hertz' Nachweis elektromagnetischer Wellen, die Erfindung der praktikablen drahtlosen Telegraphie, die Entdeckung des Radiums) machte eine physikalische Grundlage für die okkulten Phänomene plausibel[110]. Auch die Fotografie spielte eine große Rolle bei der vermeintlichen Objektivierung der Phänomene; es entstanden Fotografien von Geistern, Materialisationen, schwebenden Tischen und Aurastrahlen[111].

In den zwanziger Jahren des 20. Jahrhunderts hatte beispielsweise ein technisierter Heiler, Valentin Zeileis, im österreichischen Gallspach enormen Zulauf (Zeileis war ursprünglich Schlosser und Magnetiseur). Im Jahre 1929 hatten sich in Gallspach 95 535 Besucher angemeldet, in der näheren Umgebung noch rund 50.000.[112] Der Arzt Erwin Liek schrieb über seinen Besuch bei Zeileis:

„... In rund acht Stunden werden durchschnittlich 1.000 Kranke abgefertigt, richtiger 3.000, da, mit Ausnahme der Schwerkranken, jeder Kranke täglich dreimal behandelt

wird ... Ein mäßig großer Raum (etwa 10 zu 4 m, angeblich früher ein Kuhstall), in den 100 bis 130 Menschen zu gleicher Zeit hineingelassen werden. Männer und Frauen wechseln ab, den Schluß bilden Schwerkranke, die in ‚Wägen' hineingefahren werden. An der Eingangstür steht Zeileis und nimmt persönlich (!) die Eintrittskarten (je 3 Schilling) in Empfang. Ist das Zimmer gefüllt, dann wird die Tür geschlossen. Die Kranken entblößen den Oberkörper, nur wenige entkleiden sich ganz. Die Behandlung beginnt. Jeder Kranke nimmt nur wenige Sekunden in Anspruch (3.000 Kranke in acht Stunden!). Zeileis hat in der rechten Hand eine elektrische Dusche, die mit einem Hochspannungsapparat verbunden ist. Der Zuleitungsdraht sprüht im verdunkelten Raum büschelförmige, bläuliche Funken. Eine breite, ebenfalls bläulich glänzende, knisternde Strahlung geht von der Endplatte der Dusche aus. Wird die Platte etwas schräg gehalten, dann springen unter starkem Geräusch aus etwa 10–15 cm Entfernung breite Blitzbänder auf den Kranken über. Strahlung und Blitz, ein Strich über die Brust, ein Strich über den Rücken, das ist eigentlich alles, was Zeileis macht. Nur ganz selten fährt er mit dem Finger über die Stirn, über das Schienbein u. dgl. Neben Zeileis arbeiten zwei approbierte Ärzte. Der eine bedient einen kleinen therapeutischen Röntgenapparat ... Ein zweiter Arzt leuchtet, wieder einige Sekunden, die Kranken mit einer einfachen Bogenlampe ab... Noch summarischer ist die Untersuchung neuer Kranker. Eine ganz kurze Frage nach den Beschwerden (die meisten Kranken bringen die Diagnose mit), dann wird eine Glasröhre, angeblich mit Edelgas gefüllt, nacheinander vor Stirn, Brust, Bauch gehalten und mit dem Strahler beleuchtet. Über einem kranken Organ soll die Röhre anders aufleuchten wie über einem gesunden. Ich habe nichts davon gesehen ... Die Diagnose ist in wenigen Sekunden fertig: Nierenstauung, Magengeschwür, Gallensteine, Lungentuberkulose usw. Von einer nachträglichen Kontrolle dieser Blitzdiagnosen habe ich nichts gesehen und nichts gehört. Ein Röntgenapparat z.B. für diagnostische Zwecke ist nicht vorhanden."[113]

Zu Zeileis kamen Patienten aus allen Schichten, auch Ärzte[114]. Ein Physiologe, Prof. von Wendt, kam zunächst als Patient, wurde geheilt und widmete sich sodann der wissenschaftlichen Erforschung des Zeileisverfahrens. Nach Liek waren es vor allem die charismatische Persönlichkeit Zeileis' und die Massensuggestion durch die „Blitze", die etliche (durch Ärzte beglaubigte) Heilungen auslösten. Wegen Fehldiagnosen, übersehenen Krankheiten, Verschlimmerungen wurde Zeileis 1930 vor Gericht gestellt. Anscheinend wurde ihm die Heiltätigkeit untersagt, denn die Praxis wurde anschließend von Zeileis' Sohn, der Arzt war, bis weit in die 60er Jahre weitergeführt. Liek erwähnt nur, daß die Gerichtsverhandlung einen für Gallspach „wenig rühmlichen Abschluß" fand.

Auch bei Bruno Gröning (1906–1959), dem bekanntesten Geistheiler der Nachkriegszeit, finden sich Spuren des Mesmerismus, aber auch der religiösen Heilung. Er benutzte magnetisch „aufgeladene" Stanniolkugeln, die er den

Kranken in die Hände drückte, mit der Frage, ob sie etwas verspürten. Sie sollten mit nach oben geöffneten Armen den von ihm übermittelten (göttlichen) Heilungsstrom empfangen. Der Ansturm war enorm: Allein im Jahr 1946 suchten ihn täglich Tausende Hilfesuchende auf (es gibt sogar Wochenschaufilme, die den Massenandrang zeigen). Die Zeitschrift „Revue" finanzierte eine Untersuchung der Behandlungen an der psychosomatischen Abteilung der Universitätsklinik Heidelberg, die damals unter der Leitung Viktor v. Weizsäckers stand und die zu einem recht positiven Ergebnis kam[115]. Man erwog sogar, in Bayern ein Behandlungszentrum zu errichten, in dem Gröning mit Ärzten zusammenarbeiten sollte. Dazu kam es allerdings nie. Gröning wurde zweimal wegen Verstoßes gegen das Heilpraktikergesetz vor Gericht gestellt (der erste Prozeß endete mit einem Freispruch, bei dem zweiten wurde das endgültige Urteil nicht gesprochen, da Gröning vor Abschluß des Prozesses starb).

Auch nach dem Tod Grönings existieren noch heute in Österreich und Deutschland zahlreiche Gemeinschaften, die nach seiner Methode arbeiten und auch davon überzeugt sind, daß der Verstorbene selbst mithilft, die Wunder zu realisieren. Auch eine Heilerin dieser Methode ist in den vorangegangenen Kapiteln zu Wort gekommen.

Repräsentative Umfragen zeigen die ungebrochene Bereitschaft der Bevölkerung, sich von Geistheilern behandeln zu lassen. So würden sich 65% der deutschen Bevölkerung einem medizinischen Laien mit besonderen Heilfähigkeiten anvertrauen, wenn sie unheilbar erkrankt wären[116]; 70% glauben, daß es Menschen gibt, die Krankheiten heilen können, selbst dann, wenn die Ärzte nicht mehr weiterwissen.[117] Bei einer Umfrage in der Schweiz gaben 11% der befragten Erwachsenen an, daß sie sich schon einmal von einem Geistheiler hatten behandeln lassen, 58% davon bezeichneten diese Behandlung als erfolgreich.[118] In Österreich geben 76% der sich derzeit bei Geistheilern in Behandlung befindenden Klienten an, eine deutliche Verbesserung zu erfahren, wobei 88% der Klienten an ein Leben nach dem Tod (im Gegensatz zu 52% der österreichischen Gesamtbevölkerung), 67% an einen Himmel (Österreichdurchschnitt: 40%), 90% an Wunder (Österreichdurchschnitt: 60%) glauben und immerhin 68% angeben, schon einmal mediale Verbindung zu einem Verstorbenen gehabt zu haben (Österreichdurchschnitt: 28%).[119]

Wie auch die vorliegende Studie zeigt, bieten magische, spirituelle, (neu)religiöse Heilverfahren – ob sie nun traditionelle Elemente enthalten oder modernisiert sind – nach wie vor und tendenziell wieder in einem verstärkten Ausmaß ordnungsstiftende Erklärungsmuster, Mittel zur Veränderung, Orientierungshilfen und die Möglichkeit des optimistischen Selbstschutzes.

GEISTIGES HEILEN UND „NEUE SPIRITUALITÄT": MAGISCHE TECHNIKEN IN DER MODERNEN GESELLSCHAFT

DEUTLICHE VERBESSERUNG
DER SUBJEKTIVEN BEFINDLICHKEIT

Der Trend, metaphysiche Erklärungen für Lebenszusammenhänge, Krisensituationen und somit auch für die Bewältigung von Krankheit, Leid und Tod heranzuziehen, ist im Steigen begriffen. Demgemäß erfährt auch die Geistheilung – in all ihren unterschiedlichen Varianten – neue Aktualität. Insbesondere in Österreich ist – im Gegensatz zu Großbritannien oder auch zu Deutschland – die Diskussion über Geistheilung stark emotional und ideologisch geprägt. Durch Feindseligkeit, Ablehnung, Lächerlichmachen oder Kriminalisieren ist jedoch keinem weitverbreiteten und damit gesellschaftlich relevanten Phänomen beizukommen. Obwohl bei der Auswahl der in diesem Buch zu Wort kommenden Heilerinnen und Heiler besonders auf „Seriosität" geachtet wurde, ist es für die behandelten Fragen irrelevant, ob nun ein „wirklicher Schamane" oder ein „unwirklicher Scharlatan" „wirkliche oder eingebildete Heilung" auslöst. Vielmehr geht es um die individuelle und soziale Bedeutung, die der geistigen Heilung von den Akteuren zugeschrieben wird und damit um die individuellen und gesellschaftlichen Konsequenzen derselben. Die Soziologie muß sich, was die medizinische Überprüfung von Heilverfahren betrifft, schlichtweg für inkompetent erklären; ihr Erklärungswert liegt hier in der Rekonstruktion von subjektiv wahrgenommener Realität – unabhängig davon, ob der Patient, der sich geheilt sieht, zwei Jahre später dem Krebs erliegt oder ob der unheilbar Kranke noch 20 Jahre lang lebt. Die subjektiv wahrgenommene Realität spricht eine eindeutige Sprache: 76% der Klienten von Geistheilern geben an, eine deutliche Verbesserung des subjektiven Befindens erfahren zu haben![120]

Durch die Ausgrenzung dieser Tatsache in der gesellschaftlichen Diskussion wird ein Tabubereich geschaffen, in dem es vor allem jene Patienten schwer haben, die sowohl klinische Therapien als auch geistige Heilung in Anspruch nehmen. Oft können sie dies nicht einmal ihren nächsten Verwandten mitteilen, weil sie die vielfach berechtigte Angst haben, als „Spinner" abgetan zu werden. Zu dieser Polarisierung tragen auch die Medien bei. Mit großer Regelmäßigkeit gelangen genau jene Fälle in die Schlagzeilen, die nicht repräsentativ für die Einstellung und die Arbeitsweisen, für das Selbstverständnis der großen Mehrheit der Heilerinnen und Heiler sind und die jene drei Haltungen in sich vereinen, die in der Regel strikt abgelehnt werden:

– das Geben eines Heilungsversprechens,

– die Ablehnung von als notwendig erachteten medizinischen Therapien,
– finanzielle Bereicherung.

Auch im „Fall Olivia", der die österreichischen Medien lange Zeit in Aufregung versetzt hatte, trafen zumindest in der medialen Präsentation alle drei „Kardinalsünden" zu. Dies sind Ausnahmefälle. Die meisten Heilerinnen und Heiler arbeiten in Österreich jahrzehntelang, ohne im Rampenlicht zu stehen, ohne Werbung für sich zu machen, auch weil sie durch Mundpropaganda ohnedies über eine ausreichende Klientel verfügen, ohne Heilungsversprechen zu geben oder von schulmedizinischer Behandlung abzuraten und ohne fixe Bezahlung, sondern auf der Basis freiwilliger Sach- und Geldspenden.

In der kultursoziologischen Perspektive haben wir es bei der Geistheilung mit einem interessanten Phänomen zu tun, das in der Geschichte der Menschheit bis zum Anfang der mündlichen und schriftlichen Überlieferungen zurückverfolgt werden kann, stets Teil eines religiösen und magischen Kosmos war und auch durch die Bewegungen der „Neuen Spiritualität" wieder verstärkt in das Bewußtsein der Bewohner der westlichen Industriestaaten gedrungen ist. Die Veränderungen von magischen Vorstellungen lassen sich immer auch als Spiegel von gesellschaftlichen Veränderungen begreifen. Nach einer Phase starker Diesseitigkeit – insbesondere in den 50er und 60er Jahren – hat in den letzten drei Jahrzehnten eine Gegenbewegung eingesetzt, die sich verstärkt auf metaphysische und magische Erklärungen beruft. Diese Formen neuer Religiosität freilich sind in die Sphäre des Privaten verlegt. Sie haben – entgegen den „alten Religionen" – keinen normativen, die Mehrzahl der Gesellschaftsmitglieder bindenden Charakter mehr und werden von Subkulturen getragen. Subkulturen, die nicht länger den gesellschaftlichen Konsens einer rationalistischen Weltsicht teilen wollen. Diese Privatisierung des Religiösen ist zweifelsohne eine Folge der Modernisierung aller Lebensbereiche.

Für mehr als vier Fünftel der heute lebenden Menschen sind metaphysische Wirklichkeiten, spirituelle Wesen, paranormale Ereignisse, magische Manipulation und auch spirituelle Heilung eine zweifelsfrei feststehende Realität. Die überwiegende Mehrheit dieser Menschen lebt in den armen, sogenannten unterentwickelten Ländern dieser Welt. Verweltlichung, naturwissenschaftliches Weltbild, Agnostizismus, religiöser Individualismus und kategorischer Skeptizismus sind auch heute noch „Privilegien" reicher Gesellschaften. Der Reichtum wird als Folge der „rationalen Weltsicht" interpretiert: Religionsdemontage, Abbau von magischen Sichtweisen, Modernisierung von Werten und Normen, Egalisierung der Rechtssysteme sind ursächlich an Individualisierung, wirtschaftlichen Aufschwung, Lohnarbeit, Auflösung der Großfamilie, Begründung individueller Bedürfnisse und Konsumorientierungen gebunden. In diesen reichen Ländern mag das Ansinnen, durch magische Rituale, durch Gebet oder andere spirituelle Techniken physische Heilung zu erfahren, nach wie vor für viele kurios oder anachronistisch oder schlichtweg verrückt anmuten. In einem Slum in Caracas, in einem afrikanischen Dorf, auf Haiti oder auf einer Insel im Südpazifik hingegen wäre es schlichtweg absurd, dieses Ansinnen auch nur in Zweifel zu ziehen. Die lebensweltliche Verankerung der Magie in „armen" Gesellschaften ist weitgehend ungebrochen.

Entgegen den offiziellen Dogmen der „Wissenschaftlichkeit" und des „Pragmatismus" rumoren die „Irrationalitäten" im religiösen und spirituellen Bereich seit geraumer Zeit auch wieder verstärkt in den „reichen" Gesellschaften. Offenbar hat die Doktrin der Verweltlichung aller Lebensbereiche ein Vakuum hinterlassen, das zur Entdeckung „neuer Bedürfnisse" und auch zur Renaissance magischer Weltbilder – zumindest teilweise – geführt hat. Dies wird – neben anderen Bereichen – vor allem auf dem Feld der Geistheilung sichtbar. Aus einer kultursoziologischen Perspektive heraus ist dies weder begrüßenswert noch beunruhigend, sondern Ausdruck einer Gesellschaft, die – entgegen den Vorstellungen der Aufklärung – nicht gelernt hat, ihre Legitimität zur Gänze aus „sich selbst heraus" zu begründen. Um das Verhältnis zwischen sogenannter Irrationalität und Vernunft, zwischen Magie und aufgeklärter, säkularer Welt, zwischen „Neuer Spiritualität" und moderner Gesellschaft soll es in den folgenden Kapiteln gehen.

RATIONALITÄT UND UNVERNUNFT

Mit einigen Verzögerungen – im Vergleich zu den Naturwissenschaften – wurde auch in den Gesellschaftswissenschaften in den zwanziger und dreißiger Jahren des 19. Jahrhunderts jener geistesgeschichtliche Schritt vollzogen, der die Reflexion der Menschen über sich selbst auf eine naturwissenschaftliche Grundlage stellen sollte. Der französische Gelehrte Auguste Comte (1798–1857) definiert drei Stadien, die aus seiner Sicht von allen Gesellschaften und Kulturen gleichermaßen durchlaufen werden:[121]

Im „theologischen Stadium" herrschen animistische und fetischistische Glaubensvorstellungen, die Natur ist beseelt, Geister und die Seelen von Verstorbenen beeinflussen die Lebenden. Im Zuge der Entstehung des altpersischen Reiches und der griechischen Stadtstaatengründung kommt es zur Arbeitsteilung und zur Rückführung der „niedrigen Geistwesen" auf stärker vermenschlichte Götter. Schließlich wird der Götterhimmel durch den jüdischen Monotheismus bzw. die „Nachfolgereligionen" Christentum und Islam verdrängt. In diesem Stadium beruht die Ursache-Wirkung-Erklärung „allein" auf theologischen Prinzipien.

Das „metaphysische bzw. abstrakte Stadium", wie Auguste Comte es auch nennt, beginnt mit der rationalen, neuzeitlichen Philosophie und mit der Demontage des theologischen und geozentrischen Weltbildes. Die Gottesbilder werden verweltlicht und in philosophische Kategorien gefaßt. So glaubte etwa Isaac Newton, daß die Welt zwar durch sich selbst funktioniert, aber einen energetischen Anstoß von „außen" benötigt, der aus der irdischen Mechanik nicht erklärbar ist. Gottfried Wilhelm Leibniz vertritt dagegen bereits den „positivistischen" Standpunkt; für ihn ist die Welt ein unabhängiges, „selbstbezügliches System".[122] In diesem Stadium herrschen noch „Sinnsuche" und metaphysische Bedürfnisse vor – ein Stadium, das sich freilich nicht mehr in religiösen Kategorien allein, sondern vorwiegend in philosophischer Spekulation artikuliert.

Die höchste Form des Denkens freilich sieht Comte im „positiven Stadium" erreicht. Hier gibt es keine metaphysischen Erklärungszusammenhänge mehr. Die Geschichte und die soziale Ordnung werden „machbar", das Wissen beruht allein auf positiver Erkenntnis, das Denken über sich und die Welt ist an den Naturwissenschaften orientiert – Experiment, Beobachtung, Messung! Bei diesen Erkenntnisprozessen geht es um eine Annäherung des Wissens an die Wirklichkeit, keineswegs mehr um die metaphysische Wahrheit, die hinter den

Dingen liegt. Konsequenz daraus ist eine funktionale, rationale Lebensausrichtung, die die Vernunft auf allen Beziehungsebenen des menschlichen Umgangs miteinander einführt. Und das Ende jeglicher Metaphysik und Magie.

Mehr als 170 Jahre nach den Veröffentlichungen Auguste Comtes existiert keine Gesellschaft, in der sich der Zugang zur Welt nach den Kriterien des positiven Stadiums gestaltet. In allen uns bekannten Gesellschaften koexistieren Vorstellungen aller drei Phasen, wobei mit zunehmender gesellschaftlicher Entwicklung und Differenzierung freilich die Organisation des Staates, der Wirtschaft, des Rechtssystems, der Politik etc. nach „positiven" Kriterien strukturiert wird, also keiner „metaphysischen", sondern einer „rationalen" Begründung und Legitimität bedarf. Metaphysische Welterklärung wird, wie das „Religiöse" selbst, in den Bereich des Privaten verlegt; die im Menschenrechtskodex festgeschriebene Religionsfreiheit garantiert die Pluralität der Weltbilder. Szientismus, Empirismus, Rationalismus und Materialismus haben nichts an der Tatsache geändert, daß Menschen – auch in westlichen Gesellschaften – an Himmel und Hölle glauben, sich vor Geistern fürchten oder ihren Kindern vor dem ersten Schulweg ein schützendes Amulett um den Hals hängen.

Trotzdem hat der positivistische Paradigmenwechsel, den Comte stellvertretend für seine Generation formuliert, eine zentrale These in die Gesellschaftswissenschaften eingeführt, die auch die großen soziologischen Schulen im 20. Jahrhundert bestimmt: die These der zunehmenden Rationalisierung des menschlichen Handelns im Verlauf der Geschichte und damit die zunehmende Rationalisierung der Gesellschaft und ihrer Institutionen. Diese Ausrichtung findet sich zum Beispiel bei Karl Marx, Emile Durkheim, Max Weber und Sigmund Freud. Auch die Geschichte der Soziologie als akademische Disziplin ist eine Geschichte der Religionsdemontage. Die Soziologie ist angetreten, die gesellschaftlichen Bedingungen analytisch zu durchdringen und ihren Beitrag zum Abbau eines wie immer gearteten Gottesgnadentums zu leisten. Erst in den letzten zwei Jahrzehnten ist die zentrale Rationalisierungsthese in der Kultursoziologie stärker in Zweifel gezogen worden.

Dieser Zweifel beruht einerseits auf „metaphysischer Substitution" – wie sie in Jugend- und Drogenkulturen, fundamentalistisch-religiösen Bewegungen, neuem Okkultismus, neuer Spiritualität, New Age, Astrologie etc. sichtbar wird –, andererseits auf der postmodernen „Auflösung des Subjekts" und damit der „Wirklichkeit". Zwischen Cyber Space, Datenhighway, räumlich und zeitlich entgrenzten Bezugssystemen löst sich die Individualität in einer globalisierten, digital bestimmten Welt – zumindest in der westlichen Wahrnehmung – zusehends auf. Umweltkatastrophen, atomare Bedrohung, fortschreitende soziale

Differenzierung und Ungleichheit, kriegerische Auseinandersetzung, Marginalisierung ganzer Kontinente und „selbstgeschaffene" humanitäre Katastrophen unvorstellbaren Ausmaßes lassen auch in der westlichen Welt die Frage akut werden, ob man tatsächlich so rational agiere, wie man vorgibt. Sollte die Vorstellung einer nach Kriterien der Vernunft geprägten Welt – entgegen der Annahme der „Positivisten" – an ihre Grenzen gestoßen sein, noch bevor diese Vorstellung von der Mehrheit der auf diesem Planeten lebenden Menschen überhaupt geteilt wird?

Die kultursoziologische Untersuchung über Geistheilung verdeutlicht die Problematik der Rationalisierung. Wie uns die Ethnographie und die Kulturanthropologie gezeigt haben, kann eine Handlung nur rational in „bezug auf etwas" sein. Rationalität ist relativ; objektive Rationalität gibt es genausowenig wie objektive Irrationalität. Eine Kopfjagd kann im Hinblick auf die Erreichung von männlichem Sozialprestige in einer archaischen Gesellschaft rational sein, wohingegen es in einer Gesellschaft, in der der Staat das Gewaltmonopol innehat, irrational wäre, mit seinen Feinden nicht Frieden zu schließen. Für meine eigene Mutter, eine zutiefst fromme Frau, war es rational, stundenlang im Stephansdom zu beten, als mein Vater schwer erkrankte. Irrational wäre es für sie gewesen, langwierigen Konsultationen der Ärzte beizuwohnen, denn für sie lag das Schicksal meines Vaters schließlich in Gottes und nicht in der Ärzte Hand. Sie erfüllte damit das Hauptkriterium der magischen Handlung, wie sie in der Kulturanthropologie verstanden wird: den Glauben an materielle Manipulation durch unsichtbare metaphysische Kräfte.

Ob es sich nun um ein christliches Gebet oder um ein schamanisches Ritual handelt, es gibt keine „vernünftigen" Kriterien, um die Gültigkeit dieser Seinsordnung zu beweisen oder zu widerlegen. Im magischen Kosmos lassen sich Zusammenhänge postulieren, die auf empirischem Wege – durch Wiederholung, Experiment, Messung – nicht überprüfbar sind. Wären sie es, wären sie nicht magisch. Sie deswegen freilich in den Bereich der Irrationalität zu verweisen, entbehrt jeder Logik. Wenn ein in einem bestimmten Winkel vom Baum gefallener Ast einem venezolanischen Brujo (Hexer) den Weg zu einem Ort weist, wo er eine wichtige Vision empfangen wird, so ist es in seiner Welt durchaus „rational", dieser Richtung zu folgen. „Irrational", weil nicht zum Ziel führend, wäre es, die Gegenrichtung einzuschlagen. Er wird seine Vision haben – oder glauben, sie zu haben. Für die daraus entstehende Konsequenz, das Handeln – und nur dafür interessiert sich die Soziologie –, ist das einerlei.

MAGISCHE GEGENWELTEN ZUR „RATIONALEN WIRKLICHKEIT"

Als Folge der „Privatisierung" des Religiösen erscheinen die magischen Welten in der modernen Gesellschaft oft als heterogene Wirklichkeitskonstruktionen. Der kleinste gemeinsame Nenner in der Verwirklichung des zeitgenössischen „spirituellen Anliegens" könnte mit der Schaffung einer „Welt wider die Welt des Materiellen" umschrieben werden, die auch unsichtbaren Kriterien und Zusamenhängen folgt. Das spirituelle Bedürfnis scheint innerhalb herkömmlicher traditioneller Institutionen und Sinnvermittlungsinstanzen oft nicht mehr oder nur unzureichend zu befriedigen zu sein. Allein der Begriff „Bedürfnis" zeigt den Verwertungszusammenhang in einer durchkapitalisierten Welt an, denn traditionelle Religion hat vorerst mit der „Befriedigung individueller Bedürfnisse" nichts zu tun. Traditionelle Religion ist Seinsordnung, definitive Wirklichkeitsfestlegung, die den Bedürfnissen der Menschen mehr oder weniger entsprechen kann. Diese sind aber nicht ihr Inhalt. Die kulturgeschichtliche Genese des „individuellen Bedürfnisses" ist eng an den Siegeszug des Kapitalismus und der Konsumorientierung gebunden, verläuft parallel zur Demontage der religiösen Weltsicht bzw. zur Rationalisierung der traditionellen Religion. Nicht das Mysterium, das Geheimnis, das Wunder, das scheinbar „Irrationale" steht im Vordergrund der religiösen Erkenntnisse einer Rationalreligion, sondern der theologische Diskurs.

Wenn der offizielle Katholizismus – verglichen mit dem Protestantismus doch mit beachtlicher zeitlicher Verzögerung – diesen Schritt in Richtung Rationalreligion, trotz „konservativer Gegenbewegungen", weitgehend vollzogen hat, so korrespondiert dies mit der „vernunftgeleiteten" Begründung der neuzeitlichen Lebenswelt. Reflexion und Abstraktion liegen dieser zugrunde, auch wenn die menschlichen Übergangsstadien nach wie vor durch religiöse Zeremonien rituell verwaltet werden – zum Beispiel durch Taufe, Hochzeit, Tod: „Die säkularisierte Version einer praktischen Religion verkörpert sich in der Alltagskultur moderner Gesellschaften. In dem Maße, wie die moderne Religion in Richtung theoretische Reflexion und Abstraktion evolviert, wurde die Alltagsreligion zu dem Noch-Nicht-Überwundenen, zum traditionellen Rest einer im übrigen überwundenen Religion", schreibt der deutsche Soziologe Klaus Eder[123].

Trotz dieser Relikte ist die „offizielle, religiöse Symbolisierung" in westlichen Industriestaaten eine in den Bereich des Privaten verlegte individuelle Glaubensangelegenheit. Dort, jenseits des öffentlichen Raumes, findet eine Besinnung auf neue Formen der Spiritualität außerhalb der offiziellen, religiösen Symbolisierung statt. Der Leere der Säkularisierung kann innerhalb der christlichen Kirchen und vor allem im Katholizismus durch eine teilweise Renaissance der Spiritualität, die metaphysische Bedürfnisse auffangen soll, begegnet werden. Insbesondere der neue Konservatismus trägt dazu bei. Gerade das geistige Heilen ist ein Bereich, in dem die Schnittstelle zwischen säkularer, primär auf Ethik beruhender Religiosität und spirituellem Mystizismus ersichtlich wird. So ergibt sich ein Nebeneinander von kirchlich noch immer legitimierten oder stillschweigend geduldeten magischen „Relikten" und neuen spirituellen Interpretationen. Der Ort dieser magischen Restauration ist freilich – entgegen manchmal anderslautender kirchlicher Doktrin – primär in den Bereich privater Beliebigkeit verlegt.

Abermillionen Menschen haben in der westlichen Welt den Kirchen der Elterngeneration den Rücken gekehrt. Seit den sechziger Jahren ist die „religiöse Suche" geradezu ein Muß für städtisch geprägte Mittelschichtskinder geworden. Jedem scheint es unbenommen, die Welt und die Wahrheit jeweils neu zu ergründen. Hierfür wird tief in den Fundus aller möglichen Kulturen gegriffen: vom Buddhismus, Hinduismus, Taoismus, den „Weisheiten" archaischer Kulturen bis hin zum Schamanismus. Da sich die Wissensproduktion im Religiösen individualisiert, werden die „Priester-Kasten" demontiert, zuweilen aber auch über den Umweg des Guruismus wieder eingeführt. In den meisten Gesellschaften existieren animistische, theistische und ethische Formen religiöser Symbolisierung nebeneinander. Gesellschaften mit fehlender politischer Institutionalisierung kennen, im Gegensatz zu hierarchisierten Gesellschaften, die durch eine eigene Klasse verwaltete „richtige Glaubenslehre" nicht. Die Kritik an der Hierarchisierung und an den Institutionen der westlichen Gesellschaften durch die Jugendbewegungen in den letzten vier Dekaden hat zwangsläufig zu einer – philosophisch schon seit Beginn des 19. Jahrhunderts eingeforderten – Demontage der „richtigen Glaubenslehre" und ihrer Verwalter geführt. Gleichzeitig hat die „Neue Spiritualität" in ihrem Drang, Wissen und Wahrheit zu produzieren, „alte Weisheiten" eingefordert, die entweder aus ethnographischen Zusammenhängen oder aus dem Fundus nicht mehr existenter Kulturen stammen. So manche dieser „neuen alten Wahrheiten" haben ihre Inhalte durch neue Formen der Institutionalisierung abermals verabsolutiert.

Die Integration unterschiedlichster Religionselemente in bestehende Symbolsysteme bezeichnet die religionssoziologische Forschung als „Synkretismus". Insofern ist in dieser Studie der auf außereuropäischen Erfahrungen und Kulturtechniken aufbauende Neoschamanismus als „Ethnosynkretismus" ausgewiesen worden. Entgegen der Geistheilung im volksreligiösen Kontext erweist sich der Neoschamanismus als vorwiegend urbanes Phänomen, getragen von eher intellektuell orientierten Menschen mit Erfahrungen im Bereich komplementärer Heilverfahren und auch einer gewissen Nähe zum psychotherapeutischen Ansatz. Großer Wert wird auf „Authentizität" gelegt, auch um sich von der Beliebigkeit des „New Age" und der „Neuen Spiritualität" abzugrenzen. Auch daß der Schamanismus ein universales Phänomen ist, dessen Grundmuster und Strukturen in nahezu allen Kulturen, auch in unserer eigenen, anzutreffen sind, wird betont. Weil Schamanismus Technik, also Prozeß, ist, ist er deshalb mit rein esoterischen Sinnstiftungsprozessen nicht gleichzusetzen.

Schamanische Technik und Umgang mit Welt vermischen sich in vielerlei Facetten mit Sinnelementen, die aus den Bereichen „New Age" und „Neue Spiritualität" genommen sind und deren Rekonstruktion nicht immer einfach ist. Sowohl der volksreligiösen Geistheilung als auch dem Neoschamanismus liegen magische Bezugssysteme zugrunde, die erst durch die beschriebenen spirituellen Bewegungen wieder in das Bewußtsein der westlichen Welt gerückt sind. Ob es sich nun um originäre Vorstellungen, authentische Darstellungen oder um „wirkliches" Wissen handelt, die sich synkretistisch mit den Elementen unserer „eigenen Kultur" vermischen oder nicht, ist für das Ergebnis dieser Untersuchung nur von geringer Bedeutung. Zentral ist das Faktum, daß eine Gegenwelt zu rationalistischen Erklärungskonzepten von Wirklichkeit geschaffen wird. Gegenwelt deshalb, weil die Akteure, die Geistheilerinnen und Geistheiler selbst ihre subjektive, durch Spiritualität geprägte Wirklichkeit als eine solche qualifizieren! Eine Spiritualität, die nicht nur „Wohlbefinden" und mitunter auch „Sinn" zu stiften vermag, sondern die in letzter Konsequenz auch umfassend heilt.

Öffentliche Institutionen, die mit symbolischen Ritualen mythologische Verbindungen schaffen und das „Bedürfnis" nach spirituell-religiöser Aufhebung der Daseinsbedingungen befriedigen, gehören im urbanen Westen größtenteils der Geschichte an. An ihre Stelle sind Arztpraxen und Krankenanstalten getreten. Ungeachtet der fortschreitenden Verweltlichung finden sich auch außerhalb „spiritueller Bewegungen" archaische Elemente wieder: Von den monotonen, an Heilungsrituale gemahnenden Rhythmen der europäischen Disco- und Technokultur bis hin zu Drogen und kollektiven Hysterien ließe sich der Katalog von Phänomenen fortschreiben, die allesamt die detaillierte Wahrnehmung der Realität in quasi-ekstatische Bewußtseinszustände auflösen und eine psychische Entlastungsfunktion ausüben. Die Suche nach „Heilung" in ekstatischen oder außeralltäglichen Zuständen geht oft ohne differenziertes spirituelles Bewußtsein vonstatten, „irrationale" oder als „psychopathologisch" ausgewiesene Gegenwelten sind Bestandteil unserer eigenen Kultur. Der große Unterschied zu vorindustriellen Zeiten freilich besteht darin, daß sie keiner rituellen Kontrolle unterliegen, daß auch sie in die Eigenverantwortlichkeit des Individuums verlegt werden und daß Ekstase oder Anomalie entweder ausgegrenzt oder zwangsdiszipliniert werden.

Abgesehen von diesen magischen Parallelen hat sich ein breites Spektrum an Heilungs- und damit Glaubensangeboten etabliert, das direkt auf magische Einflußnahme – vergleichbar den archaischen Systemen – aufbaut. Religionssoziologisch bedeutet dies eine Wiederbelebung von Weltbildkonzepten, deren Ursprung vor dem Beginn der neuzeitlichen Polarisierung von Seele und Körper, Natur und Kultur, Ich und Gesellschaft, Staat und Recht liegt. All diesen Ansätzen gemeinsam ist die Schaffung einer Gegenwelt zu den herkömmlichen körper- und seelenverwaltenden Ordnungen. Herkömmliche Institutionen und Welterklärungskonzepte bieten für die Mehrheit der Geistheilerinnen und Geistheiler, aber auch für die Mehrheit der Klienten[124] nicht mehr den geeigneten Rahmen für die Heilung von Seele und Körper. Ein anderes Konzept von Heilung setzt ein anderes Konzept von Krankheit voraus als jenes, das der naturwissenschaftlich-funktionalistischen Medizin zugrunde liegt.

GEISTHEILUNG – NICHT NUR, ABER AUCH EIN TEIL DES „SPIRITUELLEN SUPERMARKTS"

Eine kultursoziologische Untersuchung über Geistheilung bewegt sich auf schwierigem Terrain: Denn einerseits ist das Angebot spiritueller Heilverfahren Teil des teilweise hoch spekulativen Esoteriksupermarkts, andererseits hat man es mit Verfahrensweisen zu tun, die man als Kulturanthropologe von außereuropäischen Gesellschaften kennt bzw., wie im Fall der christlichen Gebetsheilung, auch aus der eigenen Kultur. So schwierig das Unterfangen auf der einen Seite scheint, so faszinierend ist es auf der anderen. Denn in der Rekonstruktion von individuellem Sinn erhellt sich auch stets die mythologische und damit historische Beziehung, die der einzelne im Verhältnis zum Kollektiv im Hinblick auf die Bewältigung der aktuellen Lebenssituation einnimmt. Diese Sichtweise gilt gleichermaßen für „modernistische" wie für sogenannte „authentische" spirituelle Bewegungen. Natürlich lassen sich diese nicht aus dem sozialen und politischen Kontext herauslösen; begünstigende und hemmende Faktoren für ideologische, das heißt Herrschaftsstrukturen legitimierende Elemente müssen analysiert werden, aber das kann nicht das zentrale Anliegen einer Untersuchung über spirituelle Heilung sein.

Es ist schon sonderbar: Vom Ethnologen wird erwartet, daß er mit Fleiß und Akribie zum Beispiel die Strukturen eines afrikanischen Magiesystems nachvollzieht. Die Stellung des Witch-Doctors (traditioneller Heiler, Hexer), die Anhäufung von Macht und die sich daraus ergebenden politischen Konsequenzen für die Gemeinschaft werden dabei ein Kapitel unter vielen sein. Nähert man sich demselben Forschungsgegenstand in einer industriellen Gesellschaft, so macht man sich in den Augen einiger verdächtig, wenn man den Schwerpunkt der Analyse nicht auf die politische Dimension legt. Dies dürfte auch damit zusammenhängen, daß in einer vermeintlich aufgeklärten Gesellschaft spirituelle Lebensstile samt dazugehörigem Esoteriksupermarkt oft – und zum Teil auch zu Recht – als unkritisch, systemstabilisierend und „verdummend" qualifiziert werden.

Worin nun bestehen die Gemeinsamkeiten und Unterschiede zwischen dem Esoteriksupermarkt und dem Feld der Geistheilung, wie es hier beschrieben wurde? Vereinfachend wird der Esoterikmarkt als Markt verstanden, auf dem unterschiedlichste Sinnstiftungskonzepte von unterschiedlicher Seriosität in medialer Vielfalt – von Büchern über Videos bis hin zu Seminaren – angeboten und konsumiert werden. Der Aspekt der Heilung nimmt in der Esoterik – bzw. in der modischen Form des New Age – einen zentralen Stellenwert ein. Ebenso das Ganzheitskonzept von „Sein" und „Universum", das „ganzheitliche Weltbild" und auch die Vorstellung von harmonisierenden Systemen. Nicht nur von der Wortbedeutung, sondern auch von der Praxis her versteht sich Esoterik als das im Inneren Erfahrene, das man nicht beliebig mitteilen kann. Diese Mitteilung bedarf einer gewissen Vorbereitung der Initiation, die für einen engeren Kreis bestimmt ist, trägt also Züge eines Geheimwissens. Das Wort „Esoterik" leitet sich vom griechischen „esoterikos" (innerlich, geheim) ab. Entgegen dieser ethymologischen Wurzel wendet sich die esoterische Botschaft aber immer mehr nach außen und wird „exoterisch". Die inneren Einsichten werden „ge-äußert", „ver-arbeitet" und dringen an das Licht der Öffentlichkeit. Es entstehen Formen offizieller Symbolisierung, aus denen ein Kriterienkatalog für esoterische Denkweisen und Weltbilder ableitbar wird. Die generalisierbare, esoterische Methode könnte so durch vier übersinnliche Stufen dargestellt werden, die auch als „Sinne" kategorisiert werden und in einer beliebig herausgegriffenen Esoterikveröffentlichung folgendermaßen beschrieben werden:[125]

- Der mystische Sinn oder das geistige Tasten. Jener, der es wagt nach der Essenz des Seins zu streben, wird diesen Sinn entwickeln.
- Der agnostische Sinn oder das geistige Hören: Trachtet dieser nun danach, das Erlebte nun auch wirklich zu verstehen, so wird sich der agnostische Sinn entfalten.
- Der magische Sinn oder das geistige Schauen: Durch die praktische Umsetzung der mystischen Erfahrungen wird der magische Sinn entstehen.
- Der philosophisch-hermetische Sinn oder das geistige Verstehen: All das Erlebte, Verstandene und Praktizierte soll nicht auf die gegenwärtige Zeit begrenzt sein. Durch die Entwicklung dieses Sinnes wird es ermöglicht, der zukünftigen Generation die Erfahrungen weiterzugeben und zu erhalten.

Trotz oder gerade wegen der Allgemeinheit dieser Aussage „beschreibt" sie recht gut die Vorstellung von Wissen oder Erkenntnisproduktion in der Esoterik. Für die Geistheilung bedeuten diese „methodischen Schritte" von Wissenserwerb vorweg einmal, der Krankheit einen „übergeordneten Sinn" zuzuschreiben, sie damit in einen Gesamtzusammenhang des Lebens zu stellen und damit die Polarität von Seele und Körper, auf die das neuzeitliche, funktionalistische Verständnis von Krankheit und Gesundheit aufbaut, zu überwinden. Die meisten der in dieser Untersuchung dargestellten Heilungsvorstellungen und Heilungsverfahren berufen sich in der einen oder anderen Form auf esoterische Erkenntnisproduktion. Zudem lassen sich allgemein-esoterische Motive ausmachen, die zeitgenössische Heiler stark verinnerlicht haben. Dabei wird vor allem auf drei mythologische Quellen zurückgegriffen, die in der gängigen Praxis miteinander verschmelzen.

Die in der abendländischen Kultur wurzelnde christliche Mystik wird durch viel zitierte historische Figuren, wie Meister Eckhart oder Hildegard von Bingen, zu einem wesentlichen Motiv.[126] Die ursprünglich aus Ägypten stammende hermetische Mythologie kann ebenso als Teil der abendländischen Kultur- und Religionsgeschichte angesehen werden, wobei sich die dritte Quelle auf den Komplex der Spiritualität des Schamanismus und auf außereuropäische Hochkulturen (Indien, China etc.) beruft. Den Importeuren und Konsumenten der außereuropäischen Heilslehren sind ethnologische Skrupel größtenteils fremd: Eine strenge Differenzierung nach Ursprung und ritueller Ausprägung wird weder in der Geistheilerpraxis noch in der esoterischen Literatur vorgenommen. Neben dem christlichen Verständnis umfassender Heilung und dem spirituellen Fundus archaischer Kulturen bedienen sich Geistheiler mit Vorliebe der „hermetischen" Tradition, die einen starken Einfluß auf die historischen Häresien ausgeübt hat.

Das hermetische Denken, in seiner Trivialisierung Teil des boomenden Esoteriksupermarkts, ist ein Element der christlichen oder schamanischen Heilverfahren. Da die „hermetischen Schriften" als Grundtexte der gesamten abendländischen Esoterik gelten und in den „hermetischen Gesetzen" die wesentlichen Sinnelemente für die Interpretation der geistigen Heilung enthalten sind, sollen sie im folgenden kurz zitiert werden:[127]

„Das Allseiende ist Geist, das Universum ist mental." Spricht der Hermetiker oder auch Heiler darüber, daß alles Geist ist, so meint er, daß die Quelle, die kosmische Wurzel alles Belebten und Unbelebten ein unendlicher Schöpfergott ist.

„Wie oben so unten, wie unten so oben." Es herrschen Ebenen vor, die das Verständnis des Menschen übersteigen. Er kann sehr wohl Feingefühl entwickeln, wenn er sich mit den tieferen Ebenen befaßt.

„Das Prinzip der Schwingungen": Das dritte Gesetz besagt, daß nichts stehenbleibt, sondern alles in Bewegung ist.

„Alles ist Dualität, alles besitzt Pole, gleich und ungleich sind dasselbe." Hieraus läßt sich ableiten, daß der Geist und die Materie zwei Pole der gleichen Sache sind. Dadurch sind sie austauschbar und somit kann die spirituelle Energie alles in der physischen Welt positiv beeinflussen.

„Alles fließt hinein und wieder heraus, alles besitzt seine Gezeiten, alles steigt und fällt." Der Heiler richtet sein Augenmerk auf den Rhythmus aller Dinge.

Infolgedessen ist er in der Lage, Schwankungen und Abweichungen zu erkennen und Heilungsenergie, die den Ausgleich wieder herstellt, dem Patienten zu übermitteln.

„Jede Ursache hat eine Wirkung, jede Wirkung hat eine Ursache." Dieses Gesetz geht davon aus, daß Krankheit durch eine Kette von Ereignissen entsteht.

„Das Prinzip der Geschlechtlichkeit: Geschlechtlichkeit in allem. Alles besitzt männliche und weibliche Elemente. Geschlecht manifestiert sich auf allen Ebenen." Jedes menschliche Wesen besitzt sowohl männlich-aggressive als auch weiblich-empfängliche Elemente.

Das hermetische Gedankengut stellt eine vielfach vorhandene esoterische Basis für den Wirkungszusammenhang des geistigen Heilens dar. Wichtig für die Beschreibung der Geistheilung als magisches Bezugssystem ist die Auffassung, daß es den Zufall nicht gibt. Der Zufall ist ein Produkt der „aufgeklärten" westlichen Welt. Magische Begründung schreibt der Krankheit eine direkte Ursache zu – zum Beispiel Verhexung –, auch wenn diese zum Zeitpunkt des Ausbruchs der Krankheit nicht ersichtlich ist. Physische Heilung ist dann die Freilegung dessen, was das ganzheitliche System aus dem Gleichgewicht gebracht hat. Das oberste Ziel ist die Erlangung und Erhaltung vollkommener physischer, psychischer und spiritueller Gesundheit. Viele Heiler verwenden den Begriff „Gesundung", denn es geht implizit nicht nur um physische Heilung.

Die Heiler sind sich jedoch bewußt, daß dieser Wunsch nach umfassender Gesundung nicht ein für allemal verwirklicht werden kann. Es ist ein ständiger Lern- und Erfahrungsprozeß, in dem sich der Mensch in Richtung Gesundheit oder Krankheit bewegt. Krankheit entsteht, wenn die Energieschwingungen defekt sind. Einerseits können die Schwingungen zu langsam sein und damit zu wenig bzw. zu grobe Energie ausstrahlen, andererseits können sie unregelmäßig, unharmonisch oder auch blockiert sein. Die auf esoterischen Vorstellungen aufbauende spirituelle Heilung versucht den normalen und gesunden Energiefluß wieder herzustellen. Ebenso bedeutet Krankheit ein Ausschlagen des Pendels in Richtung des negativen Pols. Dieser verursacht eine Störung und bringt somit den Menschen aus dem Gleichgewicht. Die häufigsten Krankheitserreger sind unsere Lebensweise und unbewältigte soziale Konflikte. Spirituelle Heiler sehen Krankheit nicht als Folge von krankheitserregenden Mikroorganismen, die den Körper befallen. Vielmehr repräsentiert das Wirksamwerden von Mikroorganismen die Symptome von einzelnen Problemen, die nun einmal auf ein seelisches Ungleichgewicht zurückzuführen sind.

Obgleich die Hermetik von kirchlicher Seite lange als Ketzerei verfolgt war, sind die esoterisch-hermetischen Vorstellungen teilweise in den Bereich der christlich-volksreligiösen Geistheilung vorgedrungen, wobei sich die Bilder natürlich an der christlichen Terminologie orientieren. Ein personaler Gott, Heilige und der Teufel können sich selbst bei gebetsheilenden Priestern mit „Schwingungsprinzipien", „Energieflüssen", „hermetischen Blockaden" oder der Vorstellung der „sich synthetisierenden Dualität" vermischen. Im Neoschamanismus lassen sich zwei große Strömungen unterscheiden: Die eine ist sehr auf „Authentizität" bedacht, arbeitet mit Geistern und Naturwesenheiten, bezieht sich vor allem auf animistische Glaubensvorstellungen bzw. auch auf teilweise „feministisch" geprägte Naturreligionen; die andere interpretiert das schamanische Handeln als Technik, als Praxis, die in vielfältigen Interpretationszusammenhängen stehen kann. Allen diesen Strömungen gemeinsam ist die Auflösung des materialistischen Wirklichkeitsbegriffes, die Negation des Zufallsprinzips, die Vorstellung von den Energieflüssen, das Konzept des physiologischen Gleichgewichts („Homöostasie") und die Akzeptanz metaphysischer Wesenheiten, die unsichtbarer Teil der sichtbaren Welt sind.

Geistheilung ist also auch, aber bei weitem nicht nur Teil des esoterischen Supermarkts. In der Pluralität der Verfahren und weltanschaulichen Hintergründe vermischen sich typisch esoterische bzw. hermetische Elemente mit christlichen und schamanischen Bezügen. Die Unterschiede lassen sich nur an Hand von Einzelfällen festmachen: So gibt es – wie weiter oben beschrieben – christliche Heiler, die eine „typische religiöse Suche", eine esoterische Wissensproduktion für ihre Fähigkeiten geltend machen, wohingegen für die traditionell katholischen Heiler im ländlichen Milieu alles Wissen auf direkter mündlicher oder schriftlicher Offenbarung (etwa der Heiligen Schrift) beruht. Es gibt Schamanen, die sich als Buddhisten oder Katholiken bezeichnen bzw. die sich überhaupt keiner definitiven religiösen Weltsicht zuordnen. Die Konstruktion von „Spiritualität" und von „religiösem Sinn" ist in weiten Bereichen der Geistheilung nicht mehr an klassisch-religiöse Strukturen gebunden. Davon sind zwar die heilenden Priester, nicht jedoch die christlichen Heiler ausgenommen. Die „Reinheit der Lehren" gibt es nicht mehr, und das religiös-spirituelle Angebot des esoterischen Supermarkts zeigt auch, daß danach auch nur begrenzt Nachfrage besteht.

„NEUE SPIRITUALITÄT" IM ZEITALTER DES „NACHMETAPHYSISCHEN DENKENS"

Das „New Age", das, wie Maria Wölflingseder[128] schreibt, eine „klare, zwingend schöne und menschliche Zukunft verkündet", ist nur ein Aspekt der „Neuen Spiritualität" und hängt nach Meinung der Autorin mit der Unfähigkeit zusammen, „Ungewißheit ertragen und unentschiedene Situationen aushalten zu können". Instantlösungen werden angeboten, deren Verwirklichungen in esoterischen Hierarchien gedacht werden. Jene, die „noch nicht so weit sind", erfassen einfach nicht den kosmisch vorausgesetzten Willen, das von Ewigkeit zu Ewigkeit vorhandene kosmische Sein, das sich symptomatisch im Ausbrechen eines neuen harmonischen Zeitalters spiegelt. Den Glauben an Karma und Wiedergeburt begleitet ein prinzipiell „positives Denken", das auch das Subjekt letztlich nur als Erscheinung begreift. Technik- und Fortschrittskritik ist ebenso ein impliziter Bestandteil des „New Age" wie die Berufung auf „spirituelle Vorbilder", auf jene, die in der esoterischen Wissensproduktion eben schon „weiter vorne stehen". Leid, Unterdrückung, Gewalt und die Rationalität von Macht und Herrschaft werden karmisch gesehen: Wenn man sie nicht mehr denkt, dann werden diese negativen Dinge auch verschwinden! Folgerichtig wird zunehmend nicht von „New Age", sondern von „Light Age" gesprochen. Die „Lichtphilosophien" basieren auf überzeitlich idealistischen Vorstellungen und meist geschlossenen Systemen und sind Teil des neu erweckten spirituellen Interesses im Rahmen der „Neuen Spiritualität".

Auch bei vielen Geistheilern ist der Einfluß der „Lichtphilosophien" klar ersichtlich. Der universelle Harmoniegedanke, die Bewußtseinsveränderung, die kosmische Pläne exekutiert, der generelle Rekurs auf das „positive Denken" und die Vorstellung der Materialisierung von bloßen Ideen gehören zu den lichtphilosophischen Anteilen, die sich mit christlichen und schamanischen Elementen verbinden. Dialektik und Polarität sind dem „New Age" – auf der hier referierten Bedeutungsebene – fremd; insofern stellt es einen definitiven Widerspruch zu dem dualen Kosmos des Katholizismus dar. Da existieren nämlich noch Himmel, Hölle, Tod und Teufel. Die Welt befindet sich, so wie auch der einzelne in einer Auseinandersetzung zwischen Gut und Böse, die auch individuelle Entscheidung abverlangt. Die Gespräche mit den Geistheilerinnen und Geistheilern zeigen sehr deutlich die Grenzen zwischen „lichtphilosophischen" und katholisch-volksreligiösen Weltbildern an.

Der dem „New Age" zuweilen gemachte Vorwurf, dieses Denken führe zu

Passivität und zu einer Entindividualisierung der eigenen Verantwortung, kann empirisch nicht nachvollzogen werden. Es dürfte eher das Gegenteil der Fall sein: denn der „Weg der spirituellen Heilung" wird sowohl von den Heilern – auch von jenen mit stark „lichtphilosophischen" Tendenzen – als auch von ihren Klienten als ursächlich eigenverantwortlich gesehen; niemand nimmt dem Kranken die mühseligen Schritte der Bewußtseinserweiterung und Ich-Findung ab. Dabei ist die aktive Auseinandersetzung mit den Konfliktfeldern und materiellen Problemen der Umwelt ebenso wichtig wie die Erweiterung des Spirituellen. Darüber hinaus zeigt die Klientenerhebung,[129] daß es in der untersuchten Population kein „Fatum", also kaum deterministische Vorstellungen von Schicksal gibt.

Wo es in der spirituellen Heilung Parallelen zur „Lichtphilosphie" gibt, handelt es sich im wesentlichen um die Vermittlung eines positiven Weltbildes, eines optimistischen Sinns und um die Vermittlung geschlossener Systeme, die in Krisenzeiten optimal entlasten. Es gibt zwar nicht mehr die „Reinheit der Lehren", aber jede Lehre vermittelt insgesamt die Aura der „ganzheitlichen" Erklärung. „Neue Spiritualität" ist geistige Suche, die in der modernen kapitalistischen Welt die Wissensproduktion millionenfach wiederholt. „Die New-Age-Welle und der Bild- und Sinnhunger ihrer Träger", schreibt Klaus Ottomeyer[130], „lassen sich besser verstehen und begreifen, wenn man sich vergegenwärtigt, daß die kapitalistische Ökonomie seit ihrer Geburt ein notorischer Sinnfresser ist. Sie ist nicht nur ein Arbeitskraft einverleibender und umweltzerstörender, sondern auch ein sinnfressender Moloch. Eine Zeitlang konnte der alltägliche Sinnbedarf der ihm unterworfenen Individuen noch aus übernommenen vorkapitalistischen Sinnsystemen, dem Christentum und der patriarchalen Familie befriedigt werden. Tendenziell alle bedeutsamen Lebensthemen wie Liebe und Tod sind ... in Frage gestellt, relativiert worden. Der Wunsch nach Echtheit, nach stabilen, tiefen Bedeutungen, bleibt."

Dieser Wunsch nach stabilen Bedeutungen wird vor allem dann aktuell, wenn Krankheit das Individuum in eine Krisensituation stellt, die durch das Fehlen kultureller Sinnstiftungskonzepte geprägt ist. Weder qualitativ hochwertige medizinische Betreuung noch Lebensberatung durch die akademische Psychologie vermögen in diesem Vakuum Abhilfe zu schaffen. Für viele ist die Krise die Initialzündung zum Aufbruch in die „Neue Spiritualität". Geistheilung „funktioniert" – in der Auffassung vieler Heiler – auch nur durch diese individuelle Lernhaltung. Sinne und Wahrnehmung sollen geöffnet werden für die „spirituelle Welt innerhalb der materiellen Welt". Aufgrund des Wunsches nach stabilen Bedeutungen finden alternative Heilmethoden, bis hin zur Geistheilung, weite Verbreitung. Jörg Wichmann[131] bemerkt dazu treffend, daß „die Seriosität derselben naturgemäß recht schwankend ist, da es noch keinen Konsens über Bewertungskriterien gibt!" Dieses Problem betrifft insgesamt den gesellschaftlichen Diskurs über Geistheilung, denn die einen wollen nur die medizinische Effizienz bewertet wissen, die anderen sehen in der Zufriedenheit der Klienten, in der Erhöhung der Lebensqualität, in der Vermittlung von Sinn im Leid einen wichtigen Beitrag zum Prozeß der Heilung. Es stellt sich schließlich die Frage nach den Kriterien einer rechtlichen Regelung für die Ausübung der geistigen Heilung.

Das Bedürfnis nach ganzheitlichen Erklärungen und die damit verbundene Wissenschaftskritik finden auch einen philosophiegeschichtlichen Ausdruck. Der deutsche Philosoph und Soziologe Jürgen Habermas konstatiert ein Ende der Metaphysik in der Philosophie, dem die Philosophie selbst nichts entgegenzustellen vermag, denn „die Autorität der Erfahrungswissenschaften zwang die Philosophie seit der Mitte des 19. Jahrhunderts zur Assimilation. Seitdem trägt die immer wieder einmal ausgerufene Rückkehr zur Metaphysik den Makel des bloß Reaktionären. Aber die Versuche einer Angleichung der Philosophie an Natur- oder Geisteswissenschaften oder an Logik und Mathematik schufen nur neue Probleme". [132]

Die Probleme bestehen darin, daß der rationale, wissenschaftliche Zugang zur Welt in der Nachfolge des oben dargestellten wissenschaftlichen Positivismus selbst zum Absoluten erhoben wurde: „Unklar geworden ist heute die Stellung zur Metaphysik. Eindeutig war lange Zeit die Haltung des Positivismus und seiner Nachfolger; er hatte die Fragestellungen der Metaphysik als sinnlos entlarvt – sie konnten als gegenstandslos beiseite geschoben werden. In diesem antimetaphysischen Furor verriet sich freilich die unaufgeklärte szientistische Absicht, das erfahrungswissenschaftliche Denken selbst zum Absoluten zu erheben. Zweideutig von Anbeginn waren die Anstrengungen Nietzsches, die Metaphysik zu überwinden. Heideggers Dekonstruktion der Geschichte der Metaphysik und Adornos Ideologiekritik an den verkappten Formen der modernen Ursprungsphilosophie hatten ihr Ziel in einer negativen Metaphysik, im Einkreisen dessen, was die Metaphysik immer schon gemeint und immer schon verfehlt hatte. Heute nun erhebt sich aus der Asche dieses Negativismus der Funke einer Erneuerung der Metaphysik – sei es eine nach Kant sich behauptende oder forsch hinter Kants transzendentale Dialektik zurückeilende Metaphysik. Diese ernster zu nehmenden Denkbewegungen oszillieren inmitten eines surrealen Kranzes geschlossener Weltbilder, die schlecht-spekulativ aus wissenschaftlichen Theoriestücken zusammengesetzt sind. ‚New Age' befriedigt auf ironische Weise das Bedürfnis nach dem verlorengegangenen Einen und Ganzen mit der abstrakt angerufenen Autorität eines immer undurchsichtiger werdenden Wissenschaftssystems. Aber geschlossene Weltbilder können sich im Meer eines dezentrierten Weltverständnisses nur auf abgeschirmten, subkulturellen Inseln stabilisieren". [133]

Die ganzheitliche Vorstellung wird seit dem 17. Jahrhundert durch die empirischen Methoden der aufblühenden Naturwissenschaften und seit dem 18. Jahrhundert durch den Formalismus in der Moral- und Rechtstheorie und schließlich im 19. Jahrhundert durch die historisch-hermeneutischen Wissenschaften durchbrochen. Die Erschütterung des philosophischen Erkenntnisprivilegs korrespondiert mit der Erschütterung der verbindlichen Durchsetzung religiöser kirchlicher Gebote und Moralprinzipien in der Alltagswelt. Einerseits leugnet der Subjektivismus die Idee von Ganzheit und Eins-Sein, andererseits wird sie in äußerst vulgärer Form in den totalitären nationalistischen Bewegungen des 20. Jahrhunderts, als „alles zermahlende Ideologie", wieder eingeführt. Die Trennung von Philosophie und Naturwissenschaften setzt eine definitive Differenz zwischen Innen und Außen, die die zentrale Unterscheidung der abendländischen Philosophie zwischen Wesen und Erscheinung ersetzt. Genau darum ging es aber in der philosophischen Metaphysik.

New-Age-Philosophien täuschen vor, in einem ganzheitlichen Verständnis unterschiedlichster Sinnsurrogate an diese Tradition anzuknüpfen, obwohl sie dieselbe explizit negieren. Die Metaphysik des auf Plato zurückgehenden philosophischen Idealismus steht in der langen Ahnenreihe von Augustinus und Thomas von Aquin, Descartes, Spinoza, bis Kant, Fichte, Schelling und Hegel. In dieser Ahnenreihe ist – jenseits der offiziellen Religion – die Differenz zwischen Wesen und Erscheinung, physisch-natürlicher und metaphysischer Welt erörtert worden. Wie eingangs dargelegt, hat der französische Philosoph Auguste Comte den Abgesang auf das metaphysische Stadium der Menschheitsgeschichte verfaßt. Zu Recht, denn die Philosophie hatte ihr Erkenntnisprivileg schon damals verloren, das sie durch die Angleichung an die Methodologie der Naturwissenschaften ebensowenig wettmachen konnte wie der Katholizismus den Verlust der lebensweltlichen Normen.

Geblieben ist ein vermitteltes Vakuum, in dem nach ganzheitlichen Sinnstrukturen gefragt wird. So wird Karl Marx Lügen gestraft, der Mitte des 19. Jahrhunderts vom „Verwesungsprozeß des absoluten Geistes" sprach. Er ist quicklebendig – auch als das tragende Fundament der Legitimation geistiger Heilweisen. Jürgen Habermas resümiert: „Nach der Metaphysik hat die philosophische Theorie ihren außeralltäglichen Status eingebüßt ... Auch nach dieser Deflationierung ist freilich der vollends profanierte Alltag gegen den erschütternd-subversiven Einbruch außeralltäglicher Ereignisse keineswegs immun geworden. Die ihrer Weltbildfunktionen weitgehend beraubte Religion ist, von außen betrachtet, nach wie vor unersetzlich für den normalisierenden Umgang mit dem Außeralltäglichen im Alltag. Deshalb koexistiert auch das nachmetaphysische Denken noch mit einer religiösen Praxis."[134]

Wir haben gezeigt, daß dem „erschütternd-subversiven Einbruch außeralltäglicher Ereignisse" wieder verstärkt durch spirituelle Konzepte und religiöse Sinnstiftung begegnet wird. Geistige Heilweisen sind rituelle Praktiken zur Bewältigung von Krisensituationen. Es geht um die Bewältigung von Krankheit, Schmerz, Leid und Tod. Philosophie und traditionelle Religionen haben in den urbanen Zentren der westlichen Welt weitgehend das Privileg der Sinnproduktion verloren. Die „Neue Spiritualität", die Suche nach befriedigenden Sinnangeboten und Lebensweisen in außereuropäischen Kulturen zeugen davon. Als geschlossene Systeme bedürfen sie der subkulturellen Legitimation und Organisation, denn der gesellschaftliche Konsens in den Industriestaaten des reichen Nordens steht entgegen anderslautender New-Age-Ideologien nach wie vor im Zeichen des nachmetaphysischen Denkens. Ausnahmen davon bilden stark katholisch geprägte Milieus, die insbesondere in ländlichen Gebieten noch auf eine gesellschaftsintegrative, religiöse Praxis zurückgreifen können. In diesen Milieus existieren auch noch selbstverständliche Formen der spirituellen Heilung, die in der volksreligiösen Kultur wurzeln und von vielen als Teil der noch lebendigen religiösen Tradition begriffen werden. Es ist auch keineswegs verwunderlich, daß auch „urbane Sinnsucher" diese Reste magischer Welten zunehmend konsultieren.

BEGEGNUNGEN IN EINEM AUSSERGEWÖHNLICHEN FORSCHUNGSFELD

Sigrid Awart

Mit einer Beschreibung meiner Beziehung zum Thema „geistiges Heilen" und meinen Erfahrungen mit den interviewten Personen versuche ich, einen Einblick in den Forschungsprozeß zu geben und die vielfältigen Perspektiven dieses Buches abzurunden. Mit welchen Vorurteilen, Affekten, Reaktionen, Rollenbildern ist man als SozialforscherIn bei einem Thema konfrontiert, das mit Religion, Krankheit, Tod und übernatürlichen Phänomenen zusammenhängt? Wenn sich ForscherInnen mit solchen Themen beschäftigen, die stark emotional besetzt sind, tauchen bei ihnen oft Abwehrmechanismen wie zum Beispiel Verleugnungen, Idealisierungen oder Exotisierungen auf. Wenn solche Reaktionen in die Untersuchungsergebnisse eingehen, werden diese verzerrt.[135] Ein reflektierter Umgang mit diesen Themen und den Beziehungen zu den Befragten – den Geistheilerinnen und Geistheilern – soll den Einfluß der Subjektivität der ForscherInnen transparent und somit handhabbar machen.[136]

Durch meine von empirischer Psychologie und Psychoanalyse geprägte Sozialisation stand ich dem Thema „Geistheilung" erst einmal skeptisch und mit dem Vorurteil gegenüber, daß alle diese übernatürlichen Phänomene „psychisch" erklärbar wären. Personen, die sich bei uns in Österreich mit spiritueller Heilung beschäftigen, hielt ich für gesellschaftliche Außenseiter, religiöse Fanatiker, kulturflüchtende Neurotiker oder als von der Schulmedizin enttäuschte PatientInnen. Nach weiteren Überlegungen änderte sich meine Betrachtungsweise, denn ich erinnerte mich an eigene Erfahrungen in diesem Bereich: Als ich bei meinen Feldforschungen in Papua Neuguinea einem Heilungsritual beiwohnte, bei dem Waldgeister zu Hilfe gerufen wurden, erschien mir dies nicht als etwas Außergewöhnliches. Im Rahmen meines Studiums nahm ich einmal an einer schamanischen Übung teil. Einige meiner Kolleginnen sagten damals, sie hätten so etwas Ähnliches wie einen zehnminütigen Orgasmus erlebt, ich hingegen verspürte Lähmungen an Armen und Beinen und die Angst, meine

Glieder nie wieder bewegen zu können – bis mir der Seminarleiter half, meine Krämpfe aufzulösen. Es war kein angenehmes Erlebnis, doch ich spürte damals große Kräfte, deren Herkunft ich mir nicht erklären konnte. Durch das Kennenlernen von ExpertInnen auf diesem Gebiet, die auch selbst schon über praktische Erfahrungen verfügten, lernte ich, daß es unterschiedlichste Motivationen gibt, sich mit diesem Thema auseinanderzusetzent – z.B. spirituelle Erlebnisse, Wissenschaft, Krankheit oder ein offenes Weltbild.

Die Vorstellung, daß die GeistheilerInnen „eigenartige Personen" sein würden, konnte ich zu diesem Zeitpunkt aber nicht ganz verwerfen. Wie sollte ich sie finden? Vorgewarnt durch Andrea Handsteiner,[137] die ihre Schwierigkeiten bei der Kontaktaufnahme mit Wendern und deren Abneigung gegen Journalisten bei ihrer Studie in Niederösterreich beschrieb, beschlossen wir, das Forschungsteam, uns sehr vorsichtig an diese Personen heranzutasten. Allein zu den Namen und Adressen zu gelangen, bedeutete monatelange Arbeit. Schließlich versandten wir Briefe, worin wir uns als sehr seriös und offen für das Thema darstellten, uns von den Medien abgrenzten und um Rückmeldung baten. Nur eine Geistheilerin und ein Pfarrer meldeten sich daraufhin bei mir. Alle anderen mußte ich selbst telefonisch kontaktieren. Ungefähr die Hälfte der GeistheilerInnen, mit denen ich am Telefon sprach, erwies sich als sehr freundlich, offen und kooperativ. Am unkompliziertesten war der Kontakt zu jenen, die die Person, die mich an sie vermittelt hatte, gut kannten. Nachdem bei den Telefonaten die GeistheilerInnen „sahen", daß ich Verspannungen im Rücken hatte oder meine Haarfarbe „brünett" ist, dachte ich, daß es beim Telefonieren mit diesem Personenkreis im Gegensatz zu allen anderen Menschen vielleicht nicht egal ist, wie man dabei gerade aussieht. Sicher ist sicher, dachte ich, und führte auch zu Hause meine abendlichen Telefonate mit Geistheilern nur im ordentlich bekleideten Zustand durch.

Ein Viertel der GeistheilerInnen, die ich angerufen hatte, lehnte das Interview ab, und ein weiteres konnte ich nach anfänglichem Mißtrauen für ein Interview gewinnen. Sicherung der Anonymität, die wissenschaftliche Bedeutung des Interviews, mein großes Interesse an ihrer Arbeit, meine Anpassung an jeden ihrer Terminvorschläge brachte diese Gruppe dann schließlich doch dazu, sich für ein Interview bereitzuerklären. Wir gingen selbstverständlich auch auf den Wunsch von einigen ein, ihnen den Interviewleitfaden oder nähere Informationen zu unserem Forschungsprojekt zuzusenden. Absagen rechtfertigten die GeistheilerInnen durch Mangel an Zeit, Probleme bezüglich der Legalität und das Zurückziehen von der heilenden Tätigkeit. Ein Geistheiler, der sein Können auch schon im Fernsehen demonstriert hatte, gab auf seinem Anrufbeantworter dreisprachig eine Telefonnummer in Frankreich durch, wo er sich zur Zeit aufhielt. Eine oberösterreichische Warzenbesprecherin meinte zu ihrer Tätigkeit: „Da gibt es kaum etwas darüber zu erzählen, und was es gibt, kann ich Ihnen nicht sagen."

Am aufwendigsten war die Kontaktaufnahme mit einem international bekannten Tiroler Arzt und Geistheiler. Nach mehrmaligem Schreiben und zahlreichen nächtlichen Telefongesprächen mit der Ordinationshilfe des Heilers (von acht Uhr abends bis zwei Uhr früh behandelt er seine PatientInnen) hatte ich plötzlich einmal den Geistheiler höchstpersönlich in der Leitung. Mit wissenschaftlicher Argumentation, Lobpreisungen seines Könnens und in bittender Haltung versuchte ich ihn für ein Interview zu gewinnen. Er entgegnete, er habe so viel zu tun, hunderte Leute kämen jeden Tag zu ihm, frühestens in einigen Monaten wäre ein Termin möglich. Als ich mich schließlich zu diesem späteren Zeitpunkt hoffnungsvoll wieder in der Ordination meldete, erkannte ich bald, daß es dieses Mal genauso sein würde wie bei meinem ersten Versuch; es war mir nicht einmal mehr möglich, zu ihm persönlich vorzudringen. Enttäuscht über diese Ablehnung, nach all meinen Bemühungen, war es mir dann eine Genugtuung, im Laufe unserer Studie immer wieder „Geschichten" von diesem Heiler zu hören: Es habe einen Prozeß gegeben, weil er Batterien in seinen Schuhen hatte, um seine Kräfte aufzuladen;[138] im Zusammenhang damit soll es auch zu Handgreiflichkeiten gekommen sein; in der Gemeinde, wo er tätig ist, beschweren sich die Bewohner, weil seine Patienten, die oft auch aus dem Ausland anreisen, den ganzen Ort zuparken und Verbote nicht einhalten.

Jeweils zu zweit (ein/e InterviewerIn und eine Begleitung, die das Aufnahmegerät bediente, ein Beobachtungsprotokoll verfaßte, auf vergessene Fragen des Interviewers hinwies und insgesamt darauf achtete, daß die Gesprächssituation nicht „manipuliert" wurde) begaben wir uns auf unsere Forschungsreisen durch ganz Österreich, um die Geistheiler aufzusuchen. Sehr spannend waren die unterschiedlichsten Szenarien, in denen die Gespräche stattfanden, z.B. in der gemütlichen ländlichen Atmosphäre einer angeräumten Stube mit Kachelofen, Ofenbett, alten Heiligenbildern und allerlei Krimskrams. In einem am Berg gelegenen Bauernhof aus dem 14. Jahrhundert sprachen wir mit einem Geistheiler, Bauern und Schneider, der zwischendurch die Kühe melken ging oder eine Hose nähte.[139] Ein Physiker, der auch in der Geistheilung tätig ist, empfing uns in seinem Büro in einem kahlen, unpersönlichen Forschungszentrum am Stadtrand zu einem sehr professionell-sachlichen, aber auch sehr ehrlich-freundlichen Gespräch. Das Interview mit einem Geistlichen in einem hohen, spärlich, aber nobel eingerichteten Raum eines Klosters war von Zurückhaltung und Sachlichkeit geprägt. Mit einer schamanisch tätigen Heilerin saßen wir nach dem Gespräch noch lange in ihrer hellen, mit ihren eigenen Bildern geschmückten Neubauwohnung zusammen und aßen zu Mittag, trommelten gemeinsam und plauderten über Gott und die Welt.

In Anita Chmielewski-Hagius' Studie[140] über Heiler in Oberschwaben[141] waren Hilfsbereitschaft, Abwechslung vom Alltag, Neugierde, Hang zur Selbstdarstellung, Interesse am Thema und die Möglichkeit, einen wissenschaftlichen Beitrag zu leisten, Motive der Befragten, sich zu einem Interview bereitzuerklären. Hilfsbereitschaft gehört für die meisten der österreichischen Geistheiler zu ihrem Berufsbild. Ähnlich wie kranke Menschen kamen wir mit einer Bitte zu ihnen. Eine Heilerin äußerte uns gegenüber auch, daß es eine „Fügung von oben" gewesen sei, daß wir sie fanden, und deshalb hat sie es für richtig befunden, mit uns zu sprechen. Neugierde und Abwechslung vom Alltag waren eher für die interviewten Hilfesuchenden als für die Geistheiler von Bedeutung, da diese meistens sehr viel zu tun und oft auch einen recht bewegten Alltag haben. Der Hang zur Selbstdarstellung war bei den interviewten Männern auffälliger als bei den Frauen und ging manchmal mit Vorführungen ihrer Fähigkeiten einher. Ein Geistheiler in Cowboykleidung, den wir auf seiner Berghütte aufsuchten, zeigte uns während des Gesprächs seine „Zaubereien". Durch ein Ritual mit Karten, Kristallen und Reibegong kündigte er an, Ionen zu tauschen und die Luft kälter und frischer zu machen. Er hatte recht, als er einige Zeit später sagte, daß es kühler geworden sei – er hat aber auch kein Feuerholz nachgelegt, dachten wir.

Andrea Handsteiner berichtet, daß es in ihrer Studie sehr schwierig war, das Mißtrauen einer Wenderin zu durchbrechen, denn ein verwandter Akademiker hatte ihr eingeredet, es sei unmöglich, daß sich die Forschung für so ein „unwissenschaftliches" Thema wie das Geistheilen interessiert. Sowohl mangelnde wissenschaftliche als auch gesellschaftliche Anerkennung ist für viele Heiler problematisch. Ein in Westösterreich lebender Geistheiler präsentierte uns gleich nach unserer Ankunft den anderen Dorfbewohnern in seinem Stammcafé an der Tankstelle: „Die sind von der Universitätsklinik aus Wien." Auch wir betonten, daß wir extra wegen dieses Herrn einen weiten Weg auf uns genommen hatten, und daß das Thema Geistheilung für uns große Bedeutung habe. Von weit angereisten WissenschaftlerInnen zu einem Gespräch gebeten zu werden scheint das Ansehen einer Person zu erhöhen und sehr wichtig zu sein für jemanden, der in seiner Heimat umstritten ist. Als ich mich auf dem Gemeindeamt dieses Orts nach der Adresse des Gesundbeters erkundigte, lachte der Gemeindebeamte und meinte: „Ich halte von dem nichts."

Einige Heiler betrachten sich selbst als Forscher, probieren immer neue Methoden aus, lesen viel zu diesem Bereich und veranstalten bzw. besuchen Seminare. Eine Heilerin äußerte uns gegenüber den Wunsch, in einer Klinik ihre

Fähigkeiten testen zu lassen. Obwohl sie sehr erfahren, gebildet und international bekannt ist, fragt sie sich heute noch immer, warum gerade sie diese Kräfte bekommen hat und möchte sie noch weiter erforschen.[142]

Bei einigen in der Geistheilung Tätigen, die stark mit dem Christentum verbunden sind, war ein vorsichtig durchgeführter Missionierungsversuch an uns zu bemerken. Ein Geistheiler der freien Christen führte mit der Dame, die ihn nur kurz sprechen wollte, um mich zu vermitteln, ein dreiviertelstündiges Telefongespräch, in dem er ihren Glauben an Jesus Christus zu stärken versuchte. Als ich dann mit etwas Vorbehalt anrief (mit dem Satz: „Leider muß ich jetzt sofort zu einem Termin" im Hinterkopf), überraschte es mich, daß außer der Interviewterminvereinbarung kein weiteres Gespräch zustandekam. Beim Interview bemerkte dieser Heiler dann einmal so nebenbei, daß in bezug auf Bekehrung „bei Intellektuellen nichts zu machen ist". Ein Pfarrer schenkte uns ein Buch mit ironischen Gedichten über Christen und Kritiker der katholischen Kirche. Ein Beispiel daraus möchte ich wiedergeben.[143]

> „Ein Christ muß heute nicht als Hirt,
> dem Schaf nachlaufen, das nicht irrt.
> Er hat die neunundneunzig andern
> zu suchen, die im Dunklen wandern.
> Man kann sich nicht damit aufhalten,
> das eine Schaf stets zu verwalten."

Sehr bereichernd war für uns das Gespräch mit einem Geistlichen, bei dem wir das Gefühl hatten, daß sich der Interviewte und die Interviewerinnen gegenseitig in ihren Ansichten über Religion und Heilmethoden beeinflußten. Uns wurde bewußt, daß Seelsorge eine Form von guter Psychotherapie sein kann und daß es in der katholischen kirchlichen Tradition einige sehr schöne Rituale gibt, z.B. Anzünden von Kerzen, Krankensalbung, Weihen mit Wasser usw. Dieser Seelsorger äußerte, daß er nie „magisch"- das heißt für ihn: ohne Jesus – heilen würde und daß ihm Glaubensmischungen eigenartig erscheinen. In unserer Reflexion jedoch hatten wir beide das Gefühl, daß er noch auf der Suche ist und in gewisser Weise unbewußt ein Grenzgänger, den wir noch „bekehren" könnten in Richtung unserer ethnologischen Sichtweisen.

Den stärksten Eindruck hinterließen bei mir zwei Geistheilerinnen, die ihre Spiritualität als Verbesserung der Lebensqualität betrachten, sowohl für ihre Klienten als auch für sich selbst. Diese Frauen hatten eine äußerst positive Ausstrahlung, wir fühlten uns von Anfang an bei ihnen sehr wohl und wurden auch nach den langen Gesprächen nicht müde. Eine der Geistheilerinnen behandelte meine Rückenschmerzen, die andere gab mir ein Kräutermittel gegen meine Bauchschmerzen. Ich würde mich jederzeit wieder „in ihre Hände" begeben. Ich fühlte mich von ihrem mütterlichen und kompetenten Umgang mit Klienten sowie ihrer Kulturkritik und ganzheitlichen Methode angezogen. Bei diesen Frauen faszinierte mich ihre Persönlichkeit und ihre Lebensweise, ihre Fähigkeit, heilen zu können, war nur ein Teil davon. Bei einer von beiden gefielen mir zum Beispiel die 150 Jahre alte, von der Großmutter handgewebte Decke und die von der Tochter gemalten Bilder in ihrem Zimmer; ihre weiße, weiche Baumwollkleidung, der liebevolle Umgang mit ihrem Partner, ihr Wissen über Kräuter, ihre kritische Haltung zu Politik und Kirche, ihr Interesse und ihre Unterstützung unserer Studie, ihre aufmerksame Bewirtung: „Das, was sie bekommen (ausgezeichnete Süßigkeit aus Nüssen und Honig), das ist etwas, was ich persönlich gemacht habe, denn ich habe es berührt, ich habe an die Leute gedacht, die das essen werden. Wenn sie in die Konditorei gehen, fehlt diese Botschaft. Natürlich, das sind kleine Sachen, aber die haben schon eine Bedeutung für uns."

In der Kontaktsituation zwischen SozialforscherInnen und GeistheilerInnen kam es aber natürlich auch zu Mißtrauen, Spannungen und Peinlichkeiten. Mit anfänglichem Smalltalk und der Erklärung unseres Vorhabens versuchten wir bei den Gesprächen eine gute Vertrauensbasis herzustellen. Ein Geistlicher verwehrte sich aber z. B. gegen die Tonbandaufnahme, da er von Kollegen angefeindet wird und eine Weiterleitung seiner Aussagen nach Rom befürchtete. Er ging dann auf meinen Vorschlag ein, daß ich nach dem Interview die Kassette bei ihm lassen und seiner Sekretärin die Transkription bezahlen könnte. Als ich ihm nach dem Gespräch das Band geben wollte, wies er ab. „Das ist schon in Ordnung, ich vertraue ihnen", sagte er. Einem anderen Geistlichen mußten wir versprechen, ihm nach der Transkription das Originalband zuzusenden und keine Kopie anzufertigen.

Gut gefallen hat uns die Art, wie ein Heiler mit den Gegensätzen und Spannungen zwischen uns Forscherinnen und ihm als Befragten, Frau – Mann, Stadtbewohnerinnen – Landbewohner, Universitätsbildung – volksmedizinisches Wissen umgegangen ist. Schon bei unserer Ankunft am Bahnhof führte er uns an der Nase herum. Er erkannte uns, wir ihn aber nicht. Als er uns fragte, ob wir jemanden suchen und wir bejahten, meinte er, daß wir wohl versetzt worden wären, wir könnten jedoch mit ihm kommen. Wir lehnten ab, da gab er sich zu erkennen, und wir lachten. Diese Geschichte anderen Personen zu erzählen, die wir bei ihm kennenlernten, bereitete uns allen immer wieder Vergnügen. Eine weitere Bewährungsprobe, inwieweit wir uns auf seine Person und seine Umgebung einlassen könnten, fand im Wirtshaus statt, wo er uns auf einen Kaffee einlud. Er sagte zu drei Holzfällern, daß er uns an sie verkaufen würde, 150.000 Schilling für die kleinere von uns und für die größere noch mehr, denn der Preis richte sich nach dem Gewicht. Wir machten bei dem Spaß mit, so war das Eis gebrochen; so ganz schien er uns aber immer noch nicht zu trauen. Bei der Autofahrt zu seinem Bauerhof erzählte er, daß die Gäste in diese Touristengegend zwar Geld bringen, aber auch Unheil. So gäben z.B. fremde Dealer Jugendlichen in der Disco unbemerkt Drogen in die Getränke, und diese würden so süchtig gemacht. Wir bezogen diese Aussage auch auf uns, denn auch wir waren Fremde, bei denen man nicht genau wissen konnte, was ihr Besuch für Folgen hätte. Am Ende des Nachmittags jedoch, als wir nach einem sehr konzentrierten Gespräch und dem Miterleben einer Behandlung in der gemütlichen Küche mit dem Gesundbeter, seiner Gattin sowie seinen Töchtern bei Milch und Butter aus dem eigenen Haus saßen, fühlten wir uns nicht mehr als Fremde, sondern genossen die entspannte und familiäre Atmosphäre.

Eine weitere Rolle, die von uns ForscherInnen den InterviewpartnerInnen gegenüber eingenommen wurde, war jene einer „Kollegin". Bei solchen Interviews war dann meistens die Atmosphäre schon zu Beginn entspannt, und danach wurde noch lange geplaudert, zum Beispiel über unsere Erfahrungen bei dieser Forschung oder gemeinsame Bekannte. Ein schamanisch arbeitender Heiler lud uns zu einem weiteren Besuch ein und meinte, dann würde er uns seinen Kraftplatz am Fluß zeigen. Ich fühlte mich manchmal wie eine Schülerin, man könnte auch sagen wie ein „Zauberlehrling"; die „Meister" weihten uns in ihre „Weisheiten" ein. Fast immer gab es aber auch Wissen, das sie uns nicht mitteilten, und ich hätte es als sehr taktlos empfunden, danach zu fragen. Es kam auch vor, daß unsere Kenntnisse in bezug auf Christentum, Schamanismus oder Quantenphysik getestet wurden, um als „In- oder Outsider" kategorisiert werden zu können.

Nachdem Monika Habermann von den Geistheilern, die sie in Süddeutschland untersuchen wollte, eine Absage bekommen hatte, entschied sie sich, die von einigen Heilenden angebotene Redeposition eines Hilfsbedürftigen einzunehmen und in Einzel- und Gruppensitzungen als Patientin in Erscheinung zu treten. Bald wurde die Problematik dieser Vorgehensweise deutlich – es fehlte die notwendige Distanz für eine wissenschaftliche Beobachtung, und es gab Widerstände der Forscherin, als in einem christlichen Hauskreis alle Anwesenden für ihre Rettung beteten. Monika Habermann konzentrierte sich dann in der Folge auf die Zusammenarbeit mit Heilern, bei denen sie durch deren zunehmendes Interesse an der wissenschaftlichen Studie neben ihrer Rolle als teilnehmende Patientin auch jene der distanzierten Beobachterin einnehmen konnte.

Bei den von mir durchgeführten Interviews bot uns ungefähr ein Drittel der Geistheiler an, ihre Behandlungspraktiken an uns selbst zu demonstrieren. Die Methode eines Gesundbeters konnten wir bei einer Klientin beobachten, die ihn spontan aufsuchte, als wir das Gespräch mit ihm führten, und weiters hatten wir Gelegenheit zur Selbsterfahrung bei dem „Bruno Gröning Freundeskreis". Aus diesen Erfahrungen lernte ich, wie wichtig die Beziehung zwischen GeistheilerIn und Klient ist und wie wichtig die Gefühle sind, die man bei dem Kontakt hat. Im folgenden möchte ich sowohl ein angenehmes als auch ein unangenehmes Beispiel einer Behandlung näher beschreiben.

Eine Geistheilerin, die bei unserem ersten Telefonat sehr freundlich und kooperativ war, sagte dabei spontan: „Sie haben Probleme mit Ihrem Rücken, da werden wir etwas machen, wenn sie kommen." Ich war zwar etwas überrascht über ihre bestimmende Art, freute mich aber dann über ihr Angebot, weil ich mich schon selbst entschlossen hatte, meine Kreuzschmerzen mit Massage behandeln zu lassen. Als wir sie dann kennenlernten und sie mir sehr sympathisch und äußerst kompetent erschien, hoffte ich, daß sie auf ihren Vorschlag zurückkommen würde, was sie am Ende unseres Besuchs auch tat. Sie legte ihre Hände auf meine Wirbelsäule. Bei ihr wie bei allen von mir interviewten Geistheilern ist direkter Hautkontakt nicht notwendig, man bleibt dabei bekleidet. Ich schloß die Augen und sah ein intensives Violett, spürte Wärme und fühlte mich sehr wohl. Dann streifte die Geistheilerin die Verspannungen mit ihren Händen ab und schleuderte sie weg. Es waren Schnalzlaute zu hören, die die Heilerin aber nicht verursacht hatte. Mir wurde dann kühler. Sie streifte auch noch meinen Kopf ab, und auch dabei empfand ich ein kühles Gefühl. Meine Spannungen im Rücken waren gelöst, trotz des sehr anstrengenden Tages fühlte ich mich sehr wach und in guter Stimmung.

Bei einem anderen Interview, bei dem ich mich alleine mit einem Geistheiler auf einer entlegenen Berghütte befand, hatte ich kein gutes Gefühl, als dieser mich „anschauen" wollte. Aus einigen Zentimeter Abstand tastete er meine Aura an meinem ganzen Körper ab, und als er meinte, er sage mir nicht alles, was er sehe, fielen mir gleich die schlimmsten Krankheiten ein. Später ärgerte ich mich über diese Aussage, denn was hat sie für einen Sinn, außer daß sie beängstigend wirken kann? Dann meinte er, daß ich Probleme mit Kopf und Kiefer habe, was ich überhaupt nicht bejahen konnte. Dann habe ich auch noch etwas mit dem Magen. Ich antwortete daraufhin, daß ich ungesund essen würde. „Zu viele Süßigkeiten, nicht wahr", meinte er. Stimmt nicht, meine Sünden begehe ich bei pikant-salzig-fetten Speisen. Ich erzählte, daß ich manchmal Verdauungsbeschwerden habe. Er sagte, ich habe einen Pilz im Darm. Es gebe ja 350.000 Pilze, von denen die Leute nichts wissen. Durchfall sei mein

Problem. Gerade an diesem Tag litt ich unter Verstopfung. Ich gab ihm schon einen Hinweis mit schlechter Ernährung und Darmbeschwerden, und beide Male diagnostizierte er in die verkehrte Richtung. Abschließend sagte er noch etwas von einem Ekzem im Analbereich, wogegen ich mich aber entschieden verwahrte. Langsam knurrte mir der Magen. Laut dem Geistheiler hatte das etwas mit der heilenden Wirkung zu tun, ich betrachtete diese Reaktion aber eher als Ausdruck des Hungers, den ich verspürte. Als er mich mit seinem Auto zum Zug brachte, fragte er mich, wie es mir gehe. Als ich sagte, daß ich durchgefroren und müde sei, sah er dies wieder als Effekt der Behandlung. Für mich war das eher eine normale Reaktion meines Körpers auf ein langes, anstrengendes Interview in einer ungeheizten Hütte im Winter. Ich sollte mir eine kleine Sonne vorstellen, die durch meinen Körper durchgehe. Dann forderte er mich auf, meine psychischen Schwierigkeiten auszuatmen und mit ihm vom Auto aus die Liebe der Landschaft aufzunehmen. Die ganze Fahrt lang wiederholte er immer wieder diese Sätze. Ich sagte nichts mehr und wartete nur mehr auf den Augenblick, aussteigen zu können. Daß es sich bei dieser Behandlungsgeschichte um subjektive Eindrücke handelt, die mit der speziellen Situation zusammenhängen, in der sie stattfand, und nicht um verallgemeinerbare Aussagen, zeigt die Tatsache, daß sich die drei PatientInnen des Geistheilers, mit denen ich sprach, sehr positiv über seine Person und seine Heilerfolge bei ihnen äußerten.

Oft werde ich jetzt von Bekannten gefragt, wie gute und seriöse GeistheilerInnen von „Scharlatanen" zu unterscheiden sind. Positive Gefühle beim Kontakt, kein Alleinanspruch der GeistheilerInnen auf ihre Methode und keine übermäßigen Honorarforderungen sind meiner Ansicht nach Orientierungen, nach denen man sich bei der Wahl eines spirituellen Heilers richten kann. Einige Kontakte zu den Interviewten blieben auch nach der Durchführung unserer Forschung bestehen. Ute Moos zum Beispiel lud eine schamanisch arbeitende Heilerin in ihre Vorlesung ein, ich vermittelte eine Freundin ins „Zentrum für geistige Heilweisen", wo sie eine Ausbildung begann, ein Geistlicher lud uns zu einer Führung durch das Kloster, in dem er lebt, ein. Unser Angebot, den GeistheilerInnen die Kassette mit dem Interview und eine Kurzfassung des Forschungsberichts zuzusenden, wurde von allen sehr positiv aufgenommen. Von einigen kam die Rückmeldung, daß es eine sehr gute Selbsterfahrung war, sich selbst über diese Arbeit sprechen zu hören, und sie würden die Tonbänder auch weiterhin nützen, um anderen ihre Ansichten und Vorgehensweisen zu erklären.

Die Themen Krankheit und Tod sowie religiöse Gefühle und irrationale Phänomene sind einerseits faszinierend und andererseits gibt es dagegen in unserer Gesellschaft auch eine starke Abwehr. Das persönliche Gesprächsklima und der Respekt vor den Emotionen der anderen in unserer Forschergruppe trugen dazu bei, daß wir offen, selbstkritisch und reflektiert über diese Bereiche reden und arbeiten konnten. Wichtig im Umgang mit diesen Themen war für uns auch, daß wir darüber scherzten, so konnten Spannungen abgebaut werden, und die Lust am Arbeiten blieb auch in schwierigen Forschungsphasen erhalten. Auch die Interdisziplinarität unseres Teams (Soziologie, Ethnologie, Psychologie) war ein großer Vorteil; unterschiedlichste Standpunkte gingen somit in die Konzeptualisierungen und die Diskussionen ein. Es ergab sich eher zufällig, daß die Interviews fast immer Frauen durchführten. Vielleicht war es aber für die GeistheilerInnen leichter, weiblichen ForscherInnen Vertrauen zu schenken und ihnen gegenüber offen zu sein.

Abschließend möchte ich kurz auf meinen persönlichen Lernprozeß im Zusammenhang mit dieser Studie eingehen. Zum Thema Tod hat mich folgende Erfahrung am meisten beeindruckt. Zu Sommerbeginn 1997 führte ich ein Gespräch mit einer schwer an Brustkrebs erkrankten Dame, deren Leiden und deren Chemotherapie man ihr durch ihr attraktives Äußeres und durch ihre angenehme Ausstrahlung überhaupt nicht ansah. Sehr offen und reflektiert sprach sie über ihre Krankheit, sie erzählte, daß sie durch die Geistheilerin gelernt hatte, den Tod zu akzeptieren und auch positiv zu sehen. Wenn sie aber sterben würde, wäre sie besorgt um ihren Sohn, der sie noch brauchen würde. Einige Monate später telefonierte ich mit der Geistheilerin, bei der diese Dame in Behandlung war, und erkundigte mich nach ihr und ihrer Adresse, da ich ihr die Kassette von unserem Interview schicken wollte. „Ihr geht es am besten von uns allen", sagte die Geistheilerin, „sie starb kurz vor dem Weihnachtsabend." Dann erzählte sie noch, wie liebevoll die Sterbende von ihrer Familie umsorgt worden war und daß sich der Vater jetzt sehr um seinen Sohn kümmern würde. Sie hätte ein gutes Gefühl gehabt, als diese Frau starb, weil ihr kurz davor Jesus erschienen wäre. Durch diese ehrlich gemeinten positiven Gedanken zum Sterben dieser Frau und die Erfahrung, daß es für sie sehr wichtig war, daß sie in ihrer schwierigen Lebensphase von der Geistheilerin unterstützt wurde, erweiterten sich auch meine Vorstellungen zum Umgang mit dem Thema Tod. Ich sandte die Kassette von dem Interview mit dieser Frau dann der Geistheilerin – zur Erinnerung an sie und an unsere gemeinsame Geschichte.

Durch die vielen Gespräche mit kranken Menschen wurde mir als von keinem schweren körperlichen Leiden geplagter Mensch bewußt, daß Gesundheit keine Selbstverständlichkeit ist. Im Zuge dieser Studie habe ich auf Anraten mehrerer Heiler jedenfalls den Spiegel und den Fernseher aus dem Schlafzimmer verbannt. „Hilft es nichts, so schadet's nicht." Öfters kam mir bei meiner Beschäftigung mit diesem Thema diese volkstümliche Redensart in den Sinn. Im Gegensatz zu Pharmaka gibt es bei der Geistheilung fast nie Nebenwirkungen.

Nicht erwartet hätte ich, daß Geistheilung in Österreich so weit verbreitet ist und in allen Regionen, in allen sozialen Schichten sowie bei Personen mit unterschiedlichster Lebensweise, physischer Kondition und Auffassung von Religion vorkommt. Sowohl die in der Geistheilung Tätigen als auch jene, die diese Heilform in Anspruch nehmen, sind keine Außenseiter der Gesellschaft, sondern offen und ganzheitlich denkende oder alte kulturelle Traditionen lebende Personen. Diese Erkenntnis führte mich zu einer weiteren Überlegung: Auch global gesehen sind die Menschen, die nicht an spirituelle Phänomene glauben, eine Minderheit! Denn außerhalb von Europa und Nordamerika, außerhalb der Großstädte, außerhalb der rationalen Welt der offiziellen Wissenschaften und außerhalb der Wahrnehmung vieler westlich sozialisierter Erwachsener gibt es viele Erfahrungen und viel Wissen in diesem Bereich.

Wiesendangers Bezeichnung des Umgangs „der Wissenschaft" mit irrationalen Phänomenen als „Bellarmin-Komplex"[144] erscheint mir passend. Er bezieht sich auf die Vor- und Werturteile von Kardinal Robert Bellarmin, die diesen daran hinderten, durch Galileis Fernrohr zu schauen, ehe die Inquisition 1616 ihr Edikt gegen die „Ansicht" veröffentlichte, „die Erde sei nicht das Zentrum des Alls und drehe sich sogar einmal am Tag um sich selbst". Wiesendanger vergleicht die Einwände von damals mit jenen von heute gegenüber übersinnlichen Phänomenen, bezeichnet sie als „närrisch, philosophisch falsch und als einen Irrglauben" und fordert eine differenzierte Auseinandersetzung mit dem Thema. „Wer heilt, hat recht" nannte Andrea Handsteiner ihre Arbeit über Wender – recht hat sie damit.

DIE WELT OHNE ZUFALL: „SPIRITUELLE IDENTITÄT" UND DIE RENAISSANCE MAGISCHER WELT-BILDER – EIN NACHWORT

Magische Welten sind Welten ohne Zufall. Die Wissenschaft hingegen bewegt sich in einem Raum, der auch durch den Zufall gestaltet wird. In magischen Welten gibt es nichts, das nicht Sinn ergibt, die Wissenschaft hingegen stößt ständig dort an die Grenze des Sinns, wo eine empirische Erklärung nicht oder noch nicht die sogenannte Wirklichkeit modellhaft nachzeichnen kann. Magische Welten werden in Metaphern, in Bildern, in Geschichten beschrieben, wohingegen die Bilder der wissenschaftlichen Welt formal-analytisch und abstrakt erscheinen. Obgleich Magie und Wissenschaft gegeneinander ausgespielt wurden, gibt es keinen plausiblen Grund der einen das abzusprechen, was die jeweils andere einfordert und umgekehrt: den Anspruch auf Gültigkeit! Genauso wie es müßig erscheint, der Welt ohne Zufall die Existenz des Zufalls beweisen zu wollen, scheint es wenig sinnvoll, daß die magische Welt die Wirkkraft und den Erklärungswert des wissenschaftlichen Weltbildes in Zweifel zieht. Beide Systeme sind begrenzt und beide Welten existieren innerhalb der ihnen zugrundeliegenden Kriterien von Wirklichkeit. Beide Welten entfalten ihren Sinn aufgrund ihrer Anbindung an divergierende Wahrnehmung, und beide beziehen ihre Gültigkeit aus der praktischen Konsequenz, die diese Zuschreibung von Gültigkeit für fühlende, handelnde und produzierende Menschen bedeutet. Menschen, die ihr Sein auf dieser Welt nur innerhalb definitiver Sinnstrukturen und Ordnungskategorien denken und empfinden können.

Magische Welten und wissenschaftliche Welten sind kontextgebunden, getragen von spezifischen Weltbildern, die den diese eine Welt bewohnenden und verändernden Menschen zugrunde liegen. Die abendländische Polarisierung in „idealistische" und „materialistische" Welterfahrung und Welterfassung wird in der mitunter heftig ausgetragenen Diskussion über die Geistheilung fortgeschrieben, obwohl sich die Sprache und die Logik der jeweiligen Argumentation oft auf völlig unterschiedliche Erfahrungskontexte und damit Rationalisierungsverfahren im Umgang mit diesen Erfahrungen beziehen. Das „Fremde", das „Andere" wird nicht selten über den Umweg der „Vernunft" domestiziert, das „Falsche" belehrt und korrigiert, anstatt das – durch das Instrumentarium der Kultursoziologie und Kulturanthropologie erfaßbare – Prinzip gelten zu lassen, daß innerhalb einer geographisch, sozial, kulturell festgelegten Welt eine Vielzahl „gültiger", weil für die Menschen „wahrer" Welten nebeneinander existieren kann: vielfältige Konstruktionen von Sinn, Sein und Wirklichkeit, Identitäten schaffend und verändernd.

Während der letzten zwei Jahre, in denen diese Untersuchung entstanden ist, haben sich nicht nur der Blick der Forscherinnen und Forscher auf das außergewöhnliche Untersuchungsfeld, sondern auch die Kriterien der Beurteilung verändert: Der kultursoziologischen und ethnographischen Perspektive folgt das Gefühl, mit Dingen und Geschehnissen konfrontiert zu sein, die innerhalb ihres jeweiligen Kontextes „normal und nachvollziehbar" erscheinen. So wie dem Ethnographen die Lebenswirklichkeit eines afrikanischen Dorfes vorerst fremd und unnahbar, schließlich verständlich und lebbar vorkommt, so beginnen sich im Zuge der Feldforschung die magischen Wirklichkeiten als plausible Bestandteile unserer eigenen Gesellschaft abzuzeichnen. Jeweils aus diesen Welten tretend, wundert man sich ein bißchen über sich selbst, so „mühelos" „fremde Sinnwelten" entschlüsselt und in die Sprache der Analytik übersetzt zu haben. Dieses Gefühl freilich zählt zur grundlegenden Erfahrung eines jeden Feldforschers, denn außerhalb des magischen Untersuchungsfeldes beginnt jene Welt, die metaphysische Erklärung, Bindung und Praxis in den Bereich des Privaten verlegt hat.

Die Trennung zwischen öffentlichen und privaten Räumen wird in Phasen individueller Krise und Krankheit brüchig. Krankheit bedeutet, der öffentlichen Rollen zumindest zeitweilig enthoben zu sein; andererseits ist es wiederum die „Öffentlichkeit", die Hilfestellungen anbietet. Das in Österreich hervorragend organisierte Krankenversicherungs- und Krankenversorgungssystem dient der Reintegration des Kranken in den öffentlichen Raum des Sozialen, des Tätig-Seins, der Ökonomie. Dieses System arbeitet funktional und im Hinblick auf die Kriterien dieser Funktionalität auch äußerst effizient. Auf die emotionalen Bedürfnisse der Klienten freilich geht dieses System nicht ein. Gerade im Bereich der Geistheilung, an der Schnittstelle zwischen „Krankheit" und „Gesundheit", zwischen dem Gefühl der Entfremdung, der Entzweiung, der Vereinzelung und dem Gefühl der Übereinstimmung mit sich, den anderen, der Welt, bricht das rituelle, normative, sinndeutende Manko des nachmetaphysischen Denkens in ungewohnt drastischer Weise auf. Geistheilung bietet Verankerung und damit metaphorisch: Heilung – in einer Welt, in der es keinen Zufall gibt, weil das ganzheitliche Weltbild alle Erscheinungen und Manifestationen in einem gemeinsamen Sinnzusammenhang interpretiert. Krankheit erscheint so nicht länger als das Fehlen von Gesundheit oder als funktionale Störung einer organisch gedachten Einheit, sondern als Teil eines sich im steten Fluß befindenden menschlichen Reifungsprozesses, der letztlich metaphysischen, religiösen Zielen folgt. In einem solchen Verständnis ist auch der Tod nur der Schein, der das Sein zu beenden vorgibt.

Die „Wahrheit der Welt hinter der sichtbaren Welt", die in spirituellen, freicharismatischen, neoschamanischen und esoterischen Systemen dem Menschen in der Krise und Krankheit Halt und Hoffnung gibt, ist im modernen Kontext selbst Teil eines umfassenden Individualisierungsprogrammes. Mobilitätskultur bedeutet auch, „Identitäten" wechseln zu können und in der permanenten Veränderung Erfüllung und Sinn finden zu können: Die Vorstellung des „Weiterkommens" – vor allem auch im spirituellen Bereich. Diese spirituellen Deutungen vermögen einerseits „Identität" neu festzulegen, andererseits aber auch derselben neue Handlungsspielräume zu eröffnen. Die neue Verankerung in magischen Weltbildern kompensiert den Verlust traditioneller Sinn- und Seinsorientierung, die der Individualisierung und Säkularisierung in den reichen industrialisierten Staaten zum Opfer gefallen ist. Jede neue Zuschreibung von Sinn erzeugt neue Formen von Identifizierung – auch mit schmerzvollen Erfahrungen wie Leid und Sterben –, und entlastet jene „Identität", die aufgegeben wird, um „in Neues zu gehen".

In der rituellen Vereinsamung des modernen Menschen müssen Übergänge und „Identitätswechsel" durch andere Symbole, Zuschreibungen und Handlungen ausgedrückt werden, als in Gesellschaften, die ein rituelles Instrumentarium zur Begleitung durch neue Lebensphasen, aber auch in Schmerz, Leid, Krankheit und im Tod zur Verfügung haben. In christlich-volksreligiös geprägten Milieus ist die „heilsame Wirkung" des kollektiv getragenen und legitimierten Rituals noch beobachtbar. Ein Handlungskonzept, das den Zufall negiert, erweist sich in Phasen der Krise und Krankheit als hoch funktional. So verweist die Renaissance magischer Weltbilder, die quantitative Zunahme und qualitative Ausdifferenzierung magischer Welterklärungskonzepte in den reichen Ländern des Westens auf Entlastungsbedürfnisse, die innerhalb tradierter Sinnvermittlungsinstanzen und medizinisch-technischer Systeme nicht hinreichend befriedigt werden können.

Magische Bezugssysteme produzieren nämlich nicht nur Sinn, sondern eröffnen auch die Möglichkeit des Eingriffs in die materielle Welt. Magie ist Manipulation: Die Macht der „Naturwesen, Krafttiere, Heiligen, Verstorbenen, Dämonen, Hilfsgeister, Schutzengel etc." vermag die Welt zu beeinflussen, zu verändern, zu verbessern. Metaphysische Vorstellungen ermöglichen das Wunder. Wunder gibt es nur dort, wo der Zufall nicht regiert. Der Entzauberung der Welt wird das versöhnliche Ganze entgegengehalten: Die Welt erscheint wieder beseelt, begehbar, verstehbar. Insbesondere schwere Krise und Krankheit verlangen nach Wundern. Aberglaube und Irrglaube sind Festlegungen eines christlich-ethischen Universalismus oder eines universalen Materialismus. Das Wunder freilich ereignet sich nie zufällig. Das Wunder zeigt etwas. Der Glaube allein bewirkt das Wunder – das Wunder, überhaupt noch an etwas geglaubt zu haben.

Was in einer Kultur als möglich oder als unmöglich gilt, ist kontext-, denk- und schichtabhängig. Im Nachvollzug dieser Logik erscheint auch das, was sichtbar oder unsichtbar ist, bloß Folge der gesellschaftlichen Übereinkunft über Sehenswertes zu sein. Die Welt ohne Zufall, die magische Welt, steht der Welt, in der der Zufall regiert, der wissenschaftlichen Welt, letztlich unbedarft gegenüber. In ihr finden fühlende, denkende, handelnde Menschen zu jeweils neuen magischen Verfahrensweisen, um mit sich und den anderen umzugehen. Verfahrensweisen, die Schmerz, Leid und Tod erträglich und annehmbar machen, weil sie eingreifen in das, was als unabänderlich gilt. Und vielleicht ist dieser Rekurs auf metaphysische, auf magische Seinsbewältigung auch ein Ausdruck dafür, daß – entgegen den Ideologisierungen der modernen Mobilitätsgesellschaft – der Handlungs- und Verwirklichungsspielraum der von vielen moralischen und religiösen Bindungen vorerst befreiten Menschen hinter den Zielen ihrer Lebensrealität oft eigentümlich schmerzhaft zurückbleiben mußte.

ANHANG

ANMERKUNGEN

1 Die Begriffe werden deshalb synonym verwendet, weil insbesondere in katholischen Milieus das Etikett „Geistheilung" eher abgelehnt, der Ausdruck „Spirituelle Heilung" jedoch akzeptiert wird.
2 Bei der Auswahl wurde insbesondere auf die Gleichverteilung zwischen Männern und Frauen, auf regionale Streuung (zumindest jedes Bundesland sollte durch einen Heiler repräsentiert sein), auf den Grad der Professionalisierung („Seriosität"-Einschätzung von außen durch Experten), auf den Grad der informellen Bekanntheit und auf die Gleichverteilung zwischen urbanen und ländlichen Gebieten geachtet. Je 15 Heiler sind eher dem volksreligiös-christlichen bzw. neoschamanischen Milieu zuordenbar. Eine Stichwortbiographie aller Heilerinnen und Heiler findet sich im letzten Teil des Anhangs.
3 Vgl. dazu Kap. 6: Begegnungen in einem außergewöhnlichen Forschungsfeld. S. 256
4 Der Begriff „matrisch" – obgleich in der kulturanthropologischen Terminologie keinesfalls eindeutig – wird hier als Selbstetikettierung der Trommlerin beibehalten, da er von ihr gebraucht und oftmals wiederholt wird. „Matrisch" bedeutet ein schamanisches Konzept, das auf der Erbfolge in der mütterlichen Linie beruht.
5 Kurz vor Erscheinen des Buches ist die Trommlerin Sanna J. nach Finnland zurückgekehrt.
6 Der „Kurs in Wunder" ist eine auf christlichen und fernöstlichen Weisheiten basierende, idealistische Erleuchtungslehre, die insbesondere in den USA Verbreitung gefunden hat.
7 Das Wort „Mana" bezeichnet die Heilkraft, die göttliche, spirituelle Kraft, die durch die Einhaltung bestimmter Tabus – Speisevorschriften, Beischlaftabus, rituelle Übungen etc. – erworben wird. Der „Tausch" – Verzicht gegen Kraft – charakterisiert die meisten magischen Systeme in den uns bekannten ethnischen Gesellschaften.
8 Vgl. dazu auch: Verhexung und Liebeszauber. S. 154ff.
9 Vgl. dazu Religiöse Heilkunde. S. 212ff.
10 Vgl. dazu auch: Baschwitz, Kurt (1986): Hexen und Hexenprozesse. Die Geschichte eines Massenwahns und seiner Bekämpfung. Stuttgart
11 Vgl. die exemplarische Initiationsgeschichte, in der der Widerspruch zwischen „westlicher" und „eingeborener" Wahrnehmung zutage tritt, in: Donner, Florinda (1989): Die Lehren der Hexe. Hamburg
12 Folgende Ausführungen sind der im Rahmen des Forschungsprojektes erstellten Rechtsexpertise von Walter Schwartz entnommen.
13 RGBL 142/1867
14 VfSlg 3657. Ausdrücklich festzuhalten ist, daß sich auch der Gesetzesvorbehalt des Art 15 StGG mit der Wendung „Jede gesetzlich anerkannte Kirche und Religionsgesellschaft... ist aber, wie jede Gesellschaft, den allgemeinen Staatsgesetzen unterworfen" nach der herrschenden Lehre nur auf die äußeren Rechtsverhältnisse dieser Glaubensgemeinschaften bezieht, vgl. Budischowsky, Jens (1995); Stellung 54 mwN.
15 Vgl. Gaisbauer, Gerhard (1996), Das „Schächten" nach islamischem Ritus als strafbare Tierquälerei, ZfV 1996/1, 40, zum vergleichbaren Fall der (an sich als Tierquälerei strafbaren) rituellen Schlachtung warmblütiger Tiere ohne vorhergehende Betäubung.
16 Vgl. dazu: Maria D.: Die radikale Berufung. S. 17–39
17 Siehe dazu: Selbstheilungskräfte. S. 136f.

18 Vgl. dazu: Sanna J.: Der matrische Schamanismus – durch Trommeln und Singen zum Selbst, S. 53–71
19 So ist ja auch der positive Entscheid in einem Seligsprechungsverfahren an den Nachweis eines Wunders aufgrund der Fürsprache des Verstorbenen gebunden.
20 Zu Bruno Gröning (1906–1959) vgl.: Magische und naturphilosophische Heilkunde. S. 224f.
21 Vgl. dazu Obrecht, Andreas J. (1996): Der böse Blick – Die Ohnmacht gegenüber der Macht des Unbekannten. Ethnosoziologische Überlegungen zur Magie der Destruktion. In: Was? Zeitschrift für Wissenschaft und Kultur Nr. 84
22 Der universal-ethischen Verweltlichung von magischen Systemen im Zuge der Christianisierung und Missionierung in außereuropäischen Kulturen bin ich insbesondere anhand empirischer Studien in Papua Neuguinea nachgegangen. In diesem Kontext zeigt sich, daß die „Angst vor Verhexung" noch am ehesten resistent gegenüber Modernisierungserscheinungen ist. Vgl dazu: Obrecht, Andreas J. (1995): Panoptismus in Papua Neuguinea. Akkulturation und sozialer Wandel in ehemals segmentären Gesellschaften. Frankfurt/M., New York; insbesondere Teil IV: Rationalität und Akkulturation. Zur Strategie der ethischen Universalisierung der Menschheit; sowie Teil V: Rationalität und Archaik: Die mythischen Spiegel und die Zerstörung der rituellen Ordnung
23 Vgl. dazu auch Okkultismus und Dämonologie im historischen Kontext in: Zur Geschichte des geistigen Heilens. S. 207–225
24 Vgl. dazu: Herr Rupert S: Heilige und Rosenkränze – der „Wender" und Gebetsheiler im alpinen Raum. S. 51
25 Vgl. dazu Obrecht, Andreas J. (1992): Chimurenga – Eine afrikanische Reise. Frankfurt/M.; insbesondere ebenda Kap. II.8.: Ukujuja Umthakathi
26 Zur ideengeschichtlichen Verbindung zwischen Linearität, rational-positivistischem Weltbild, Leistungssteigerung und der Konstruktion des Begriffes Zufall siehe: Obrecht, Andreas J. (1997): Zeit, Sinn und Raum. In: Zapotoczky, Klaus/Gruber, Petra: Entwicklungstheorien im Widerspruch. Frankfurt/M. S. 35–73: *Lineare Leistungssteigerung und -zielerreichung sind mit magischen Weltbildern inkompatibel und setzen – so eigenartig dies klingen mag – die ideengeschichtliche Konstruktion des Begriffes Zufall und damit die Ablösung von metaphysischen Leitbildern durch säkulares Handlungskalkül voraus. Steigen mobile, moderne Menschen etwa in ein Flugzeug, so ist das Rückflugticket in der Tasche allemal die sinnfälligste Versicherung an eine Ordnung, die uns – sehr zurecht – glauben macht, daß wir mit an 99,9% grenzender Wahrscheinlichkeit nicht die sind, die unglücklicherweise abstürzen ... Ein Absturz wäre also Zufall – ein Wort für ein Geschehen, das es in magischen Welten nicht gibt. Ein Wort, das eine anti-metaphysisch berechenbare Welt voraussetzt. Ein Wort, dessen Wirkungsradius geographisch beschränkt ist (ebenda S. 54).*
27 Über magischen Angriff und magische Abwehr in europäischen und außereuropiäischen Kulturen siehe auch: Goodman, Felicitas D. (1997): Ekstase, Besessenheit, Dämonen. Die geheimnisvolle Seite der Religion. Bonn
28 Über die Angst vor den Toten bzw. die Vereinnahmung der Toten durch die Lebenden im Hinblick auf die Konstruktion mythischer Bilder, Schöpfungsgeschichten und Eschatologien vgl: Obrecht, Andreas J. (1992): Theatrum Mundi Universale. Kulturanthropologische Aspekte zur Konstruktion kulturspezifischer Kosmologien – am Beispiel des Dr. Faust, der osagischen Weltphilosophie und der Schöpfungsmythologien der Hochlandbewohner Papua Neuguineas. Vortrag am Salzburger Festspiel-Symposion; publ. in: Csobádi, Peter (et al): Welttheater, Mysterienspiel, rituelles Theater. Vom Himmel durch die Welt zur Hölle. Salzburg. S. 85–107
29 Siehe dazu auch nächstes Kapitel: Schutz vor den dunklen Mächten. S. 159–161
30 Vgl. dazu: Fasten und reinigen. S. 92f.

31 Vgl. dazu: Begegnungen in einem außergewöhnlichen Forschungsfeld. S. 251
32 Vgl. dazu: Die Gesichter des Todes. S. 184–206
33 Vgl. dazu: Sterbebegleitung. S. 193
34 Vgl. dazu: Rupert S.: Der „Wender" und Gebetsheiler im alpinen Raum. S. 48f.
35 Vgl. dazu die Darstellung ritueller Bewältigungen des Todes in unterschiedlichsten historischen und kulturanthropologischen Kontexten in: Barley, Nigel (1998): Tanz ums Grab. Stuttgart
36 Kübler-Ross, Elisabeth (1989): Interviews mit Sterbenden. Stuttgart
37 Zit. n.: Condrau, Gion (1991): Der Mensch und sein Tod. Zürich
38 Von diesem Ansatz her ähnelt die spirituelle Sterbebegleitung auch der psychologischen Sterbebegleitung. Vgl. dazu: Strittmatter, Gerhard (1998): Sterbebegleitung als Lebensbegleitung. In: Störfaktor 41, Zeitschrift kritischer Psychologinnen und Psychologen, Heft 1, Jahrgang 11
39 Zu dieser Artikulation von seiten der Sterbenden siehe auch: Kübler-Ross, Elisabeth (1985): Verstehen was Sterbende sagen wollen. Einführung in ihre symbolische Sprache. Stuttgart
40 Das Motiv der Erlösung aus leidvollen Diesseitsbedingungen findet sich gleichermaßen im Judentum, Islam, Hinduismus, Buddhismus, auch in der Religion des Zarathustras wieder. Zur Konstruktion paradiesischer Jenseitsvorstellungen anhand der Erlösung aus dem Leid des Lebens vgl.: Bernheim, Pierre-Antoine/Stavrides, Guy (1992): Welt der Paradiese – Paradiese der Welt. Zürich
41 Vgl. dazu die nach wie vor profundeste kulturhistorische Darstellung des rituellen, ikonographischen Umgangs mit Sterben und Tod in der europäischen Kultur: Ariés, Philippe (1987): Geschichte des Todes. München
42 Vgl. dazu Becker, Ernest (1985): Die Überwindung der Todesfurcht. Olten
43 Vgl. dazu auch: Die Hexen und die Teufel kommen. S. 145–149
44 Vgl. dazu das Konzept des „Hexenfluges" in dem mittlerweile schon legendären Werk: Duerr, Hans Peter (1985): Traumzeit. Über die Grenze zwischen Wildnis und Zivilisation. Frankfurt/M.
45 Diese Erfahrungen sind auch prominent beschrieben in den sogenannten „Vortoderfahrungen", die ab Mitte der 70er Jahre von einigen Autoren systematisch gesammelt und aufgearbeitet werden. Vgl. dazu Moody, Raymond A.(1977): Leben nach dem Tod. Die Erforschung einer unerklärten Erfahrung. Reinbek. Eine interessante Darstellung der Rezeptionsgeschichte der „Vortodberichte" in den USA befindet sich in der Autobiographie: Kübler-Ross, Elisabeth (1997): Das Rad des Lebens. München
46 Eine Diskussion der empirischen Untersuchungen zu „Nahe-Tod-Erlebnissen" findet sich in: Ochsmann, Randolph (1991): Am Ende des Lebens: Nahe-Tod-Erlebnisse und Sterbeerfahrungen. In: Ochsmann, Randolph (1991): Lebens-Ende. Über Tod und Sterben in Kultur und Gesellschaft. Heidelberg
47 Vgl. dazu: Walsh, Roger (1992): Der Geist des Schamanismus. Olten; sowie den religionsethnologischen Klassiker: Eliade, Mircea (1975): Schamanismus und archaische Ekstasetechniken. Frankfurt/M.
48 Vgl. dazu: Die Macht der Schwarzmagier und der Toten im Schamanismus. S. 149–154
49 Code of Conduct for Healers. Confederation of Healing Organisations. Jan. 1990. (Unveröffentl. Papier). Zitiert nach Heinz Schott (1997): Formen der Geistheilung in Geschichte und Gegenwart. In: Andreas Resch (Hg.) Paranormologie und Religion. Innsbruck
50 Vgl. Wiesendanger, Harald (1994): Das große Buch vom geistigen Heilen – Möglichkeiten, Grenzen, Gefahren. München. S. 20
51 Volksmagisches Heilen durch Zaubersprüche und Gebetsformeln.
52 Vgl. die Begriffsklärungen in: Labouvie, Eva (1992): Verbotene Künste: Volksmagie und länd-

licher Aberglaube in den Dorfgemeinden des Saarraumes (16.-19. Jahrhundert). St. Ingbert. S.76-85

53 Mauss, Marcel (1978): Entwurf einer allgemeinen Theorie der Magie, in: Soziologie und Anthropologie, Bd. 1, Frankfurt/M., Berlin. S. 43-176

54 Einen Überblick bietet: Jütte, Robert (1996): Geschichte der Alternativen Medizin. Von der Volksmedizin zu den unkonventionellen Therapien von heute. München

55 Z. B. Thomas, Keith (1971): Religion and the Decline of Magic. Studies in Popular Beliefs in Sixteenth and Seventeenth Century England. New York; eine Untersuchung über die ländliche „weiße" und „scharze" Magie und ihre Verbindung zur christlichen Religion; Kieckhefer, Richard (1992): Magie im Mittelalter. München; eine Untersuchung mit einem Schwerpunkt auf der Gelehrtenmagie, der magischen, kabbalistischen, astrologischen, alchemistischen Literatur der geistigen Eliten Europas.

56 Siehe Näheres dazu: Geistiges Heilen und „Neue Spiritualität": Magische Techniken in der modernen Gesellschaft. S. 229-248

57 Schott, Heinz (Hg.) (1994): Chronik der Medizin. Dortmund. S. 46f

58 ders. (1994). S. 92f

59 ders. (1994). S. 71

60 Schott (1994). S. 65

61 Es handelt sich um ein weitverbreitetes Leiden mit deutlich sichtbaren Schwellungen im Hals- und Nackenbereich. Vgl. Schott (1994). S. 100

62 Bloch, Marc (1961): Les rois thaumaturges. Paris.

63 Nach Jütte gibt es ca. 430 Krankheitspatrone, somit ist in etwa jeder sechste Heilige, der in der katholischen Kirche verehrt wird, ein Krankheitspatron. Vgl. Jütte (1996). S. 72

64 Habermas, Rebekka (1991): Wallfahrt und Aufruhr: zur Geschichte des Wunderglaubens in der frühen Neuzeit. Frankfurt/M. S. 105

65 Jütte (1996). S. 70

66 Habermas (1991). S. 106

67 Blessing, Werner K. (1986): Reform, Restauration, Rezession. Kirchenreligion und Volksreligiosität zwischen Aufklärung und Industrialisierung. In: Schieder, Wolfgang: Volksreligiosität in der modernen Sozialgeschichte, Göttingen. S. 97-122

68 Inhetveen, Heide (1986): Traditionelle Frauenfrömmigkeit in der dörflichen Lebenswelt. Zeitschrift für Volkskunde. S. 72-93

69 Jütte (1996). S. 84

70 Es sollen 20.000 Patienten gewesen sein. Siehe Ego, Anneliese (1991): „Animalischer Magnetismus" oder „Aufklärung". Eine mentalitätsgeschichtliche Studie zum Konflikt um ein Heilkonzept im 18. Jahrhundert. Würzburg

71 Freytag, Nils (1996): Exorzismus und Wunderglaube im späten 18. Jahrhundert. Reaktionen auf die Teufelsbanner und Wunderheiler Johann Joseph Gaßner und Adam Knoerzer. In: Edwin Dillmann (Hg.): Regionales Prisma der Vergangenheit. Perspektiven der modernen Regionalgeschichte (19./20. Jahrhundert). St. Ingbert. S. 89-105 und 427-434

72 Freytag (1996). S. 102-105

73 Freytag (1996). S. 104. In einem Protokoll wurden 470 Fälle erfaßt, davon über 120 Männer, d. s. ca. 25%.

74 Goodman, Felicitas (1993): Anneliese Michel und ihre Dämonen. Stein am Rhein

75 Schott (1994). S. 128

76 Schott (1997). S. 331

77 Die positive Bedeutung der natürlichen Magie blieb im allgemeinen Sprachgebrauch noch bis ins frühe 19. Jh. erhalten. Vgl. Historisches Wörterbuch der Philosophie (Hg. von Joachim Ritter u. Karlfried Gründer), Darmstadt: Artikel „Magie". S. 631–636
78 Zum Mesmerismus vgl. Schott, Heinz (Hg.) (1985): Franz Anton Mesmer und die Geschichte des Mesmerismus. Stuttgart: ders. (1982): Die Mitteilung des Lebensfeuers. Zum therapeutischen Konzept von Franz Anton Mesmer (1734–1815). In: Medizinhistorisches Journal; 17 (1982). S. 195–214
79 Mesmer, Franz Anton (1781): Abhandlung über die Entdeckung des thierischen Magnetismus. Aus dem Französ. übers. Nachdr. d. Ausg. Karlsruhe. Tübingen. 1985
80 Mesmer, Franz Anton (1812): Allgemeine Erläuterungen über den Magnetismus und den Somnambulismus. Aus dem Askläpieion abgedruckt. Halle; Berlin: Hallisches Waisenhaus. S. 31
81 Schott (1997). S. 334
82 Vgl. Bericht der königlichen Untersuchungskommission (Rapport des Commissaires chargés par le Roi de l'examen du Magnétisme Animal, Paris, 1784). Es bestehen verblüffende Parallelen zu den Reaktionen von Sitzungsteilnehmern bei den neoreichianischen Körpertherapien der späten 1970er Jahre, wie die Autorin aus eigener Erfahrung weiß.
83 Im Rahmen der Untersuchungen wurden übrigens zum ersten Mal in der Medizingeschichte systematische Doppel-Blind-Versuche durchgeführt. Vgl. Kaptchuk, Ted J. (1998): Intentional Ignorance: A History of Blind Assessment and Placebo Controls in Medicine. In: Bulletin of the History of Medicine, 1998, 72. S. 389–433
84 Burdin, C.; Dubois, F. (1841): Histoire académique du magnétisme animal. Paris
85 Meynert, Theodor (1889/1890): Klinische Vorlesungen über Psychiatrie auf wissenschaftlichen Grundlagen. Wien
86 Vgl. die Einführung von François Anzouvi in: Villers, Charles de (1978): Le magnétiseur amoureux. Reprint von 1787. Paris
87 Vgl. Freytag, Nils (1996): Praxis zwischen „Wissenschaft" und „Aberglauben". Animalischer Magnetismus in Preußen in der ersten Hälfte des 19. Jahrhunderts. In: Medizin, Gesellschaft, Geschichte. (Jahrbuch des Instituts für Geschichte der Medizin der Robert Bosch Stiftung) Band 15. S. 141–166
88 Blankenburg, Martin (1983): Der „thierische Magnetismus" in Deutschland. In: Darnton, Robert: Der Mesmerismus und das Ende der Aufklärung in Frankreich. München (engl. Original 1968). S. 192–231
89 Freytag (1996). S. 161
90 Freytag (1996). S. 162–165
91 Schott, Heinz; Wolf-Braun, Barbara (1993): Zur Geschichte der Hypnose und der Entspannungsverfahren. In: Vaitl, Dieter; Petermann, Franz (Hg.): Handbuch der Entspannungsverfahren. Band 1: Grundlagen und Methoden. Weinheim. S. 113–131.
92 Schott, Heinz (1986): Der „Okkultismus" bei Justinus Kerner. In: Justinus Kerner: Nur wenn man von Geistern spricht... Hg. von Andrea Berger-Fix. Stuttgart, Wien. S. 71–103 und 227–232
93 Die Autorin hat bei einer Untersuchung zur geistigen Heilung einen Heiler getroffen, der u.a. solche Medien einsetzt. Vgl. Wolf-Braun, Barbara u. Binder, Markus (1997): Geistige Heilung aus der Sicht von Patienten. Ergebnisse einer empirischen Untersuchung. Erfahrungsheilkunde, 1. S. 13–20
94 Tourette, Gilles de la (1889): Der Hypnotismus und die verwandten Zustände vom Standpunkte der gerichtlichen Medicin. Hamburg. S. 399

95 Wakley, Thomas (1842/43): Editorial. Lancet. 1. S. 192
96 Vgl. Messer, August (1927): Wissenschaftlicher Okkultismus. Leipzig. S. 12
97 Kardec, Allan (1859): Le livre des esprits. Paris. (deutsch: „Das Buch der Geister". Wien, 1868). ders. (1861): Le livre des médiums. Paris. (deutsch: „Das Buch der Medien". Leipzig, 1878). In einer Studie zum beruflichen Selbstverständnis geistiger Heiler in der heutigen BRD wurden die Bücher Kardecs am häufigsten genannt. Vgl. Binder, Markus; Wolf-Braun, Barbara (1995): Geistheilung in Deutschland – Teil I: Ergebnisse einer Umfrage zum Selbstverständnis und zur Arbeitsweise Geistiger Heiler und Heilerinnen in Deutschland. Zeitschrift für Parapsychologie, 37, 3/4. S. 145–177
98 Linse, Ulrich (1996): Geisterseher und Wunderwirker. Heilssuche im Industriezeitalter. Frankfurt/M. S. 20
99 Vgl. Owen, Alex (1989): The darkened Room: Women, Power and Spiritualism in late Victorian England. London
100 So diagnostizierte der Psychologe Hugo Münsterberg den wirtschaftlichen Rückgang ländlicher Distrikte, weil die Bevölkerung dem Spiritismus „verfiel". Vgl. Münsterberg, Hugo (1889): Gedankenübertragung. Vortrag gehalten in der Akademischen Gesellschaft zu Freiburg i. Br. am 10. Januar 1889. Freiburg i. Br. S.12
101 Siehe Owen (1989)
102 „Zentralverband deutscher Spiritisten und Spiritualisten": dieser hatte im Jahr 1907 1176 Mitglieder; mit eigenen Publikationsorganen: „Zeitschrift für Spiritismus", „Zentralblatt für Okkultismus".
103 Linse (1996)
104 Die „Vereinigung der deutschen Magnetopathen" wurde 1888 gegründet, 1890 der „Bund der deutschen Mesmeristen" unter dem Arzt und Spiritisten Georg von Langsdorff.
105 Das Gesundheitswesen des Preußischen Staates im Jahre 1909, Berlin 1911. S.470, zitiert nach Regin, Cornelia (1995): Selbsthilfe und Gesundheitspolitik. Die Naturheilbewegung im Kaiserreich (1889 bis 1914). Medizin, Gesellschaft und Geschichte. (Jahrbuch des Instituts für Geschichte der Medizin der Robert Bosch Stiftung) Stuttgart. Beiheft 4. S.285
106 Es gibt m. W. bisher keine Untersuchung zur Bedeutung des Mesmerismus in Österreich.
107 Schroeder, Paul (1899): Geschichte des Lebensmagnetismus und des Hypnotismus. Vom Uranfang bis auf den heutigen Tag. Leipzig. S. 637f. Einer der bekanntesten Wiener ärztlichen Magnetiseure des 19. Jhdts. war Johann Schoder, dessen Heilerfolge von dem k.k. Staatsbeamten Anton von Orocz unter dem Titel „Schoderiana" herausgegeben wurden.
108 So verfaßte beispielsweise der Berliner Hypnosearzt Albert Moll eine Abhandlung über das Gesundbeten der Anhänger der Christian Science, einer christlich-metaphysischen Bewegung, die von Mary Baker Eddy in der Mitte des 19. Jhdts. in Amerika begründet worden war. Diese Bewegung erreichte Deutschland um die Jahrhundertwende. Siehe: Moll, Albert (1902): Gesundbeten. Medizin und Okkultismus. Berlin
109 Vgl. die entsprechende Bibliographie von Heinz Schott: Der Mesmerismus im Schrifttum des 20. Jahrhunderts (1900–1984). In: Ders. (Hg.) (1985): Franz Anton Mesmer und die Geschichte des Mesmerismus. Stuttgart. S. 253–271
110 In diesem Zusammenhang sei auch an die Orgontheorie des Wiener Psychoanalytikers Wilhelm Reich (1897–1957) erinnert. Ab 1941 setzte er im amerikanischen Exil „Orgon-Akkumulatoren" zur Krankheitsbehandlung ein, die noch heute von manchen neo-reichianischen Körpertherapeuten verwendet werden. Vgl. Schott (1993). S. 453
111 Krauss, Rolf H. (1992): Jenseits von Licht und Schatten. Die Rolle der Photographie bei bestimmten paranormalen Phänomenen – ein historischer Abriß. Marburg

112 Liek, Erwin (1936): Das Wunder in der Heilkunde. München. S. 93
113 Liek (1936). S. 94–97
114 Sogar Rudolf Hess soll vor seiner Flucht nach England bei dem „Magier der Strahlen" in Behandlung gewesen sein. Vgl. Neumann-Hellwig, Nora (1967): Wunderheiler und wunderbare Heilungen. Steinebach. Das Buch enthält Berichte über 15 weitere bekannte Heiler des 20. Jahrhunderts, u.a. Pater Pio aus Süditalien und den englischen Geistheiler Harry Edwards.
115 „Bruno Gröning ist kein Scharlatan", in: Revue, Nr. 29, 28.8.1949. S. 9.
116 Wiener (1991): Umfrage der Wickert-Institute Tübingen. Auszugsweise veröffentlicht in der Zeitschrift Wiener, Juli. Freiburg i. Br.
117 Forsa (1986), zitiert nach Wiesendanger (1994). S. 10. Mitunter können diese Heiler allerdings auch schaden, wie der Prozeß gegen die Heilerin „Uriella" vor einigen Jahren zeigte. Diese hatte im Rahmen der Sekte „Fiat lux" Heilungsséancen durchgeführt, teure Medikamente ohne Wirksubstanz verkauft und Patienten davon abgehalten, dringend nötige Medikamente einzunehmen. Dies scheint in mindestens einem Fall, bei einer Rentnerin, die unter einer Schilddrüsenfehlfunktion litt, zur vollkommenen Verarmung und schließlich zum Tod der Patientin geführt zu haben. Vgl. Kuballa, F. u. Reile, H. (1992): Gesucht wird ... Das Sprachrohr Gottes. Fernsehdokumentation, ARD, 19. Januar 1992; Reile, H. (1992): Todsichere Heilung. Die Tageszeitung, 27. Januar 1992. S. 18
118 Link-Institut (1992): Mehrthemenbefragung „Geistheiler". Luzern: Link-Institut für Markt- und Meinungsforschung.
119 Vgl. dazu FWF-Forschungsbericht „Geistheiler und ihre Klientel" (1998); Kap. 9.: Belschan, Alex: Die quantitative Klientenbefragung; sowie Holm, Kurt (et.al.) (1993): Sozialer Survey, Wien; vgl. dazu auch: Deutliche Verbesserung der subjektiven Befindlichkeit. S. 229–231
120 Vgl. dazu: Quantitative Klientenbefragung; FWF-Forschungsbericht (1998): „Geistheiler und ihre Klientel", Wien. Bei dieser Untersuchung wurde auch nach Schwere und Dauer der Krankheit unterschieden, wobei sich diese hohe Bejahung der Effizienz der Geistheilbehandlung auf alle Gruppen – also auch auf chronisch Kranke, Krebskranke, psychisch Kranke etc. – annähernd gleich verteilt.
121 Der „Discours sur l'esprit positif" ist erstmals Ende der zwanziger Jahre des 19. Jhdts. erschienen. Gängige Übersetzung: Comte, Auguste (1956): Rede über den Geist des Positivismus. Band 244 der Philosophischen Bibliothek, hg. von I. Fetscher. Hamburg; hier zit. n. Jonas, Friedrich (1980): Geschichte der Soziologie 1, Opladen
122 Vgl. dazu Weigl, Ernst (1990): Die Instrumente der Neuzeit. Die Entdeckung der modernen Wirklichkeit. Stuttgart; sowie Leibniz, Gottfried Wilhelm (1890): Die philosophischen Schriften. Band 7, hg. von C. Gerhardt, Berlin
123 Eder, Klaus (1988): Die Vergesellschaftung der Natur. Studien zur sozialen Evolution der praktischen Vernunft. Frankfurt/M. S. 83
124 74% der Klienten der schamanischen Heiler und immerhin noch 54% der Klienten der christlichen Heiler geben als ausschlaggebenden Grund für die Konsultation die „Offenheit für das Weltbild des Heilers" an. Die „spirituelle Motivation" ist also wesentlich häufiger vertreten als andere Motive – wie z. B. „letzter Strohhalm", „einfach probieren", „schlechte Erfahrung mit der Schulmedizin".
125 Vgl.: Frensch, Michael (1991): Lust an der Erkenntnis: Esoterik von der Antike bis zur Gegenwart. München. S. 16
126 Vgl. dazu auch: Religiöse Heilkunde. S. 212–215

127 Zit. nach: Sherwood, Keith (1994), Die Kunst des spirituellen Heilens, der Weg zur vollkommenen Gesundheit. Freiburg i. Br. S. 16
128 Wölflingseder, Maria (1992): Die Devise kann nur lauten: Kämpfen und genießen, in: Gugenberger, Eduard/ Schweidlenka, Roman (Hg.): Mißbrauchte Sehnsüchte? Esoterische Wege zum Heil, Kritik und Alternativen. Wien. S. 38–51
129 Dies wird in einem eigenen Band näher dargestellt.
130 Ottomeyer, Klaus (1992): New Age – verdiente Strafe für die Sünden der akademischen Psychologie. Verstehende Psychologie als Alternative, in Gugenberger, Eduard/ Schweidlenka, Roman (Hg.) ebenda, S 60–85
131 Wichmann, Jörg (1992): Rationalität, Aufklärung und neue Spiritualität in: Gugenberger, Eduard/ Schweidlenka, Roman (Hg.): ebenda. S. 169–180
132 Habermas, Jürgen (1997): Nachmetaphysisches Denken. Philosophische Aufsätze. Frankfurt/M. S. 44
133 ebd. S. 35
134 ebd. S. 56
135 Devereux, Georges (1984): Angst und Methode in den Verhaltenswissenschaften. Frankfurt/M.
136 Nadig, Maya (1986): Die verborgene Kultur der Frau. Ethnopsychoanalytische Gespräche mit Bäuerinnen in Mexiko. Frankfurt/M.
137 Handsteiner, Andrea (1995): Wer heilt, hat recht. Über das Wenden. Diplomarbeit. Universität Wien.
138 Vgl. dazu: Scharlatanerie: Geldgier und Unwissenheit. S. 167
139 Vgl. dazu: Rupert S.: Heilige und Rosenkränze – Der Gebetsheiler und „Wender" im alpinen Raum. S. 40–52
140 Vgl. dazu: Der matrische Schamanismus – durch Trommeln und Singen zum Selbst. S. 53–71
141 Chmielewski-Hagius, Anita (1993): Heilkundige aus dem Dorf. Studien über laienmedizinisches Wirken von Heilern in Oberschwaben. Dissertation. Freiburg i. Br.
142 Vgl. dazu: Maria D.: Die radikale Berufung. S. 17–39
143 Müller, Jörg (1995): Schon wieder ein Christ. Neue gereimte Ungereimtheiten. Stuttgart. S. 5
144 Wiesendanger, Harald (1989): Die Jagd nach PSI. Über neue Phänomene an den Grenzen unseres Wissens. Freiburg i. Br. S. 15

LITERATUR

Adamovich, Ludwig (1947): Die Bundesverfassungsgesetze. Wien
Ariés, Philippe (1987): Geschichte des Todes. München

Baschwitz, Kurt (1986): Hexen und Hexenprozesse. Die Geschichte eines Massenwahns und seiner Bekämpfung. Stuttgart
Bernheim, Pierre-Antoine/Stavrides, Guy (1992): Welt der Paradiese – Paradiese der Welt. Zürich
Binder, Markus/Wolf-Braun, Barbara (1996): Geistiges Heilen aus der Sicht der Patienten. Ergebnisse einer Fragebogen- und Interviewstudie bei Patienten zweier Heiler in der BRD. Forschungsbericht am Institut für Psychologie und Grenzgebiete der Psychologie. Freiburg i. Br.
Binder, Markus/Wolf-Braun, Barbara (1995): Geistheilung in Deutschland – Teil I: Ergebnisse einer Umfrage zum Selbstverständnis und zur Arbeitsweise geistiger Heiler und Heilerinnen in Deutschland. Zeitschrift für Parapsychologie, 37, 3/4. S. 145–177
Blankenburg, Martin (1983): Der „thierische Magnetismus" in Deutschland. In: Darnton, Robert: Der Mesmerismus und das Ende der Aufklärung in Frankreich. München (engl. Original 1968). S. 192–231
Blessing, Werner K. (1986): Reform, Restauration, Rezession. Kirchenreligion und Volksreligiosität zwischen Aufklärung und Industrialisierung. In: Schieder, Wolfgang: Volksreligiosität in der modernen Sozialgeschichte. Göttingen. S. 97–122
Bloch, Marc (1961): Les rois thaumaturges. Paris
Budischowsky, Jens (1995): Die staatskirchenrechtliche Stellung der österreichischen Israeliten. Wien

Chmielewski-Hagius, Anita (1993): Heilkundige aus dem Dorf. Studien über laienmedizinisches Wirken von Heilern in Oberschwaben. Dissertation. Freiburg i. Br.
Code of Conduct for Healers. Confederation of Healing Organisations. Jan. 1990. (Unveröffentl. Papier)
Comte, Auguste (1956): Rede über den Geist des Positivismus. Band 244 der Philosophischen Bibliothek, hrsg. von I. Fetscher. Hamburg
Condrau, Gion (1991): Der Mensch und sein Tod. Zürich

Devereux, Georges (1984): Angst und Methode in den Verhaltenswissenschaften. Frankfurt/M.
Donner, Florinda (1989): Die Lehren der Hexe. Hamburg
Duerr, Hans Peter (1985): Traumzeit. Über die Grenze zwischen Wildnis und Zivilisation. Frankfurt/M.
Durkheim, Emile (1961): Die Regeln der soziologischen Methode. Hg. und eingeleitet von R. König. Neuwied

Eder, Klaus (1988): Die Vergesellschaftung der Natur. Studien zur sozialen Evolution der praktischen Vernunft. Frankfurt/M.
Ego, Anneliese (1991): „Animalischer Magnetismus" oder „Aufklärung". Eine mentalitätsgeschichtliche Studie zum Konflikt um ein Heilskonzept im 18. Jahrhundert. Würzburg
Eliade, Mircea (1975): Schamanismus und archaische Ekstasetechniken. Frankfurt/M.

Frensch, Michael (1991): Lust an der Erkenntnis: Eosterik von der Antike bis zur Gegenwart. München
Freytag, Nils (1996): Exorzismus und Wunderglaube im späten 18. Jahrhundert. Reaktionen auf die Teufelsbanner und Wunderheiler Johann Joseph Gaßner und Adam Knoerzer. In: Edwin Dillmann (Hg.): Regionales Prisma der Vergangenheit. Perspektiven der modernen Regionalgeschichte (19./20. Jahrhundert). St. Ingbert. S. 89–105 und 427–434
Freytag, Nils (1996): Praxis zwischen „Wissenschaft" und „Aberglauben". Animalischer Magnetismus in Preußen in der ersten Hälfte des 19. Jahrhunderts. In: Medizin, Gesellschaft, Geschichte (Jahrbuch des Instituts für Geschichte der Medizin der Robert Bosch Stiftung), Band 15. S. 141–166.

Gaisbauer, Gerhard (1996): Das „Schächten" nach islamischem Ritus als strafbare Tierquälerei, ZfV 1996/1
Goodman, Felicitas (1993): Anneliese Michel und ihre Dämonen. Stein am Rhein
Goodman, Felicitas (1997): Ekstase, Besessenheit, Dämonen. Die geheimnisvolle Seite der Religion. Bonn
Gugenberger Eduard/Schweidlenka Roman (Hg.) (1992.): Mißbrauchte Sehnsüchte? Esoterische Wege zum Heil, Kritik und Alternativen. Wien

Habermann, Monika (1995): „Man muß es halt glauben." Magische Heilformen aus der Klientenperspektive. Eine in der Bundesrepublik Deutschland durchgeführte medizinethnologische Studie. Berlin
Habermas, Jürgen (1997): Nachmetaphysisches Denken. Philosophische Aufsätze. Frankfurt/M.
Habermas, Rebekka (1991): Wallfahrt und Aufruhr: zur Geschichte des Wunderglaubens in der frühen Neuzeit. Frankfurt/M.
Handsteiner, Andrea (1995): Wer heilt, hat recht. Über das Wenden. Diplomarbeit. Universität Wien
Holm, Kurt (et. al.) (1993): Sozialer Survey. Wien

Inhetveen, Heide (1986): Traditionelle Frauenfrömmigkeit in der dörflichen Lebenswelt. Zeitschrift für Volkskunde. S. 72–93

Jonas, Friedrich (1980): Geschichte der Soziologie 1. Opladen
Jütte, Robert (1996): Geschichte der Alternativen Medizin. Von der Volksmedizin zu den unkonventionellen Therapien von heute. München

Kaptchuk, Ted J. (1998): Intentional Ignorance: A History of Blind Assessment and Placebo Controls in Medicine. In: Bulletin of the History of Medicine, 1998, 72. S. 389–433
Kardec, Allan (1859): Le livre des esprits. Paris. (deutsch: „Das Buch der Geister". Wien, 1868)
Kardec, Allan (1861): Le livre des médiums. Paris. (deutsch: „Das Buch der Medien". Leipzig, 1878)
Kieckhefer, Richard (1992): Magie im Mittelalter. München
Krauss, Rolf H. (1992): Jenseits von Licht und Schatten. Die Rolle der Photographie bei bestimmten paranormalen Phänomenen – ein historischer Abriß. Marburg
Kuballa, F./Reile, H. (1992): Gesucht wird... Das Sprachrohr Gottes. Fernsehdokumentation, ARD, 19. Januar 1992
Kübler-Ross, Elisabeth (1985): Verstehen was Sterbende sagen wollen. Einführung in ihre symbolische Sprache. Stuttgart

Kübler-Ross, Elisabeth (1989): Interviews mit Sterbenden. Stuttgart
Kübler-Ross, Elisabeth (1997): Das Rad des Lebens. München

Labouvie, Eva (1992): Verbotene Künste: Volksmagie und ländlicher Aberglaube in den Dorfgemeinden des Saarraumes (16.-19. Jahrhundert). St. Ingbert
Leibniz, Gottfried Wilhelm (1890): Die philosophischen Schriften. Band 7, hg. von C. Gerhardt. Berlin
Liek, Erwin (1936): Das Wunder in der Heilkunde. München
Link-Institut (1992): Mehrthemenbefragung „Geistheiler". Luzern: Link-Institut für Markt- und Meinungsforschung
Linse, Ulrich (1996): Geisterseher und Wunderwirker. Heilssuche im Industriezeitalter. Frankfurt/M.

Mauss, Marcel (1978): Entwurf einer allgemeinen Theorie der Magie. In: Soziologie und Anthropologie, Bd. 1, Frankfurt/M., Berlin
Mesmer, Franz Anton (1781): Abhandlung über die Entdeckung des thierischen Magnetismus. Aus dem Französ. übers. Nachdr. d. Ausg. Karlsruhe. Tübingen 1985
Mesmer, Franz Anton (1812): Allgemeine Erläuterungen über den Magnetismus und den Somnambulismus. Aus dem Askläpieion abgedruckt. Halle. Berlin
Messer, August (1927): Wissenschaftlicher Okkultismus. Leipzig
Meynert, Theodor (1889/1890): Klinische Vorlesungen über Psychiatrie auf wissenschaftlichen Grundlagen. Wien.
Moll, Albert (1902): Gesundbeten. Medizin und Okkultismus. Berlin
Moody, Raymond A.(1977): Leben nach dem Tod. Die Erforschung einer unerklärten Erfahrung. Reinbek
Müller, Jörg (1995): Schon wieder ein Christ. Neue gereimte Ungereimtheiten. Stuttgart
Münsterberg, Hugo (1889): Gedankenübertragung. Vortrag gehalten in der Akademischen Gesellschaft zu Freiburg i. Br. am 10. Januar 1889. Freiburg i. Br.

Nadig, Maya (1986): Die verborgene Kultur der Frau. Ethnopsychoanalytische Gespräche mit Bäuerinnen in Mexiko. Frankfurt/M.
Neumann-Hellwig, Nora (1967): Wunderheiler und wunderbare Heilungen. Steinebach

Obrecht, Andreas J. (1992): Chimurenga – Eine afrikanische Reise. Frankfurt/M.
Obrecht, Andreas J. (1992): Theatrum Mundi Universale. Kulturanthropologische Aspekte zur Konstruktion kulturspezifischer Kosmologien – am Beispiel des Dr. Faust, der osagischen Weltphilosophie und der Schöpfungsmythologien der Hochlandbewohner Papua Neuguineas. Vortrag am Salzburger Festspiel-Symposion; publ. in: Csobádi, Peter (et al): Welttheater, Mysterienspiel, rituelles Theater. Vom Himmel durch die Welt zur Hölle. Salzburg. S. 85–107
Obrecht, Andreas J. (1995): Panoptismus in Papua Neuguinea. Akkulturation und sozialer Wandel in ehemals segmentären Gesellschaften. Frankfurt/M., New York
Obrecht, Andreas J. (1996): Der böse Blick – Die Ohnmacht gegenüber der Macht des Unbekannten. Ethnosoziologische Überlegungen zur Magie der Destruktion. In: Was? Zeitschrift für Wissenschaft und Kultur Nr. 84
Obrecht, Andreas J. (1997): Zeit, Sinn und Raum. In: Zapotoczky, Klaus/Gruber, Petra: Entwicklungstheorien im Widerspruch. Frankfurt/M. S. 35–73

Obrecht, Andreas J. (Hg.) (1998): Geistheiler und ihre Klienten. Magische Weltbilder in Österreich. Forschungsbericht für den Fonds zur Förderung der wissenschaftlichen Forschung (FWF) mit Beiträgen von Sigrid Awart, Alex Belschan, Ute Moos, Andreas J. Obrecht, Walter Schwartz, Barbara Wolf-Braun. Wien

Ochsmann, Randolph (Hg.) (1991): Lebens-Ende. Über Tod und Sterben in Kultur und Gesellschaft. Heidelberg

Ottomeyer, Klaus (1992): New Age – verdiente Strafe für die Sünden der akademischen Psychologie. Verstehende Psychologie als Alternative. In: Gugenberger, Eduard/ Schweidlenka, Roman, ebenda. S. 60–85

Owen, Alex (1989): The darkened Room: Women, Power and Spiritualism in late Victorian England. London

Rapport des Commissaires chargés par le Roi de l'examen du Magnétisme Animal (1784). Paris

Regin, Cornelia (1995): Selbsthilfe und Gesundheitspolitik. Die Naturheilbewegung im Kaiserreich (1889 bis 1914). Medizin, Gesellschaft und Geschichte (Jahrbuch des Instituts für Geschichte der Medizin der Robert Bosch Stiftung) Beiheft 4. Stuttgart

Reile, H. (1992): Todsichere Heilung. Die Tageszeitung, 27. Januar 1992. S. 18.

Ritter, Joachim/Gründer, Karlfried (Hg.) (1984): Historisches Wörterbuch der Philosophie. Darmstadt: Artikel „Magie". S. 631–636

Schott, Heinz (1982): Die Mitteilung des Lebensfeuers. Zum therapeutischen Konzept von Franz Anton Mesmer (1734–1815). In: Medizinhistorisches Journal; 17. S. 195–214

Schott, Heinz (1986): Der „Okkultismus" bei Justinus Kerner. In: Justinus Kerner: Nur wenn man von Geistern spricht... Hg. von Andrea Berger-Fix. Stuttgart, Wien. S. 71–103 und 227–232

Schott, Heinz (1997): Formen der Geistheilung in Geschichte und Gegenwart. In: Resch, Andreas (Hg.): Paranormologie und Religion. Innsbruck. S. 323–341

Schott, Heinz (Hg.) (1985): Franz Anton Mesmer und die Geschichte des Mesmerismus. Stuttgart

Schott, Heinz (Hg.) (1994): Chronik der Medizin. Dortmund.

Schott, Heinz/Wolf-Braun, Barbara (1993): Zur Geschichte der Hypnose und der Entspannungsverfahren. In: Vaitl, Dieter/ Petermann, Franz (Hg.): Handbuch der Entspannungsverfahren. Band 1: Grundlagen und Methoden. Weinheim. S. 113–131

Schroeder, Paul (1899): Geschichte des Lebensmagnetismus und des Hypnotismus. Vom Uranfang bis auf den heutigen Tag. Leipzig

Sherwood, Keith (1994): Die Kunst des spirituellen Heilens, der Weg zur vollkommenen Gesundheit. Freiburg i. Br.

Strittmatter, Gerhard (1998): Sterbebegleitung als Lebensbegleitung. In: Störfaktor 41, Zeitschrift kritischer Psychologinnen und Psychologen, Heft 1, Jahrgang 11

Thomas, Keith (1971): Religion and the Decline of Magic. Studies in Popular Beliefs in Sixteenth and Seventeenth Century England. New York.

Tourette, Gilles de la (1889): Der Hypnotismus und die verwandten Zustände vom Standpunkte der gerichtlichen Medicin. Hamburg

Villers, Charles de (1978): Le magnétiseur amoureux. Reprint von 1787. Paris

Wakley, Thomas (1842/43): Editorial. Lancet, 1. S. 192

Walsh, Roger (1992): Der Geist des Schamanismus. Olten

Weigl, Ernst (1990): Die Instrumente der Neuzeit. Die Entdeckung der modernen Wirklichkeit. Stuttgart

Wichmann, Jörg (1992): Rationalität, Aufklärung und neue Spiritualität. In: Gugenberger, Eduard/ Schweidlenka, Roman (Hg.): ebenda. S. 169–180

Wiener (1991): Umfrage der Wickert-Institute Tübingen. Auszugsweise veröffentlicht in der Zeitschrift Wiener, Juli. Freiburg i. Br.

Wiesendanger, Harald (1989): Die Jagd nach PSI. Über neue Phänomene an den Grenzen unseres Wissens. Freiburg i. Br.

Wiesendanger, Harald (1994): Auswege – Wo Kranke geistige Hilfe finden. Ein kommentiertes Adressenverzeichnis. Schönbrunn

Wiesendanger, Harald (1994): Das große Buch vom geistigen Heilen – Möglichkeiten, Grenzen, Gefahren. München

Wolf-Braun, Barbara/Binder, Markus (1997): Geistige Heilung aus der Sicht von Patienten. Ergebnisse einer empirischen Untersuchung. Erfahrungsheilkunde, 1. S. 13–20

Wölflingseder, Maria (1992): Die Devise kann nur lauten: Kämpfen und genießen. In: Gugenberger, Eduard/Schweidlenka, Roman (Hg.): ebenda S. 38–51

Zapotoczky, Klaus/Gruber, Petra (1997): Entwicklungtheorien im Widerspruch. Frankfurt/M.

KURZBIOGRAPHIEN*

1. Heilerinnen und Heiler mit vorwiegend christlichem Hintergrund

HEILER 1
59 Jahre, katholischer Priester;
lebt in Oberösterreich;
Eltern sehr religiös, hatte mit 14 Jahren tiefe religiöse Erlebnisse.

HEILER 2
61 Jahre, katholischer Priester;
lebt in Oberösterreich;
Theologiestudium, Studienaufenthalte in Rom und München, Weiterbildung in Hagiotherapie und Logotherapie.

HEILER 3
katholischer Priester;
keine weiteren Angaben, da strengste Anonymität gefordert.

HEILER 4
37 Jahre, katholischer Priester, Lebensgefährtin, eine Tochter;
lebt in Niederösterreich;
Lebensgefährtin arbeitet teilweise mit ihm zusammen und macht derzeit eine Ausbildung in bioenergetischer Massage;
Studium der Kirchenmusik, abgebrochenes Jusstudium, Theologiestudium;
Eltern katholisch.

HEILERIN 5
51 Jahre, geschieden, eine Tochter in Bulgarien;
aufgewachsen in Bulgarien, mit 41 Jahren Auswanderung nach Österreich;
Über die Heilkräuter habe ich viel von meiner Großmutter gelernt, die es wiederum von ihrer Großmutter gelernt hat, die Urgroßmutter war schon eine berühmte Kräuterhexe;
in Bulgarien Studium der Germanistik, Literatur und Journalistik; Arbeit als Journalistin, derzeit eigene Praxis für bioenergetische Unterstützung;

---

* Zusammengestellt von Alex Belschan

griechisch-orthodox getauft, atheistisch erzogen; langsame Annäherung an christliche Werte durch die Begegnung mit Pfarrer H.

HEILER 6
Mitte 30, lebt in Lebensgemeinschaft;
aufgewachsen in Niederösterreich, arbeitet derzeit in der Steiermark und zeitweise im Burgenland;
Lebensgefährtin (Therapeutin) pendelt Leute aus, arbeitet auch mit ihm zusammen;
praktischer Arzt und Sportmediziner;
Eltern katholisch und sehr gläubig, selbst aktiver Katholik.

HEILER 7
57 Jahre, verheiratet, 2 erwachsene Kinder;
lebt in Kärnten;
Zuckerbäcker, Konditormeister, häufig in Deutschland und der Schweiz tätig;
Frühpension wegen Hüftgelenks-Defekt;
Eltern waren nur Taufscheinchristen, er selbst früher sehr aktiv in der katholischen Kirche; heute mit offizieller Kirche nicht einverstanden – jedoch strikter Bezug auf christliches Weltbild.
Ich wurde katholisch erzogen. Nachdem ich wahrhaft gläubig wurde im Jahre 1986, waren wir noch zwei Jahre in der katholischen Kirche, wir gingen in den Gebetskreis, und alle waren begeistert von diesem Feuer, das Gott in mich hineingelegt hat. Ein Jahr später war dann ein Kirchenfest, in der Kirche war ja noch alles normal, aber im Freien draußen war dann ein Trara. Da sag ich: ‚Herr Pfarrer, bitte, das kann doch nicht zur Ehre Gottes sein – Blasmusik, Schnapsbude und die jungen Burschen und Mädchen haben hinter den Buden geschmust.' Ein Jahr später war's noch ärger. Da sagte ich: ‚Herr Pfarrer, es tut mir leid, mit so einer Christengemeinschaft kann ich mich nicht identifizieren, wir treten aus.'

HEILER 8
50 Jahre, lebt von Gattin getrennt, zwei Kinder;
aufgewachsen in der Steiermark, lebt derzeit in Wien;
Physikstudium abgeschlossen; dann Assistent an der Universität für Bodenkultur; heute in der landwirtschaftlichen Forschung und Umweltanalytik tätig;
Eltern katholisch, er selbst nach dem Studium Kirchenaustritt.

HEILERIN 9
59 Jahre, verwitwet, ein erwachsener Sohn;
lebt in der Steiermark;

gute Noten in der Klosterschule; wäre gern Handarbeitslehrerin oder Krankenschwester geworden, hatte aber kein Geld für weitere Ausbildung; Küchenhilfe, dann Hausfrau (und private Zimmervermietung);
16 Jahre habe ich meinen Mann auf seinem Leidensweg gepflegt, mit 45 war ich dann Witwe. Dann bin ich gleich zu diesen Dingen gekommen – wunderbarerweise –, und dann ging das so in diese Richtung. Ich habe mir eigentlich sehr gewünscht, daß ich Menschen helfen kann, ich habe mich auch sofort nach dem Tod meines Mannes zur Nachbarschaftshilfe beim Roten Kreuz gemeldet.
Eltern und sie selbst Mitglied der katholischen Kirche.

HEILERIN 10
42 Jahre, verheiratet, keine Kinder;
lebt in der Steiermark;
Ausbildung zur Medizinisch-Technischen Assistentin (MTA), abgebrochenes Medizinstudium, arbeitet derzeit als MTA, nebenbei Studium der Kunstgeschichte;
Eltern katholisch, sie selbst jedoch ist – trotz starkem christlichem Bezug – ausgetreten: *Meine Eltern waren katholisch, ich bin demonstrativ als junger Mensch aus der Kirche ausgetreten. Aus Protest, weil ich halt immer ein Idealist war und weil ich gesehen habe, daß in der Kirche genau das Gegenteil der christlichen Lehre gelebt wird.*

HEILERIN 11
56 Jahre, geschieden, eine Tochter;
aufgewachsen in der Steiermark, lebt derzeit in Wien;
Verwaltungstätigkeiten, anschließend Gründung eines Naturkostladens in Wien, derzeit kurz vor der Frühpension;
Lange Zeit war ich Sekretärin und dann Verwalterin in einem Bildungshaus – in einem Job, der mir wirklich kaum Freude machte. Es war schon anspruchsvoll. Aber eine zu lange Zeit. Nicht, daß ich sage, ich bereue es, das hat wahrscheinlich zu meinem Leben gehören müssen. Weil ich durch diese schmerzliche Erfahrung auch geworden bin, was ich heute bin, und dadurch auf den Weg, zum Heilen gefunden habe.
Starker christlich-religiöser Bezug, aber aus der Amtskirche ausgetreten: *Ich habe sehr viele priesterliche Freunde, mit denen ich im engsten Kontakt bin. Aber ich mußte auch ihnen erklären, warum ich aus der Kirche ausgetreten bin, vor etwa acht Jahren. Ich wollte das vorher unserem Pfarrer sagen. Der hat es nicht ernst genommen, dann habe ich diesen Schritt vollzogen. Ich konnte nicht mehr mit dieser institutionellen Kirche, ich litt sehr darunter.*

HEILER 12
34 Jahre, verheiratet, eine kleine Tochter;
lebt in Vorarlberg;
Ehefrau unterstützt in organisatorischen Belangen und hat Interesse für Mythen und Märchen;
Pädagogische Akademie, Volksschullehrer;
wie die Eltern Mitglied der katholischen Kirche, betont aber, sich nicht mit der Amtskirche zu identifizieren.

HEILER 13
64 Jahre, verheiratet, vier Töchter, einige Enkel;
lebt in Tirol;
ein Enkel wird die Tradition des Gesundbetens fortführen;
Grundschulausbildung, in verschiedenen Dienstleistungsberufen im Fremdenverkehr tätig;
wie die Eltern Mitglied der katholischen Kirche.

HEILERIN 14
50 Jahre, verheiratet, zwei Kinder, ein Enkel;
lebt in Vorarlberg;
Volksschule, Näherin, Bürokraft, Verkäuferin, Putzarbeiten – seit acht Jahren ausschließlich Heilerin;
Eltern katholisch.

HEILER 15
45–50 Jahre, Lebensgefährtin;
lebt in der Steiermark;
Lebensgefährtin praktiziert Reiki;
Lehre zum Schriftsetzer, Meisterprüfung, Gründung eines eigenen Betriebes – Konkurs, anschließend als Terminplaner in einer Druckerei tätig, derzeit hauptberuflich Heiler;
keine Information zum Glauben der Eltern, er selbst 1974 aus der katholischen Kirche ausgetreten – 1994 wieder eingetreten.

2. Heilerinnen und Heiler mit vorwiegend neoschamanischem Bezug

HEILERIN 16
35 Jahre, ledig;
aufgewachsen in Oberösterreich, lebt derzeit in Salzburg;
frühe freiwillige Trennung von der Mutter – diese ist geschieden, sie selbst ist gegen die Ehe eingestellt.
Schon als Kind Wunsch zu lernen, v.a. Medizin, für eine Aufnahmsprüfung zur Krankenschwester-Ausbildung zu jung, dann Kindermädchen, Zahnarztgehilfin, Röntgenkurse, Arbeit in mehreren Arztpraxen, mit 27 arbeitslos, nebenbei private Pflege (Parkinson), schließlich Helferin bei einem Naturheilarzt.
Da hat mein Weg eigentlich erst richtig angefangen, d.h., ich bin mit Leuten zusammengekommen, die einfach schon bewußter lebten, weil sie zum Naturheilarzt gehen. Ich habe da sehr viele Freunde gewonnen und habe gemerkt beim Arbeiten, daß das in mir steckt. Ich hab' viele Dinge gemacht, bei denen ich mir gedacht hab', warum kennst du das jetzt. Da war das Wissen und das Können auf einmal da ...
Betont eigene psychische Probleme (mit Sexualität aufgrund konservativer Erziehung) und körperliche Probleme (Unterleibsprobleme, zwei Fehlgeburten); aus der katholischen Kirche ausgetreten.

HEILERIN 17
50 Jahre, unverheiratet, keine Kinder;
aufgewachsen in der Steiermark, lebt nach „Wanderschaft" wieder in der Steiermark;
Gymnasium, Jusstudium, Philosophiestudium;
Universitäts-Assistentin, derzeit in der freien Erwachsenenbildung tätig, Lebens- und Sozialberaterin;
Eltern katholisch – sie selbst bezeichnet sich als nicht gläubig im katholisch-christlichen Sinne.

HEILER 18
31 Jahre, seit acht Jahren in Lebensgemeinschaft;
lebt in Tirol;
Chemielaborant, beim Militär Ausbilder für Sanitätshelfer, seit fünf Jahren im Altenheim auf der Pflegestation;
verweist auf durchgehende Befassung mit Heilung in bürgerlichen Berufen:
Die Arbeit – auch beim Militär – war immer auf Heilung ausgerichtet, aber damals halt nicht so intensiv und nicht mit dem Background. Am Anfang war es ein Tasten, ein Ver-

suchen, aber immer mit dem Hintergrund, Wohlbefinden zu erzeugen und Leuten zu helfen... Berufliches und Spirituelles kann ich schwer trennen, das geht Hand in Hand; es ist nicht etwas, was ich nebenbei mache – es ist eine Lebenseinstellung, eine Grundeinstellung, ich kann nicht mehr anders;
Eltern werden als tiefreligiös bezeichnet, der eigene Kirchenaustritt wird ihnen verschwiegen – es wird versucht, die „verschiedenen Gläubigkeiten" harmonisch zu interpretieren: *Mein Vater ist tiefreligiös, er weiß nicht, daß ich aus der Kirche ausgetreten bin, das dürfte er nicht wissen. Ja, gläubig ist er auch durch seine Krankheit. Es gibt da Heilwasser und heilkräftige Quellen. Er hat da seinen christlichen Hintergrund, ich halt meinen heidnischen. Er sagt halt „Maria hilf", und für mich ist es halt eine Wassergottheit.*

HEILER 19
50 Jahre, verheiratet, eine Tochter;
Kindheit, Jugend teilweise in Niederösterreich – Vater ist in der internationalen Baubranche tätig und viel in Afghanistan, Pakistan etc. unterwegs: *Ich glaube, daß wir väterlichsereits über die Urgroßmutter aus der Zigeunerecke kommen, ein Viertel kommt von dort. Mein Vater empfindet wahrscheinlich ähnlich wie ich, und ich habe es jetzt in eine andere Form gefaßt. Die Urgroßmutter ist in der NS-Zeit unter ungeklärten Umständen zu Tode gekommen, die Großmutter hat sehr darunter gelitten und viel gebetet. Mein eigener Weg ist möglicherweise auch eine Reaktion darauf.*
Bau- und Zivilingenieur, Geschäftsführer der elterlichen Baufirma;
Eltern religiös, selbst christlich, „aber nicht übermäßig".

HEILER 20
69 Jahre, verwitwet, Lebensgefährtin, drei Kinder;
lebt in Wien;
abgebrochenes Zoologiestudium, Werbekurse, Gründung und Führung einer naturwissenschaftlichen Fachzeitung (ohne Heilbezug);
Eltern katholisch, selbst ausgetreten.

HEILER 21
53 Jahre, Lebensgefährtin, ein Sohn;
aufgewachsen in Niederösterreich, lebt derzeit in Wien;
kein familiärer Heilbezug, eher Ablehnung: *Die waren alle der Meinung, als ich mit dem Schamanismus begonnen habe, daß ich schon immer ein unheimliches Kind war und daß es der Gipfelpunkt der Verrücktheit war.*
Jurastudium, Gerichtsjahr, in politischer Interessensvertretung tätig;
Vater katholisch und Mutter evangelisch – auch hier der Versuch, verschiedene

Glaubensrichtungen zu harmonisieren: *Ich sehe zwischen Katholizismus und Schamanismus überhaupt keinen Ausschließungsgrund: Ich gebe todkranken Menschen ein Gebet aus dem christlichen Bereich. Ich könnte ihnen auch z.B. ein Lakota-Gebet geben, aber wenn ein Mensch stirbt, fängt er mit Begriffen einer fremden Kultur nicht sehr viel an – dem gebe ich also, weil es vom Sinn her auch das Gleiche ist, ein christliches Gebet. Es geht bei ihm um Sein oder Nichtsein und da soll es so einfach und klar wie möglich sein. Und daher nehme ich u.a. für aussichtslose Fälle auch christliche Gebete.*

HEILER 22
51 Jahre, verheiratet, ein Sohn;
lebt in der Steiermark;
Fachschule für Hochfrequenztechnik, nebenberuflich im Sozialbereich tätig, derzeit Lebens- und Sozialberater;
keine Angaben über die Glaubenszugehörigkeit der Eltern.

HEILER 23
31 Jahre, nicht verheiratet, getrennt von Freundin;
lebt in Niederösterreich;
Ein Schamane, mein buddhistischer Lehrer und meine Großmutter – die drei sind meine Haupt-Wegbegleiter.
Mechanikerlehre, Arbeitsunfall, arbeitsunfähig, Studienberechtigungsprüfung, Psychologiestudium in Amerika, Studienaufenthalte in den USA, in Japan, China und Singapur, seit 1990 wieder in Österreich;
Wie die Eltern Mitglied der katholischen Kirche – allerdings als „Papier-Mitglied".

HEILERIN 24
40 Jahre, geschieden, ein Sohn;
aufgewachsen in Finnland, lebte bis vor kurzem in Niederösterreich, jetzt wieder in Finnland;
die Familie (Ehe) war der schamanischen Entwicklung hinderlich;
Studium an der Hochschule für angewandte Kunst, anschließend Lehramtsstudium, geringes Nebeneinkommen durch ihr Hobby, Stoffe zu färben und zu verarbeiten;
Eltern evangelisch, sie selbst und ihr Sohn ohne Bekenntnis, da dies als „Hemmschuh" angesehen wird; starke schamanische Bezüge mütterlicherseits, insbesondere bei der Großmutter.

HEILERIN 25
35 Jahre, drei Kinder;
lebt derzeit in Vorarlberg;
Ich bin während der Lehre mit 16 von zu Hause ausgerissen, nach Griechenland... Dann habe ich einen Schamanen kennengelernt, mit dem ich unterwegs war, ich habe dabei auch Geld verdient, und schließlich habe ich meinen Mann kennengelernt.
Hauswirtschaftsschule, Lehre als Bürokauffrau, kleinere Jobs in Naturkostläden und Zeitungsredaktionen, schließlich Werbetexterin;
Vater evangelisch, Mutter katholisch, sie selbst auch katholisch erzogen, später jedoch aus der Kirche ausgetreten.

HEILERIN 26
geschieden, Lebensgefährte, keine Kinder;
lebt in Wien;
Lebensgefährte arbeitet bei Gruppen und Seminaren mit ihr zusammen;
studierte Geschichte und Sprachen, durch Heirat bedingter Studienabbruch, nebenbei Übersetzungsarbeiten;
Eltern und sie selbst katholisch, sie selbst allerdings nur „Papier-Mitglied":
Ich bin sogar in die Klosterschule gegangen, habe dort maturiert (Abitur gemacht), war mir dann aber sicher: Das ist nicht meine Sache.....

HEILERIN 27
32 Jahre, verheiratet, drei Kinder;
lebt in Wien;
abgebrochenes Pharmaziestudium, Ausbildung zur Diplomergotherapeutin, derzeit Arbeit mit behinderten Kindern in einem Pflegeheim;
Eltern katholisch, sie selbst aus der Kirche ausgetreten.

HEILER 28
53 Jahre, geschieden, lebt in Lebensgemeinschaft, vier Kinder;
lebt in Linz;
Theologie- und Philosophiestudium, anschließend Studium der Psychologie, fünf Jahre als Priester tätig, seit 22 Jahren Psychotherapeut, Gruppentrainer und Organisationsentwickler;
vor allem die Mutter sehr religiös, er selbst im Knabenseminar, späte Abwendung von Amtskirche.

HEILER 29
42 Jahre, verheiratet, vier Kinder;

lebt in der Steiermark;
Gattin hilft bei organisatorischen Arbeiten;
Lehre zum Maschinenschlosser, Sanitätsgehilfenausbildung, Ausbildung zum Heilmasseur und Heilbademeister, Prosekturgehilfe, aufgrund eines Arbeitsunfalls auf dem Weg in die Frühpension;
keine Information bezüglich Glauben der Eltern, er selbst aus der katholischen Kirche ausgetreten.

HEILER 30
60 Jahre, verheiratet, drei Kinder;
lebt in Wien, berufliche Aufenthalte in Amerika, England, Rußland;
Gattin arbeitet auch schamanisch, allein, mit ihm und in der Gruppe;
abgebrochenes Chemie- und Physikstudium, in der Printmedienbranche tätig;
politisch motivierter Kirchenaustritt des Vaters bedingt eigenen Kirchenaustritt bereits in der Jugend.

HEILER 31
51 Jahre, in Scheidung und Lebensgemeinschaft, drei Kinder;
aufgewachsen in Wien, gescheiterter Versuch einer Auswanderung nach Südafrika, einige Jahre in Salzburg, lebt derzeit in Niederösterreich;
Lebensgefährtin Heilpraktikerin, gelegentliche Zusammenarbeit;
Lehre und Meisterprüfung Tischler, kurzfristig eigenes Unternehmen (Fleischhauerei), derzeit ausschließlich als Heiler tätig;
Eltern „Papier-Mitglieder" der evangelischen Kirche, auch er Protestant.